JESSICA MAGUIRE

Das Vagusnerv-Reset-Programm

arkana

JESSICA MAGUIRE

DAS VAGUS NERV RESET-PROGRAMM

Chronische Schmerzen lindern und Stress dauerhaft reduzieren

Mit Fragebögen zur Selbstdiagnose und Übungen

Aus dem Englischen von Marion Zerbst

Mit Illustrationen von Jake Minton

arkana

Die australische Originalausgabe erschien 2024 unter dem Titel
The Nervous System Reset bei Macmillan by
Pan Macmillan Australia Pty Ltd, Sydney, Australien.

MIX
Papier | Fördert gute Waldnutzung
FSC® C014496

Penguin Random House Verlagsgruppe FSC® N001967

2. Auflage 2026

in der Penguin Random House Verlagsgruppe GmbH,
Neumarkter Straße 28, 81673 München
produktsicherheit@penguinrandomhouse.de
(Vorstehende Angaben sind zugleich Pflichtinformationen nach GPSR.)

Lektorat: Anne Nordmann
Bildnachweis: Jake Minton Seite 35, 97, 99, 109, 112, 123, 128, 177, 179, 183, 184 und 359; Schappelle, CC BY-SA 4.0 Seite 95;
Shutterstock Seite 134, 141, 142 und 154
Umschlag: ki 36, Editorial Design, München, Daniela Hofner
Umschlagmotiv: © Stocksy United (stocksy/Vera Lair)
Satz: Satzwerk Huber, Germering
Druck und Bindung: GGP Media GmbH, Pößneck
Printed in Germany
ISBN 978-3-442-34319-5

www.arkana-verlag.de

Für Ivy und Sam

INHALT

EINLEITUNG

Ich glaube, ich weiß, warum du zu diesem Buch gegriffen hast

Irgendetwas in deinem Körper, deinem Herzen und deinem Gehirn fühlt sich »falsch« an, und du bist auf der Suche nach Informationen, die dir helfen können, deine körperlichen oder emotionalen Beschwerden zu lindern. Vielleicht befindest du dich schon ein ganzes Jahr lang auf einer verzweifelten Odyssee von Arzt zu Arzt in der Hoffnung, diese Beschwerden endlich in den Griff zu bekommen. Vielleicht hast du sogar schon Blutuntersuchungen oder andere Labortests durchführen lassen, um dem Problem auf den Grund zu gehen. Wahrscheinlich hast du auch bereits ein oder mehrere Medikamente oder Nahrungsergänzungsmittel ausprobiert. Und ich wette, du hast auch »Dr. Google« schon nach Lösungsmöglichkeiten befragt.

Habe ich recht? Wenn ja, dann liegt das daran, dass ich diese Leidensgeschichte in den vielen Jahren, in denen ich Menschen auf ihrem Heilungsweg begleite, schon Hunderte Male gehört habe – anfangs als Physiotherapeutin, mittlerweile als führende Ausbilderin auf dem Gebiet des Nervensystems. Ich weiß, wie schwer es ist, inmitten dieser vielen Ungewissheiten optimistisch zu bleiben und sich einigermaßen über Wasser zu halten, und ich habe erlebt, dass es Menschen an den Rand der Verzweiflung bringen kann, unter chronischen Gesundheitsproblemen zu leiden, ohne dass irgendeine Ursache oder Lösung in Sicht ist – bis dahin, dass sie sich fragen, ob sie sich ihre Probleme womöglich nur einbilden.

KOMMT DIR DAS BEKANNT VOR?

Wenn Menschen auf der Suche nach Hilfe zu mir kommen, haben sie meistens Schmerzen und sind müde und emotional ausgelaugt, weil sie monate-, jahre- oder sogar jahrzehntelang gegen ihre gesundheitlichen Probleme angekämpft haben. Eine dieser Patientinnen war Alex.

Alex' Geschichte: Das Gleichgewicht wiederherstellen

Auf den ersten Blick wirkte Alex auf mich wie eine lebensfrohe, kerngesunde 31-Jährige, doch schon nach einem kurzen Gespräch mit ihr sah ich sie mit anderen Augen. Alex hatte bereits seit ihrem 25. Lebensjahr ständig mit gesundheitlichen Problemen zu kämpfen. In ihren Zwanzigern litt sie unter schweren Hautreizungen; schon bald kamen Bauchschmerzen, Angstzustände und eine ganze Reihe anderer Symptome hinzu, die jeweils unterschiedliche Behandlungen erforderten. Im Lauf der Jahre hatte Alex Dutzende von Ärzten aufgesucht und etliche Medikamente verschrieben bekommen – so viele, dass sie sich kaum noch an alle erinnern konnte.

Manche Ärzte vermuteten, dass ihre Hautprobleme auf die Verwendung von Kosmetika oder anderen Produkten zurückzuführen waren, die ihre Haut reizten. Also stellte Alex gewissenhaft auf die Cremes um, die die Ärzte ihr verschrieben, und verwendete auch andere Körperpflege- und Reinigungsprodukte – von der Seife bis zum Waschmittel. Als all das nichts half, kamen andere Ärzte auf die Idee, dass sie ihre Hautreizungen an den Armen womöglich selbst verursachte, indem sie sich unbewusst kratzte – vielleicht im Schlaf oder wenn sie sich über irgendetwas Sorgen machte. Obwohl Alex diesen Verdacht kategorisch von sich wies, rieten die Ärzte ihr, die betroffenen Hautpartien am besten gar nicht mehr zu berühren, um festzustellen, ob sich dadurch etwas an ihren Beschwerden änderte. Das war aber leider nicht der Fall.

All diese Behandlungsversuche waren für Alex sehr frustrierend und halfen kein bisschen gegen den Juckreiz, die Schmerzen oder die roten Flecken an ihren Armen. Allmählich begann sie sich für den Zustand ihrer Haut zu schämen; ihr graute davor, morgens zur Arbeit zu gehen, und wenn eine Kollegin oder ein Freund irgendeine Bemerkung über ihre Haut fallen ließ, wurde sie wütend und ging sofort in die Defensive.

Als Alex dann auch noch unter Bauch- und Ganzkörperschmerzen sowie Verdauungsproblemen zu leiden begann, diagnostizierten die Ärzte ein Reizdarmsyndrom und verordneten ihr eine strenge Diät. Doch obwohl sie sich strikt daran hielt, besserten sich ihre Symptome nicht. Also begann Alex, ihr Leben ganz auf ihre Bauchschmerzen abzustimmen, und verzichtete auf gesellschaftliche Anlässe und Abendessen im Freundeskreis, um nicht womöglich durch eine falsche Zutat einen neuen Krankheitsschub auszulösen.

Zu allem Übel entwickelte sie im Lauf der Zeit auch noch eine Angststörung, die sich trotz ihrer Besuche bei Fachärzten und trotz der Einnahme verschiedener Medikamente weiter verschlimmerte. Bei unserem Anamnesegespräch fiel mir auf, dass Alex sich selbst als »Sorgenmacherin« und »ängstlichen Menschen« bezeichnete. Für mich war das eine sehr wichtige Information, denn es vermittelte mir einen guten Einblick in die Geschichten, die Alex sich über sich selbst erzählte. Offensichtlich hielt sie diese Beschreibungen ihrer eigenen Persönlichkeit für zutreffend, denn sie gab sie in genauso sachlichem Ton wieder, wie sie über ihre Erfahrungen mit ihren körperlichen Schmerzen berichtete.

Alex' Selbstzuschreibung als »Sorgenmacherin« trug noch zu ihrem mangelnden Vertrauen zu sich selbst bei. Es war offensichtlich, dass diese Patientin ihren eigenen Wahrnehmungen nicht mehr traute. Trotz allem, was sie durchgemacht hatte, begann ich mich zu fragen, ob ihre ängstliche Persönlichkeitsstruktur ihr Gehirn womöglich dazu veranlasste, Alarmsignale auszusenden, durch die sich ihre Schmerzen verschlimmerten.

Gleichzeitig hatte ich keinen Zweifel daran, dass Alex' Beschwerden nicht nur sehr real waren, sondern auch jahrelang kleingeredet und nicht ernst genommen worden waren. Dieser Mangel an Unterstützung und Bestätigung hatte wiederum den idealen Nährboden für weitere Probleme geschaffen. Ich habe schon viele Patientinnen und Patienten gehabt, die über starke seelische und körperliche Schmerzen klagten und von den verschiedenen medizinischen Therapieansätzen und mentalen Bewältigungsstrategien, die man ihnen empfohlen hatte, sehr enttäuscht waren. Viele dieser Menschen mussten sich anhören, ihre Symptome seien entweder psychosomatisch oder »nicht so schlimm«. Anderen wurde versichert, dass Gesprächstherapien und Achtsamkeitsübungen ihnen helfen würden. Natürlich waren sie frustriert, wenn diese Empfehlungen ihre Beschwerden dann auch nicht besserten. Sowohl Gesprächstherapien als auch Achtsamkeitsübungen sind in bestimmten Situationen gute Behandlungsmethoden, doch in Alex' Fall berührten sie nur die sichtbaren *Symptome* und drangen nicht bis zur Ursache ihres Schmerzes vor.

Nachdem ich bei Alex eine gründliche Anamnese durchgeführt hatte, gestand sie mir, dass ihre Angststörung vermutlich nicht nur durch ihre Hautkrankheit ausgelöst worden sei. Ungefähr zur selben Zeit, als sie sich wegen dieser Hauterkrankung behandeln ließ, hatte sie nämlich auch einen Riesenkrach mit ihrer Mitbewohnerin. Monatelang hatte Alex, wenn sie von der Arbeit nach Hause kam, stapelweise schmutziges Geschirr im Spülstein und jede Menge Unordnung im Wohnzimmer vorgefunden. Anfangs hatte sie versucht, das Chaos zu ignorieren in der Hoffnung, ihre Mitbewohnerin würde schon irgendwann merken, dass ihr das nicht passte. Als sich diese Hoffnung nicht erfüllte, fing sie an, hinter ihr herzuräumen – obwohl sie das ärgerte. Nachdem Alex das monatelang praktiziert hatte, ohne auch nur den leisesten Dank dafür zu ernten, setzte sie sich mit ihrer Mitbewohnerin zusammen und erklärte ihr, dass sich die Dinge ändern müssten. Leider stieß sie damit auf taube Ohren.

Dieser Zustand zog sich ein Jahr lang hin, und als Alex dann auch noch zweimal für die verspätete Mietzahlung ihrer Mitbewohnerin aufkommen musste, war sie den Ärger endgültig leid und stellte sie abermals zur Rede. Wieder kam es zu einer Auseinandersetzung, und letzten Endes entschuldigte die Mitbewohnerin sich und gelobte Besserung. Doch als Alex am nächsten Tag von der Arbeit nach Hause kam, war sie – mitsamt ihren Möbeln – verschwunden. Obwohl Alex froh darüber war, nicht mehr mit ihr zusammenwohnen zu müssen, geriet sie dadurch in finanzielle Schwierigkeiten. Sie musste den Rahmen ihrer Kreditkarte bis zum letzten Cent ausschöpfen, um das Geld für die zusätzlichen Miet- und Nebenkosten aufzubringen, während sie gleichzeitig auch noch alle Hände voll mit der Suche nach einer neuen Mitbewohnerin zu tun hatte. Angesichts ihrer finanziellen Situation fühlte sie sich hilflos und verspürte manchmal Panik bei dem Gedanken, dass sie die Mietkosten längerfristig nicht allein tragen konnte und in der Region Wohnungsnot herrschte.

Diese Information war genau das Puzzleteil, das mir gefehlt hatte. Jetzt war ich mir sicher, dass die Dysregulation ihres Nervensystems bei Alex nicht nur eine Entzündungsreaktion ausgelöst hatte (durch die wiederum ihre Hautkrankheit entstanden war), sondern dass diese Dysregulation auch hinter vielen anderen gesundheitlichen Problemen steckte, unter denen Alex litt.

UNSER INNERER THERMOSTAT UND UNSER SOLLWERT

Jeder Mensch hat einen inneren Sollwert, bei dem er sich am wohlsten fühlt und am besten funktioniert. Wie ein Thermostat in einem Haus arbeiten Gehirn und Körper mithilfe unseres Nervensystems gemeinsam daran, uns immer wieder zu diesem Sollwert zurückzuführen und dieses wunderbare Gleichgewicht aufrechtzuerhalten, das Wissenschaftler als Homöostase bezeichnen.

Im Idealfall verbringen wir die meiste Zeit unseres Lebens in diesem angenehmen Sollwertbereich, doch das ist nicht die einzige Einstellung, über die unser innerer Thermostat verfügt. Es gibt noch zwei weitere – heiß und kalt –, beide sind ebenfalls notwendig und unter bestimmten Umständen sogar lebensrettend. Wir können sehr schnell zwischen diesen beiden Einstellungen hin und her wechseln, wenn unsere Lebensumstände es erfordern. Wenn wir zum Beispiel angegriffen werden, ist es sinnvoll, in einen heißeren Zustand zu wechseln, weil wir dann schnell und aggressiv reagieren können, um uns zu verteidigen oder zu fliehen. Dies wird umgangssprachlich als »Kampf-oder-Flucht«-Reaktion bezeichnet. In einem gut regulierten System kehren wir, sobald die Bedrohung vorüber ist, wieder zu unserem Sollwert zurück.

Das Erstaunliche an diesem Sollwert: Er ist so kalibriert, dass er unsere *wahren* Bedürfnisse (also die tatsächlichen Bedürfnisse unserer gelebten Realität) erfüllt. Leider können Faktoren wie Krankheit, Trauma und chronischer Stress uns aus diesem Sollwert herauskatapultieren und ihn sogar völlig verändern. Wenn wir uns lange genug in einem heißen oder kalten Zustand befinden, nimmt unser Gehirn ihn als unsere neue Realität wahr. Dann wird der Sollwert neu eingestellt und orientiert sich von nun an daran, was das Gehirn für unsere wahren Bedürfnisse hält. Unser Gehirn ist eine »Prognosemaschine«; wenn wir traumatischen Stress erlebt haben und übermäßig wachsam gegenüber Bedrohungen geworden sind, orientiert sich unser Sollwert möglicherweise neu, nämlich an unseren *prognostizierten* Bedürfnissen (also unserer *Wahrnehmung* unserer Realität).[1]

In Alex' Fall hatte das Zusammenleben mit einer rücksichtslosen Mitbewohnerin ihren Thermostat auf eine heißere Temperatur eingestellt. Und nachdem sie monatelang Ärger, Wut und Stress in sich hineingefressen hatte, war ihr Thermostat zu dem Ergebnis gekommen, dass diese heißere Temperatur ihr neuer Normalzustand sei, und hatte ihren Sollwert dementsprechend angepasst. Schließlich brachte die Hilflosigkeit, die Alex spürte, weil sie keine Mitbewohnerin finden konnte und eine Miete zahlen musste, die sie sich nicht leisten konnte, das Fass zum Überlaufen.

Wenn wir uns wohlfühlen und Höchstleistungen erbringen möchten, müssen wir dafür sorgen, dass das, was in unserem Körper und unserem Gehirn vor sich geht, den tatsächlichen Anforderungen unserer Umgebung entspricht.

Stell dir vor, wie ungemütlich es wäre, in einem Haus zu leben, in dem der Thermostat auf eine extreme Temperatur eingestellt ist. Dadurch würde sich deine Stimmung von Grund auf verändern – ganz zu schweigen von deiner Fähigkeit, mit Stress umzugehen. Jede Aufgabe würde mehr Anstrengung und Energie erfordern, weil du entweder ständig die Heizung laufen lassen und zusätzliche Kleidung tragen müsstest, um deinen Körper warm zu halten, oder etwas tun müsstest, um es trotz der Hitze angenehm kühl zu haben.

Wenn man nichts gegen solche extremen Temperaturen tut, führen sie zu schwerwiegenden Problemen. Parkettböden beginnen sich in der Hitze zu verziehen oder Risse zu bekommen. Rohre frieren ein und platzen in der Kälte – und schon wird das Temperaturproblem zu einem echten Notfall, der wertvolle Ressourcen verbraucht und dich von den üblichen Wartungsarbeiten ablenkt, die notwendig sind, um dein Haus in Schuss zu halten.

Ein ähnlicher Verschleißprozess findet in unserem Inneren statt. Natürlich können wir für kurze Zeit auch mit Situationen und Umständen umgehen, für die wir eigentlich nicht geschaffen sind – zum Beispiel die ganze Nacht aufbleiben, um eine wichtige berufliche Abgabefrist einzuhalten, oder ein krankes Familienmitglied ein paar Wochen rund um die Uhr pflegen. Doch wenn wir unsere naturgegebenen Grenzen überschreiten, um es anderen Menschen recht zu machen oder ihre Erwartungen zu erfüllen, sendet unser Körper Warnsignale, um uns zu zeigen, dass sich unser Sollwert verschiebt. Je länger solche Situationen andauern und je stärker wir dem allgegenwärtigen Druck unserer heutigen Kultur nachgeben, ständig aktiv zu sein, hart zu arbeiten und immer mehr erreichen zu müssen, umso weiter überschreiten wir unsere naturgegebenen Grenzen und umso mehr entfernen wir uns von unserem gesunden, normal eingestellten Sollwert. Die Folge ist, dass es uns immer schlechter geht. Wir rutschen von einem regulierten in einen unregulierten Zustand. Und das äußert sich früher oder später in psychischen und/oder körperlichen Beschwerden, die wir nicht mehr ignorieren können.[2]

Stress, Trauma und unser sich verändernder Sollwert

Genau wie so viele unserer Gefühle, Empfindungen und Erfahrungen bewegen sich auch Stress und Trauma innerhalb eines Spektrums. Und während zwar jedes Trauma stressig ist, ist nicht jeder Stress traumatisch. Der Begriff »Stress« bezieht sich darauf, wie Gehirn und Körper auf ein Ereignis oder eine Situation reagieren, die wir als bedrohlich oder herausfordernd empfinden. Wie wir alle wissen, kann Stress leicht oder stark ausgeprägt sein. Alltägliche Stressfaktoren stellen nur selten eine Bedrohung für unser Überleben dar – nur leider merkt unser Gehirn das normalerweise nicht. Angesichts von Stress sind wir darauf programmiert, in Energie zu mobilisieren und Stressreaktionen auszulösen.

Diese fest in unsere Gene einprogrammierten Kampf-oder-Flucht-Reaktionen bereiten uns auf eine Gefahr vor, indem sie die Temperatur unseres Sollwerts nach oben regulieren. Wenn der Stress nur leicht ist, schärfen sie unsere Konzentration und mobilisieren unsere Energie, um uns handlungsfähig zu machen. Und genauso wie wir dazu gemacht sind, mit Stresssituationen umzugehen, befähigt uns ein Prozess namens *Allostase* dazu, wieder in unseren Ausgangszustand zurückzukehren, sobald die Bedrohung vorüber ist. Bei diesem Prozess wird Energie freigesetzt, um unsere Bedürfnisse zu erfüllen und dann den Stressaktivierungszyklus zu vervollständigen. Wenn wir über ein gesundes, gut funktionierendes Nervensystem verfügen, können wir relativ schnell wieder in einen ruhigen Zustand zurückkommen, in dem wir uns wohlfühlen und in der richtigen Stimmung für soziale Kontakte sind. Vorausgesetzt, wir können uns vollständig vom Stress erholen, ist er nicht schlecht für uns. In den meisten Fällen macht er uns sogar resilienter.[3]

Der Prozess der Allostase

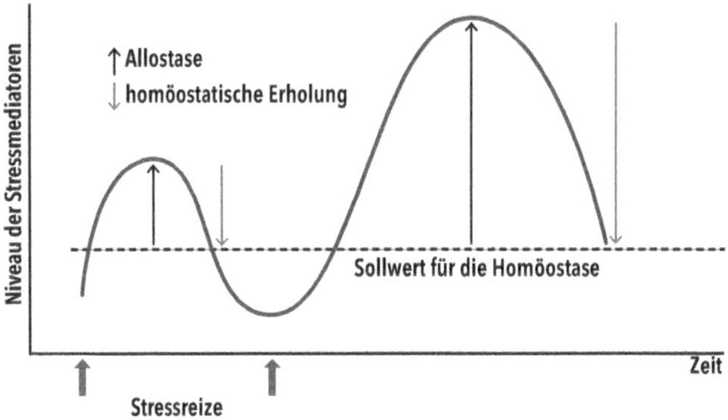

Wenn aber der Stress chronisch wird und wir in ständiger Angst oder Panik leben, erschöpfen wir unsere Ressourcen und unsere Energie; und das belastet unseren Körper. Der Verschleiß, der durch diesen kumulativen Stress entsteht – die sogenannte *allostatische Last* –, kann zu körperlichen Leiden wie beispielsweise Verdauungsstörungen und Bluthochdruck, aber auch zu psychischen Problemen wie Depressionen beitragen. Und das Wichtige an der allostatischen Last ist: All das kann uns daran hindern, wieder zu unserem ursprünglichen Sollwert zurückzukehren. Das Gleiche gilt übrigens auch für traumatischen Stress, der entsteht, wenn wir innerhalb von zu kurzer Zeit zu viel Stress erleben.[4]

Wie sich die allostatische Last auswirkt

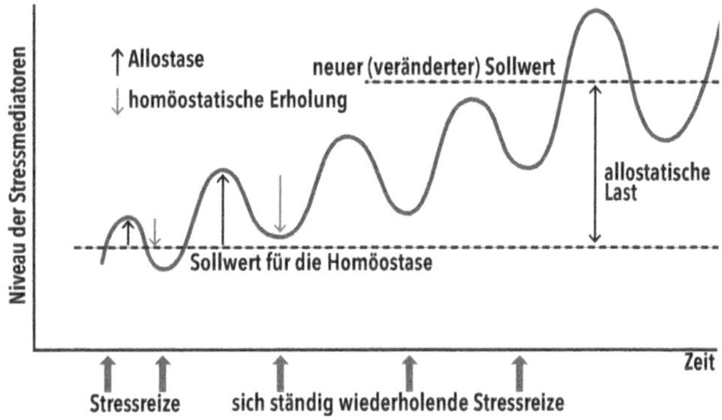

Cortisol hat einen schlechten Ruf als »Stresshormon«; gleichzeitig erfüllt es aber die wichtige Aufgabe, Glukose zu mobilisieren und so die Energie bereitzustellen, die wir brauchen, um Herausforderungen zu meistern.[5] Längere Stressphasen können zu Schwankungen unseres Cortisolspiegels und dadurch zu einem Burn-out führen – einem immer häufiger auftretenden Zustand –, da wir bei einem zu niedrigen Cortisolspiegel schlapp, unmotiviert und müde sind.[6] Dauert diese Erschöpfung über längere Zeit an, kann unser Nervensystem noch tiefer in diesen »zu kalten« Zustand hineinsinken; und das wiederum kann dazu führen, dass wir uns energielos, taub und depressiv fühlen. Das entscheidende Problem dabei ist, dass sich dadurch auch unser innerer Thermostat verändert und unser Sollwert auf eine niedrigere Temperatur eingestellt wird.

Am anderen Ende des Spektrums stehen *Traumata*, die von extremem Dauerstress bis hin zu sehr belastenden Lebensereignissen reichen. Genau wie Stress kann auch ein Trauma unseren Sollwert neu einstellen. Das Wichtige dabei ist, dass es keinen bestimmten Punkt auf diesem Kontinuum gibt, an dem Stress die Grenze zum Trauma überschreitet. Das liegt daran, dass Trauma etwas Subjektives ist und es dabei auch auf den Kontext ankommt.[7] Unsere individuelle Lebensgeschichte (besonders Ereignisse, die sich ähneln), unsere Persönlichkeit, unsere Überzeugungen und Wertvorstellungen und unsere Gene – all das entscheidet darüber, was für uns ein Trauma ist und wie wir es erleben. Was der eine Mensch als traumatisch empfindet, ist für den anderen womöglich nur ein Ärgernis.

Wir können ein Trauma auch als Erfahrung (oder Reihe von Erfahrungen) verstehen, die unser Vermögen übersteigt, unsere Emotionen und körperlichen Empfindungen zu regulieren und in unserer Welt und unseren persönlichen Erfahrungen einen Sinn zu erkennen. Das führt zu einer Fragmentierung, einer *Dis-*

soziation, die bedingen kann, dass wir uns von unserem Körper abgekoppelt fühlen.[8] Außerdem kann es zu einer Dysregulation unseres Nervensystems und unserer Emotionen kommen, die es unserem Körper erschwert, unsere Stimmung und unsere emotionalen Reaktionen unter Kontrolle zu bringen oder zu regulieren.

Bei einem Trauma geht es nicht um ein früheres Ereignis, sondern um unser jetziges Erleben und um Reaktionen, die auch heute noch im Gehirn und im Körper ablaufen.

Stress- und Trauma-Skala

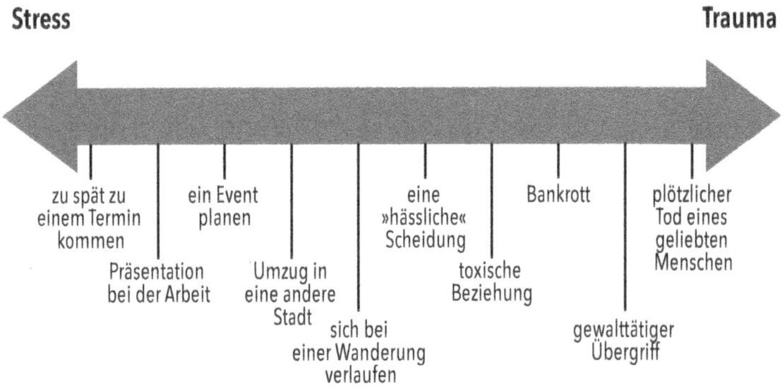

Der genaue Punkt, an dem wir unseren Stress oder ein Ereignis als traumatisch einordnen, ist weniger wichtig, als die Dysregulation zu erkennen und zu heilen, die dadurch in unserem Kopf und Körper entsteht.[9] Dysregulationen können sich über unser Nervensystem hinaus auf all die vielen anderen Systeme ausbreiten, mit denen es eng kommuniziert – zum Beispiel auf unser Immun-, Hormon-, Herz-Kreislauf- und Verdauungssystem und unseren Bewegungsapparat.

Alex' Geschichte: im heißen Zustand feststecken

In Alex' Fall führte der Stress, den sie in ihrem häuslichen Umfeld erlebte, dazu, dass sie zu lange in ihrem heißeren, stärker aktivierten Zustand verblieb. Das wirkte sich negativ auf ihr Immunsystem aus, wodurch die Entzündungsreaktion ihrer Haut entstand.[10] Und da Alex sich Sorgen über die Ursache ihrer Hauterkrankung machte, begannen ihre Gedanken zu rasen, sodass sie Angstzustände entwickelte und schließlich auch noch reizbar wurde.

Da der Stress in ihrer häuslichen Situation sich nicht beheben ließ, führten diese fortdauernden Stressreaktionen zu Veränderungen in ihrem empfindlichen Verdauungssystem. Die Reizdarmbeschwerden, unter denen Alex litt, und die mangelnde Unterstützung vonseiten der vielen Ärzte und Therapeuten, denen sie eine Menge Geld bezahlte, verschlimmerten ihre Dysregulation noch weiter. Eine Dysregulation des Nervensystems hat große Ähnlichkeit mit dem unten dargestellten Eisberg: Über der Wasseroberfläche sind bei uns selbst und anderen vor allem die unangenehmen Verhaltensweisen, Aktionen und Reaktionen sichtbar. Auch die Nebenwirkungen manifestieren sich an der Oberfläche, oft auch als scheinbar isoliert auftretende Beschwerden und Erkrankungen ohne eindeutige Grundursache.

Bei vielen Patientinnen und Patienten bleiben diese Beschwerden und Erkrankungen jahrelang bestehen und bringen negative Dominoeffekte für ihren Gesundheitszustand und ihr ganzes Leben mit sich, die zu *noch mehr* Beschwerden und Unzufriedenheit führen und ihre Lebensqualität noch stärker beeinträchtigen. Unter der Oberfläche spielt sich jedoch viel, viel mehr ab – und wenn wir da nicht hintauchen, um die Ursachen unserer körperlichen, emotionalen oder psychischen Probleme zu beheben, sind wir dazu verdammt, immer wieder Pflaster auf Schusswunden zu kleben.

Der Eisberg eines dysregulierten Nervensystems

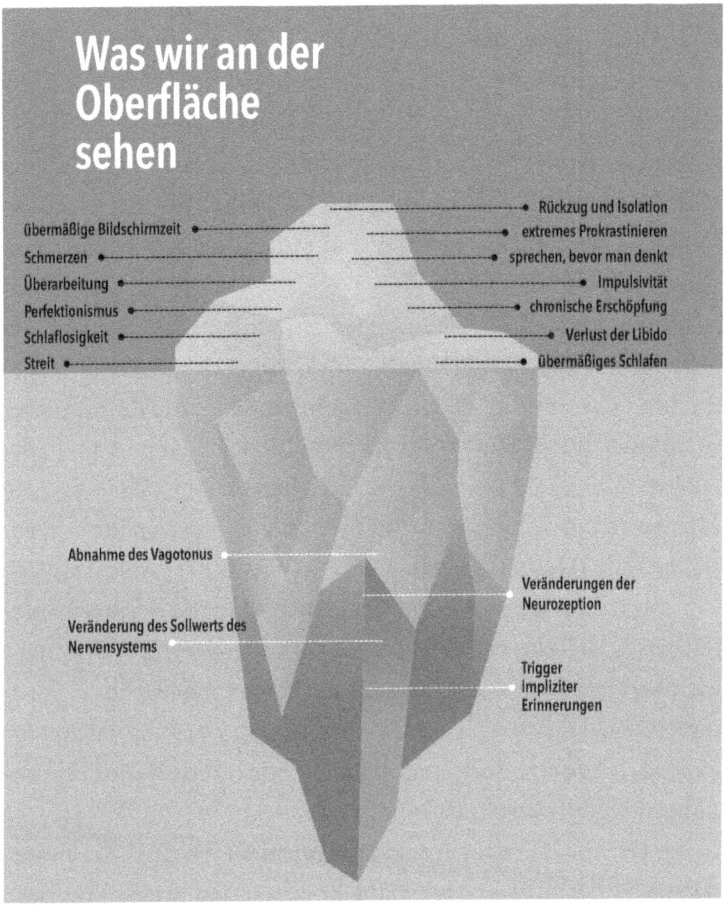
Was wir an der Oberfläche sehen
übermäßige Bildschirmzeit
Schmerzen
Überarbeitung
Perfektionismus
Schlaflosigkeit
Streit
Rückzug und Isolation
extremes Prokrastinieren
sprechen, bevor man denkt
Impulsivität
chronische Erschöpfung
Verlust der Libido
übermäßiges Schlafen
Abnahme des Vagotonus
Veränderung des Sollwerts des Nervensystems
Veränderungen der Neurozeption
Trigger impliziter Erinnerungen

Typischerweise handelt es sich bei diesen Pflastern um »künstliche Regulatoren« wie Alkohol, Trostessen, Zucker- und Koffeinkonsum, übermäßige Nutzung von sozialen Medien oder Online-Gaming, exzessives Fernsehen und die Einnahme von Aufputschmitteln oder Medikamenten. Da wir uns unwohl in unserer Haut fühlen, greifen wir nach irgendetwas, um uns »besser« zu fühlen. Doch eine derartige Linderung unseres Unbehagens ist nur von kurzer Dauer, weil sie nicht bei der wahren Ursache des Übels ansetzt: nämlich einem dysregulierten Nervensystem.

Zunächst bat ich Alex, sowohl auf ihre Gefühle als auch auf ihre körperlichen Signale zu achten – zum Beispiel darauf, wie ihre Körperhaltung sich veränderte, wenn sie über ihre Gesundheit oder ihre finanzielle Situation nachgrübelte. Mit Körperhaltung meine ich hier nicht die Haltung im Sinne von »aufrecht stehen«. Hier geht es um die Art, wie sich der Körper anspannt, in sich zusammenfällt oder erstarrt, wenn wir uns bedroht fühlen. Alex sollte die Erfahrung machen, dass es in Wirklichkeit keine Trennung zwischen Gehirn und Körper gibt. Deshalb ist die »Gehirn-Körper-Verbindung« (oder das »Gehirn-Körper-System«, wie ich es gern nenne) so wichtig, um zu verstehen, wie ein Trauma zu so etwas wie Reizdarm und anhaltenden Schmerzen führen kann.

DAS STANDARDMÄSSIGE BIOMEDIZINISCHE MODELL

Trotz des weithin akzeptierten Zusammenhangs zwischen Gehirn und Körper – beispielsweise waren psychosomatische Erkrankungen schon seit Jahrhunderten bekannt – hat sich das *biomedizinische Modell* im 20. Jahrhundert zur häufigsten Methode bei der Behandlung körperlicher Schmerzen und Leiden entwickelt. Dieses Modell konzentriert sich in erster Linie auf biologische Prozesse und auf die Physiologie, und in vielen Fällen funktioniert es auch gut. Schließlich lassen viele Erkrankungen, Infektionen und Beschwerden sich unter den richtigen Umständen durchaus isoliert behandeln und durch Medikamente oder chirurgische Eingriffe lindern oder sogar heilen.

Da sich der biomedizinische Ansatz jedoch in erster Linie auf die Biologie der Patientinnen und Patienten im Moment der Untersuchung konzentriert und nicht auf die Faktoren, die ihr

Leiden überhaupt erst verursacht oder zumindest mitverursacht haben, kann dieses Modell bestimmten chronischen Erkrankungen, die durch eine Dysregulation unseres Nervensystems – eine Veränderung unseres »Sollwerts« – entstehen können, beispielsweise Verdauungsprobleme, Entzündungen, Hautreizungen, Bluthochdruck und chronischen Schmerzen, nicht immer erfolgreich auf den Grund gehen (und sie somit auch nicht heilen).

Ähnlich verhält es sich, wenn wir in *emotionaler* Hinsicht leiden oder unser Verhalten sich verändert: Dann wenden wir uns vielleicht an Google für weitere Informationen, grübeln, wie wir mit einer Situation umgehen sollen, die uns Angst macht – so lange, bis uns das Nachdenken nachts wach hält –, oder versuchen, unsere Denkweise zu ändern, um seelisch wieder ins Gleichgewicht zu kommen. Bei diesen Strategien handelt es sich meist um »kopfbasierte« Methoden, mit deren Hilfe wir uns unseren Weg zum Wohlbefinden *denken* sollen. Doch wenn uns irgendetwas überfordert oder überwältigt oder wir gerade eine Krise durchmachen, ist es sehr unwahrscheinlich, dass ein einfaches Umdenken, Hinterfragen unseres Mindsets oder allgemein positives Denken uns aus diesem Zustand herausholt. Denn hinter den Kulissen des Problems geht sehr viel mehr vor sich, als uns bewusst ist.

Wir können unserem Körper das Gefühl, in Gefahr zu sein, nicht einfach ausreden.[11] Positive Selbstgespräche können uns vielleicht ein Stückchen weiterbringen; doch wenn wir unsere Neurobiologie nicht verstehen und uns nicht mit den Gründen auseinandersetzen, die dafür verantwortlich sind, dass wir diese überwältigenden Gefühle überhaupt erleben, bleibt unser Körper im Gefahrenmodus stecken. Es gibt zwar durchaus ein paar kopfbasierte Behandlungsmethoden, die berücksichtigen, wie wichtig die enge Verbindung zwischen Gehirn und Körper ist. Doch die meisten dieser Verfahren nutzen leider nicht den Einfluss unseres Geistes, um etwas an den negativen körperlichen Empfindungen zu verändern, durch die wir uns überwältigt fühlen. Daher wissen nur wenige Menschen, wie sich dieser Zusammenhang anfühlt, wie er funktioniert und wie drastisch er sich auf sämtliche Aspekte unseres Lebens auswirken kann. Es ist an der Zeit, das zu ändern.

Das biopsychosoziale Modell: Ein holistischer Ansatz

Wenn du gerade erst anfängst, dich mit dem Nervensystem zu beschäftigen, wird es dich vielleicht schockieren, zu erfahren, wie stark unsere Körpersignale und inneren Organe beeinflussen, wie wir denken und fühlen – doch das tun sie.[12] Wie Alex durch unsere gemeinsame Arbeit erfuhr, können unsere Gedanken, Überzeugungen, Gefühle und Erwartungen nicht nur unsere Körperhaltung beeinflussen, sondern auch, wie wir auf biologischer Ebene funktionieren.[13] Unsere Gedanken, Überzeugungen und Gefühle sind sogar in der Lage, körperliche Schmerzen auszulösen und aufrechtzuerhalten.

In diesem Buch werden wir von einer »ganzheitlichen« Sichtweise der Regulation ausgehen, die man als *biopsychosoziales Modell* bezeichnet. Im Gegensatz zum biomedizinischen Modell berücksichtigt dieser Ansatz nicht nur die wechselseitige Beziehung zwischen Gehirn und Körper, sondern auch die vielfältigen Auswirkungen, die unsere Umwelt, Erfahrungen und zwischenmenschlichen Beziehungen auf dieses System haben. Dieser Ansatz beruht auf der Überzeugung, dass wir nicht nur unsere Biologie betrachten dürfen, wenn wir unseren Gesundheitszustand verstehen wollen. Wir müssen auch unsere psychische und emotionale Verfassung berücksichtigen und unser soziales Umfeld, denn alle drei Faktoren spielen ebenfalls eine wichtige Rolle.

Der Weg zur Regulierung heißt nicht: Körper oder Gehirn, er heißt: Körper und Gehirn.

Das biopsychosoziale Modell

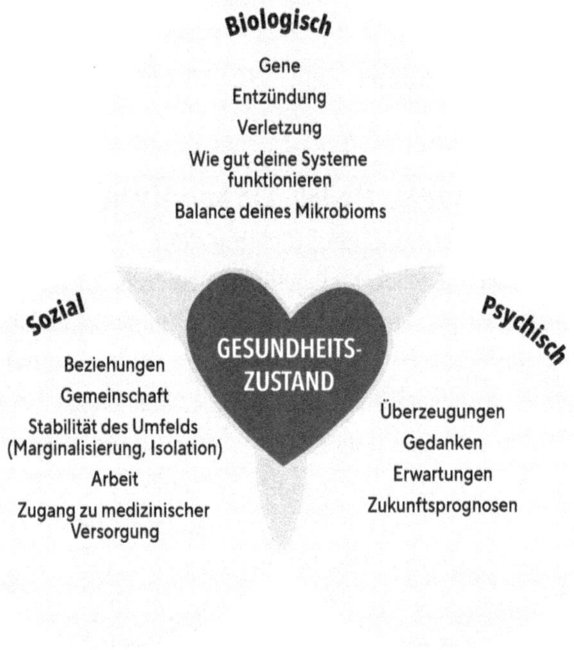
Biologisch
Gene
Entzündung
Verletzung
Wie gut deine Systeme funktionieren
Balance deines Mikrobioms
Sozial
Beziehungen
Gemeinschaft
Stabilität des Umfelds (Marginalisierung, Isolation)
Arbeit
Zugang zu medizinischer Versorgung
GESUNDHEITS-ZUSTAND
Psychisch
Überzeugungen
Gedanken
Erwartungen
Zukunftsprognosen

Lisas Geschichte: Das biopsychosoziale Modell in Aktion

Um besser zu verstehen, wie wirksam dieser Ansatz sein kann, wollen wir nun Lisa, eine andere Patientin, aus dieser Perspektive betrachten. Lisa kam wegen Schmerzen im unteren Rücken und Angstzuständen zu mir. Mir fiel sofort auf, dass der Bewegungsspielraum ihrer Wirbelsäule sehr stark eingeschränkt war. Da sie von vornherein mit Schmerzen rechnete, spannte sie ihren Körper im Sitzen an. Außerdem sprach sie schnell und atmete flach. Als ich Lisa fragte, ob ich mir ihre Wirbelsäule anschauen dürfe und sie sich zu diesem Zweck vielleicht ein bisschen nach vorne beugen könne, widerstrebte ihr das.

»Was glauben Sie denn, was passiert, wenn Sie sich vorbeugen?«, fragte ich sie.

»Meine Mutter hatte auch einen Bandscheibenvorfall, und ihr Arzt hat gesagt, dass die Bandscheibe durch das Vorwärtsbeugen noch weiter verrutschen könnte.«

»Ja, aber haben Sie denn einen Bandscheibenvorfall?«, fragte ich verblüfft. Von dieser Diagnose stand nämlich nichts in ihren ärztlichen Unterlagen.

»Im MRT meiner Lendenwirbelsäulensäule war nichts zu erkennen, also vermute ich, dass es sich um ein wirklich schlimmes, tiefer liegendes Problem handelt.«

»Wenn das so ist«, schlug ich vor, »sollten wir uns zunächst mal Ihre Körperhaltung anschauen.« Ich forderte sie auf, sich vor einen Spiegel zu stellen. »Was fällt Ihnen an Ihrer Haltung auf?«, fragte ich sie. Daraufhin erklärte Lisa, ihre Schultern seien hochgezogen, schob diese Beobachtung aber gleich mit den Worten beiseite, dass sie schon immer so gestanden habe. Das sei ihr auch schon auf Fotos aus ihrer Kindheit aufgefallen.

Ich wies sie darauf hin, dass sie ihre Wirbelsäule zu stabilisieren versuchte, indem sie ihren Rumpf versteifte, und dass die Muskeln, die an ihrer Wirbelsäule ansetzten, selbst dann übermäßig angespannt waren, wenn sie sich gar nicht bewegte. Diese verkrampfte Körperhaltung, mit der sie sich vor Problemen zu schützen versuchte, erschwerte es ihr, ihre Wirbelsäule zu bewegen – und das verursachte ihr noch mehr Schmerzen. »Versuchen Sie doch mal, Ihre Schultern locker zu lassen«, schlug ich ihr vor. »Dann werden Sie auch tiefer und besser atmen können. Denn wenn Sie nicht ins Zwerchfell, sondern immer nur in den oberen Brustkorb hineinatmen, können Sie nur flache Atemzüge machen, und dieses Atemmuster kann sich negativ auf Ihr Nervensystem auswirken.« Wir sprachen außerdem über einen wichtigen Faktor, der bei Menschen mit Schmerzen im unteren Rückenbereich die Chronifizierung dieser Schmerzen und körperliche Beeinträchtigungen begünstigen kann –

nämlich die Gedanken über die Schmerzen.[14] Lisa bildete sich ein, aufgrund der chronischen Rückenschmerzen ihrer Mutter sei sie ebenfalls dazu verdammt, diese Beschwerden zu haben.

In den darauffolgenden Sitzungen arbeiteten wir auf körperlicher Ebene an ihrer Wirbelsäule, wir betteten ihre Beschwerden aber auch in den größeren Kontext ihres Lebens ein. Lisa berichtete mir, dass ihre Schmerzen im unteren Rücken kurz nach der Trennung von ihrem Partner begonnen hatten. Ungefähr um dieselbe Zeit bekam sie einen neuen Chef, in dessen Gegenwart sie sich unwohl fühlte. Irgendetwas an ihm war ihr unangenehm, sogar ganz harmlose Fragen, die er ihr stellte, brachten sie aus der Fassung. Wenn er in der Nähe war, hatte sie immer irgendwie das Gefühl, »es im Büro nicht mehr auszuhalten«.

Ich brachte Lisa ein paar Techniken bei, mit deren Hilfe sie ihr Nervensystem beruhigen und ihre Muskeln entspannen konnte. Durch wiederholtes Üben sanken ihre Schultern tatsächlich ein bisschen weiter nach unten, ihre Gesichtszüge wurden weicher, und sie konnte tiefer durchatmen. Mit der Zeit konnte sie sogar ihren Rücken beugen und bewegen, ohne dass ihr dabei unerträgliche Schmerzen ins Kreuz schossen.

In den nächsten Sitzungen machte ich Lisa klar, dass ihre Schmerzen durchaus real waren, es sich dabei also keineswegs um bloße »Einbildung« handle. Außerdem erklärte ich ihr, dass Schmerzen nicht unbedingt immer mit Gewebeschäden einhergehen. Manchmal verschlimmern Schmerzen sich, wenn wir unter Angst oder innerer Anspannung leiden, weil unser Körper uns auf diese Weise schützen will. Um den wahren Ursachen ihrer Schmerzen auf die Spur zu kommen, versuchten Lisa und ich der Frage nachzugehen, warum ihr gerade in Gegenwart ihres Chefs so unwohl zumute war. Da erwähnte sie nebenbei, dass dieser Vorgesetzte Ähnlichkeit mit dem Mann hatte, den ihre Mutter kurz nach dem Tod ihres Vaters geheiratet hatte. Als Kind war sie in der Nähe ihres Stiefvaters stets nervös, ängstlich und unsicher gewesen. Er wirkte einschüchternd und konnte grausam sein, also ging sie ihm aus dem Weg. Die Art und Weise, wie ihr Körper auf ihren neuen Chef reagierte, war ganz ähnlich, da sich die Angst und Ohnmacht vertraut anfühlten.

Rein verstandesmäßig wusste Lisa, dass es keinen Grund gab, sich vor ihrem neuen Chef zu fürchten, doch ihr »Überlebensgehirn« – der primitive Teil des Gehirns, der dafür zuständig ist, uns am Leben zu erhalten und vor Gefahren zu schützen – glaubte etwas anderes, und die körperlichen Reaktionen, die es sendete, lösten Angst in ihr aus. Chronischer und traumatischer Stress beeinflussen nicht nur unser Nervensystem, sondern aktivieren auch unser Immunsystem, was die Schmerzen über viele Verbindungen des Gehirn-Körper-Systems verstärken kann, zum Beispiel über Entzündungen.

Das war ein echter Durchbruch! Wir kamen zu dem Schluss, dass die eigentliche Arbeit, die jetzt getan werden musste, sich nicht in Physiotherapie oder dem Ausprobieren neuer schmerzlindernder Medikamente erschöpfen durfte – wir mussten Lisas Gehirn und Körper darauf trainieren, aus diesem Überlebensmodus herauszukommen, damit sie nicht länger übervorsichtig reagierten und Lisa wieder in einen ausgeglichenen Zustand zurückkehren konnte. Das würde sowohl ihre physischen als auch ihre emotionalen Schmerzen lindern. Aktuelle Forschungen haben bestätigt, dass emotionale Regulation eine erfolgreiche Maßnahme zur Reduzierung dauerhafter Schmerzen ist.[15]

Die Dysregulation ihres Nervensystems, die durch Lisas Angst vor ihrem Chef entstanden war, führte nicht nur dazu, dass sie ihre emotionalen Reaktionen schlecht regulieren konnte, sondern

Lisas Fall aus biopsychosozialer Sicht

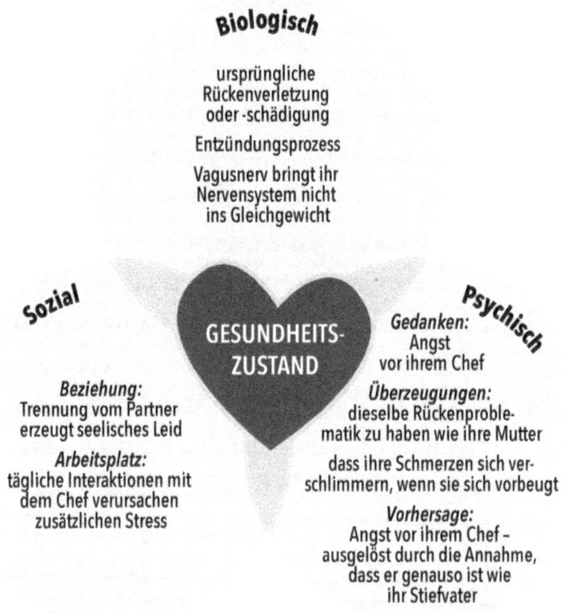

Biologisch
ursprüngliche Rückenverletzung oder -schädigung
Entzündungsprozess
Vagusnerv bringt ihr Nervensystem nicht ins Gleichgewicht
Sozial
GESUNDHEITS-ZUSTAND
Psychisch
Gedanken: Angst vor ihrem Chef
Überzeugungen: dieselbe Rückenproblematik zu haben wie ihre Mutter
dass ihre Schmerzen sich verschlimmern, wenn sie sich vorbeugt
Vorhersage: Angst vor ihrem Chef – ausgelöst durch die Annahme, dass er genauso ist wie ihr Stiefvater
Beziehung: Trennung vom Partner erzeugt seelisches Leid
Arbeitsplatz: tägliche Interaktionen mit dem Chef verursachen zusätzlichen Stress

sie löste auch einen Entzündungsprozess in ihrem Körper aus, durch den sich Lisas Angst wiederum verschlimmerte. Das ist ein gutes Beispiel dafür, was passieren kann, wenn unser »Neuroimmunsystem« – also unser Nervensystem *und* unser Immunsystem – gestört ist.

Da Wissenschaft darauf ausgerichtet ist, alle Körpersysteme isoliert voneinander zu betrachten, galt das Immunsystem lange Zeit als eine selbstregulierende Einheit, die mehr oder weniger unauffällig im Hintergrund für uns arbeitet. Die Immunologie wurde sogar zu einem Spezialgebiet, das sich weitgehend unabhängig von anderen Disziplinen entwickelt hat.

Inzwischen sind Immunologen jedoch zu dem Schluss gekommen, dass unser Immunsystem sich nicht selbst reguliert, sondern auf vielen verschiedenen Ebenen eng mit dem Nervensystem zusammenarbeitet.[16] Die Antwort auf die Frage, wie wir uns von Schädigungen und Verletzungen erholen, hängt von unserem Neuroimmunsystem ab.[17] Das ist ein weiteres Beispiel dafür, wie stark alle unsere Körpersysteme miteinander verbunden und voneinander abhängig sind.

Lisa ging es wegen ihrer Entzündung und aufgrund der Tatsache, dass ihr Vagusnerv ihr Nervensystem nicht ins Gleichgewicht brachte, sowohl in psychischer als auch in physischer Hinsicht schlecht. Um ihre Schmerzen wirksam zu behandeln, mussten wir sämtliche Faktoren angehen, die zu deren Entstehung beitrugen.

Behandlungsmethoden für Lisas Problem

Frühere Behandlungen - biomedizinischer Ansatz	Was wir versucht haben - biopsychologischer Ansatz
Bewegung	Bewegung zusammen mit einer Freundin (Co-Regulation)
Schmerzmittel	Schmerzmittel
Vermeiden von Bewegung	Manuelle Therapie
Operation	Gesprächstherapie
Entzündungshemmende Medikamente	Aufklärung zum Thema Schmerzen und Nervensystem

Es ist wichtig, uns klarzumachen, dass die Dysregulation unseres Nervensystems sich verschlimmert, wenn wir uns ohnmächtig fühlen. Deshalb sind Autonomie und persönliche Handlungsfähigkeit so wirksame Hilfsmittel dagegen. Diese Hilfsmittel entstehen, wenn wir lernen, die Einstellungen unseres inneren Thermostats genauer zu lesen. Dann können wir uns nämlich darauf verlassen, dass wir rechtzeitig merken, wenn sich unser inneres Milieu verändert, und die richtigen Maßnahmen ergreifen, um im Gleichgewicht zu bleiben. Wenn wir uns sicher fühlen, stellt sich unser Körper auf Gesundheit, Wachstum und Erneuerung ein.[18]

Fühlen wir uns dagegen unsicher, aktiviert er unsere Abwehrmechanismen, die all dies beeinträchtigen.

Letztendlich besserte Lisas Situation sich vor allem dadurch, dass sie mehr Zeit in einem regulierten Zustand verbrachte. Dahin gelangte sie durch den Einsatz bestimmter Regulationsstrategien für das Nervensystem und dadurch, dass sie lernte, die Reaktionen ihres eigenen Nervensystems wahrzunehmen. Sie entwickelte ein Bewusstsein dafür, was in ihrem Körper passierte und *warum*. Dadurch kultivierte sie nicht nur ihre Emotionsregulation und reduzierte ihre Angst, sondern auch ihre physische Gesundheit entwickelte sich zum Guten: Ihre Körperhaltung verbesserte sich, ihre Muskelverspannungen nahmen ab, und sie wurde beweglicher. Indem Lisa wieder in einen regulierten Zustand zurückkehrte, gelang es ihr, die Schmerzen, die ihre Lebensqualität so viele Jahre lang beeinträchtigt hatten, deutlich zu reduzieren.

DER VAGUSNERV: EINE EINFÜHRUNG

Beim biopsychosozialen Ansatz geht es nicht darum, das, was in unserem Körper abläuft, zu »hacken« oder zu umgehen: Wir müssen lernen, uns darauf einzustimmen, was in unserem Gehirn-Körper-System passiert, und uns mithilfe dieser Informationen aktiv um unsere emotionale Verfassung und unsere Physiologie kümmern. Das kann etwas ganz Einfaches sein – zum Beispiel, zu merken, dass wir Durst haben, und dann ein Glas Wasser zu trinken, oder zu erkennen, dass unsere Arbeitssituation uns in einen Zustand ständiger Angst versetzt, und uns ehrlich einzugestehen, dass sich daran etwas ändern muss. Dadurch können wir echte Regulation erreichen und unsere Lebensqualität, unseren Gesundheitszustand, unser emotionales Wohlbefinden und unsere zwischenmenschlichen Beziehungen verbessern.

Und wie können wir alle drei Bereiche des biopsychosozialen Modells – unsere Biologie, Psychologie und sozialen Interaktionen – in die Behandlung von Erkrankungen und Beschwerden einfließen lassen? Durch eine großartige Struktur namens Vagusnerv. Das ist ein extrem wichtiger Nerv, der das Gehirn über Nacken, Brust, Herz und Lunge bis hin zum Darm mit den wichtigsten Körpersystemen verbindet. Wenn du dieses Buch gelesen hast, wirst du wissen, was es mit dem Vagusnerv auf sich hat, wie er funktioniert und wie man ihn stärkt. Und das wird dich in die Lage versetzen, viele deiner Probleme an der Wurzel anzupacken. Denn hinter vielen chronischen Gesundheitsproblemen – von Angstzuständen, Depressionen und Burn-out bis hin zu Reizdarmsyndrom, Autoimmunerkrankungen und chronischen Schmerzen – kann ein dysreguliertes Nervensystem stecken.

Lage des Vagusnervs im Körper

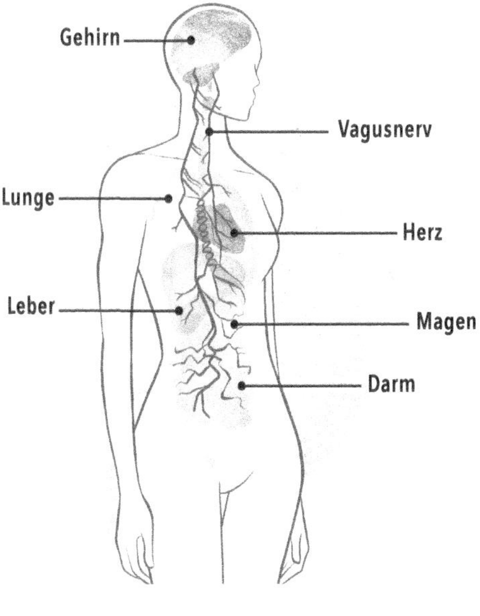

Den Vagusnerv zu beeinflussen, ist eine Fähigkeit, die sich erlernen lässt. Obwohl es dabei nicht um das Training eines Muskels, sondern das eines Nervs geht, bezeichnet man dieses Verfahren als »Erhöhung des Vagotonus«. Genauso wie wir unsere Muskeln durch Training und andere körperliche Aktivitäten stärken können, können wir auch die Funktion unseres Vagusnervs verbessern, indem wir unseren Vagotonus stärken. Das ist eine wichtige Voraussetzung für ein Reset unseres Nervensystems, denn unser Vagusnerv hilft uns, uns zu regulieren. Er ist der wichtigste Bestandteil unseres Nervensystems, der unser Tempo entweder beschleunigt oder verlangsamt. Das wiederum verbessert unseren Gesundheitszustand und versetzt uns in eine ruhigere, ausgeglichenere seelische Verfassung. Zu sagen, dass der Vagusnerv für uns eine enorm wichtige Rolle spielt, wäre noch untertrieben; deshalb werden wir in Teil 1 dieses Buches genauer auf die vielen verschiedenen Funktionen dieses Nervs eingehen. Vorläufig reicht es für dich jedoch zu wissen, dass er ein Tor zu emotionalem, seelischem und körperlichem Wohlbefinden ist.

Ich plädiere nicht dafür, das biomedizinische Modell über Bord zu werfen – ganz im Gegenteil. Ich halte es nach wie vor für wichtig, dass medizinische Experten und Expertinnen zunächst organische Probleme oder Erkrankungen ausschließen, bevor sie ein Ungleichgewicht des Nervensystems diagnostizieren.

Doch genauso wichtig ist es anzuerkennen, dass viele Beschwerden, für die es »keine medizinische Erklärung gibt«, auf eine stressbedingte Störung zurückzuführen sein könnten. Viel zu lange wurde die körperliche Manifestation seelischer Schmerzen und Traumata als unwichtig abgetan. Noch bis vor einiger Zeit hatten wir einfach nicht die richtigen Mittel, um genau zu verstehen, wie die Datenautobahn des Vagusnervs mehr oder weniger alles beeinflusst, was wir tun – einschließlich unserer Fähigkeit, ein angenehmes, kontaktfreudiges Leben zu führen.

Inzwischen sind wir in dieser Hinsicht zum Glück schon ein bisschen weiter.

EIN WEG ZU GESUNDHEIT UND BALANCE

Ich stelle immer wieder fest, dass ein besseres Verständnis unserer Biologie – vor allem des Vagusnervs – uns dabei hilft, unsere Gefühle aus einer anderen Perspektive zu betrachten. Wenn es uns gelingt, diese wissenschaftlich fundiertere Perspektive in unser Leben einfließen zu lassen, können wir uns von den emotionalen Höhen und Tiefen befreien, die wir durchmachen, wenn wir in den Extremen unseres inneren Thermostats, den heißen oder kalten Zuständen, feststecken. Dann müssen wir keine Phasen in unserem Leben mehr ertragen, in denen wir uns überdreht oder gestresst fühlen und einfach nicht abschalten können. Und wir müssen auch keine Angst mehr davor haben, in einen Zustand der Apathie zu verfallen und wochen- oder gar monatelang antriebs- oder hoffnungslos vor uns hin zu vegetieren. Durch einen besseren Vagotonus werden wir resilienter und flexibler.[19] Wir können mit den Strömungen des Lebens mitfließen, ohne ins Stocken zu geraten. Und auch unsere Selbstgespräche verändern sich – dann fragen wir uns nicht mehr: *Was ist nur mit mir los?* und *Warum werde ich mit dieser Situation nicht fertig?*, sondern sagen: *Das ist zwar schwierig, aber ich werde es schon hinkriegen. Ich schaffe das.*

Vielleicht bist du zurzeit noch nicht richtig auf die Signale deines Körpers eingestimmt; doch mit mehr Wissen und den richtigen Hilfsmitteln wird es dir mit der Zeit gelingen, sie richtig zu interpretieren. Dein Körper will genau das Gleiche wie du: Gesundheit, Sicherheit, Balance und Stabilität. In diesem Buch werde ich dir beibringen, die Sprache deines Körpers zu lernen, damit du mit ihm kommunizieren und eine Partnerschaft aufbauen kannst, von der du auf vielen verschiedenen Ebenen profitierst. Diese wechselseitige Kommunikation ist die Basis für jede erfolgreiche Arbeit am Nervensystem. Wir können dadurch unsere körperliche und geistige Gesundheit erheblich verbessern, Stress abbauen und unser allgemeines Wohlbefinden steigern. Ich habe diesen tiefgreifenden Prozess nicht nur bei anderen Menschen immer wieder beobachtet, sondern auch bei mir selbst erlebt (siehe S. 71).

Viele Menschen leiden unter körperlichen und psychischen Erkrankungen, ohne dass sich eine eindeutige Ursache dafür finden ließe. Und gerade das ist paradoxerweise ein Zeichen dafür, dass unser Körper genau das tut, wofür er geschaffen wurde: Irgendetwas stimmt mit uns nicht, und darauf macht er uns aufmerksam. Vielleicht glaubst du, dass unser Umfeld der Faktor ist, bei dem wir als Erstes nach der Ursache für unsere Dysregulation suchen sollten, doch oft stimmt das nicht. Bei mir lag die Ursache jedenfalls woanders, und bei vielen meiner Patientinnen und Patienten auch.

Jedes Mal, wenn wir im Job ein weiteres Projekt übernehmen, obwohl wir sowieso schon überlastet sind und immer wieder unter Spannungskopfschmerzen leiden, stellen wir wahrscheinlich fest, dass wir damit über unsere natürlichen Grenzen hinausgehen und uns das an den Rand der Erschöpfung oder sogar des psychischen Zusammenbruchs bringt. So sind wir gezwungen, uns mit unseren Problemen auseinanderzusetzen. Doch statt zu erkennen, dass der ständige Druck am Arbeitsplatz ihre Gesundheit beeinflusst, sehen viele Menschen die Schuld eher bei sich selbst und sagen sich: *Ich komme damit nicht so gut zurecht, wie ich sollte* – oder den Klassiker: *Das sollte ich doch eigentlich schaffen.*

Gefühle wie Angst, Scham, Wut, Stress oder ein innerer Shutdown (Abschaltung) sind Frühwarnsignale – sie sind die Alarmglocken, die uns darauf aufmerksam machen, dass wir an unsere neurobiologischen Grenzen stoßen. Doch wenn wir die Sprache dieser Botschaften nicht beherrschen, verstehen wir nicht, was sie uns sagen wollen. Wir wissen nur, dass diese Gefühle uns unangenehm sind, also versuchen wir, sie so schnell wie möglich zu unterdrücken. Und je länger wir die Botschaften unseres Körpers ignorieren, umso schwieriger wird es für uns, sie zu hören. Doch auf sie zu hören und unsere Gemütszustände mithilfe dieser Informationen aktiv zu steuern, ist der erste Schritt auf unserem Weg zurück in einen regulierten Zustand.

Die Lösung besteht darin, zu lernen, wie man den inneren Thermostat, der durch chronischen, traumatischen Stress auf »zu kalt« oder »zu heiß« eingestellt wurde, wieder repariert und die Temperatur so reguliert, dass man angenehm darin leben kann. Betrachte dieses Buch als Bedienungsanleitung für deinen inneren Thermostat, die du nur ein einziges Mal zu lesen brauchst und nach der du dann immer vorgehen kannst. Im Gegensatz zu anderen Maßnahmen zur Stress- und Traumabewältigung ist die Arbeit mit deinem Nervensystem eine Praxis, die du überall und jederzeit anwenden und immer weiter vervollkommnen kannst.

Für den Neustart deines Nervensystems, den ich in diesem Buch beschreibe, musst du kein Geld für Therapiesitzungen ausgeben und keine teuren Pillen schlucken. Du musst dir dafür auch keinen Urlaub nehmen, keine speziellen Geräte kaufen oder deinen Tagesablauf von Grund auf verändern. Für den Preis dieses Buches erfährst du alles, was du wissen musst, um dein Nervensystem zu regulieren. Du kannst dieses Wissen gerne (natürlich im Rahmen der Legalität) mit anderen Menschen teilen, die sich dafür interessieren. Nach der Lektüre dieses Buches wirst du über ein paar einfache Werkzeuge verfügen, die du jederzeit anwenden kannst, um dich schlagartig wohler zu fühlen. Eine der häufigsten Fragen von Menschen, die ihr Nervensystem resetten möchten, lautet: »Was ist die beste Übung zur Regulierung des Nervensystems?« Aber es gibt nicht *die eine* Übung, mit der man dieses Ziel erreichen kann. Jede und jeder von uns braucht dazu andere Werkzeuge und Strategien, je nachdem, wie der Thermostat seines oder ihres Nervensystems momentan gerade eingestellt ist.

Wenn wir eine engere Beziehung zu unserem Körper aufbauen und uns erlauben, einfach mit dem Auf und Ab des Lebens mitzufließen, werden die Herausforderungen, denen wir uns stellen müssen, leichter zu bewältigen, und wir werden resilienter. Unsere Aufgabe besteht darin, unsere inneren Narrative zu verstehen – vor allem, wenn es darin um Traumata aus der Vergangenheit geht – und mithilfe der richtigen Werkzeuge darauf zu reagieren. Wenn uns das gelingt, können wir ein erfüllteres, selbstbewussteres und gesünderes Leben führen, weil wir dann endlich über die nötigen Instrumente verfügen, um eine Dysregulation an ihrem Ursprung zu bekämpfen. Vor allem wird uns ein für alle Mal klar, dass die Herausforderungen, vor denen wir stehen, nicht nur in unserem Kopf existieren. Ich hoffe, dass die Erkenntnisse, die du durch dieses Buch gewinnst, deinen Blick auf dein Leben verändern. Aus unserer gemeinsamen Arbeit wirst du lernen, dass die Geschichte, die dein Körper erzählt, wichtiger ist als die Geschichte, die du mit Worten erzählst. Deshalb gehört die Arbeit am Nervensystem zu den transformativsten Prozessen, die es gibt.

ÜBER DIESES BUCH

Bevor wir unsere Reise fortsetzen, möchte ich etwas Wichtiges anmerken: Die Strategien, Vorschläge und Tools, die in diesem Buch vorgestellt werden, sind einerseits das Ergebnis meiner jahrelangen Erfahrung als Physiotherapeutin und bauen andererseits auf meiner Forschung auf, die ich als Ausbilderin in Sachen Nervensystem betrieben habe. Sie sollen keinen professionellen Rat von medizinischem Fachpersonal ersetzen.

Durch das Training in diesem Buch wird dir klar werden, welche Dinge du als Gefahrensignale interpretierst. Mit etwas Übung wird es dir allmählich immer besser gelingen, die Warnsignale deines Körpers zu erkennen und ihn behutsam wieder in einen regulierten Zustand hinzuführen. Die biologischen Systeme, die ich in Teil 1 dieses Buches beschreibe, werden dir ein viel klareres Verständnis deiner inneren Welt vermitteln, und du wirst begreifen, warum du mit bestimmten Herausforderungen konfrontiert bist. Um dein Nervensystem zu resetten, müssen dein Körper und dein Gehirn Reaktionen neu lernen und sich darauf trainieren – das hier ist also kein Buch, mit dem man sich gemütlich zurücklehnen kann und einfach nur passiv Informationen in sich aufzunehmen braucht. Du musst ein bisschen was dafür tun, um die vielen Vorteile der Regulierung zu erreichen. Aber ich verspreche dir: Es lohnt sich!

Im Verlauf dieses Buches wirst du an verschiedenen Stellen immer wieder die Gelegenheit haben, aktive und reflektierende Übungen auszuprobieren. Sie sind durch folgende Symbole gekennzeichnet:

- Aktives Lernen 🚴
- Innere Einkehr 🧘

In Teil 2 wirst du 21 einfache, aber wirksame Werkzeuge erlernen, die du in herausfordernden Lebenssituationen einsetzen kannst, um dich wieder zu deinem Sollwert zurückzubringen. Ich möchte, dass du dich aktiv mit diesen Tools beschäftigst und sie regelmäßig einsetzt, damit sie dir zur zweiten Natur werden. Bei Neuprogrammierungsprozessen gibt es nichts Wirksameres als das Lernen aus Erfahrung. Du kannst auch nicht Klavierspielen lernen, indem du dir nur Tutorials anschaust – du musst schon die Ärmel hochkrempeln und selbst spielen.

Am Ende unserer gemeinsamen Entdeckungsreise wirst du dein eigenes, einzigartiges Nervensystem genau kennen und über alle Werkzeuge verfügen, die du brauchst, um dieses Nervensystem bewusst in einen ruhigen, ausgewogenen Zustand zurückzuversetzen. Und das Beste daran: Die Fähigkeit dazu liegt nicht in den Händen von Spezialistinnen, Ärzten oder externen Ressourcen, sondern in deinen eigenen. Wenn du lernst, wie du *mit* deinem Körper arbeitest, kannst du positive Veränderungen in deinem Leben herbeiführen und währenddessen gesünder und resilienter werden.

Das Schöne an dieser Methode ist, dass wir damit genau dort anfangen können, wo wir gerade stehen. Wir müssen keine Traumata aus der Vergangenheit ausgraben, uns nicht mit unserem Schatten anfreunden und niemandem unsere dunkelsten Geheimnisse anvertrauen, bevor die eigentliche Veränderungsarbeit beginnen kann.

Das soll keineswegs heißen, dass solche Praktiken nicht nützlich oder wichtig wären (denn das sind sie durchaus) – aber sie sind keine Voraussetzung für einen Neustart deines Nervensystems. Und während du dich Schritt für Schritt auf diesen Neustart zubewegst, wirst du dich allmählich anders fühlen. Denn dadurch lernst du dich selbst besser kennen und wirst stärker und widerstandsfähiger; und das befähigt dich, die für diesen Rest erforderliche harte, emotionale Arbeit zu leisten.

Wichtiger Hinweis

Dieser Rest ist möglicherweise nicht für dich geeignet, wenn du weißt oder vermutest, dass dein Leiden auf eine unbewältigte posttraumatische Belastungsstörung zurückzuführen ist, deren Symptome bei der Konzentration auf den Körper schlimmer werden. Falls das auf dich zutrifft, empfehle ich dir, eine Therapeutin oder einen Therapeuten zurate zu ziehen, die dir bei dieser Arbeit helfen können.

Du kannst gleich heute damit beginnen, etwas für deine Gesundheit zu tun, indem du die Tools nutzt, um dich auf die Botschaften deines Körpers einzustellen, und »den Kanal wechselst«. Jedes Mal, wenn du das tust, stärkst du dein Gehirn-Körper-System und entwickelst die Fähigkeiten, die du brauchst, um deine wahren Bedürfnisse zu erkennen und angemessen darauf zu reagieren. Dich auf diese Weise selbst regulieren zu können, wird eine grundlegende Veränderung in dir bewirken – und vermutlich liest du dieses Buch deshalb, weil du dir genau so eine Veränderung wünschst. Du hast lange nach Antworten und Lösungen gesucht. Ich glaube, jetzt hast du sie endlich gefunden.

1

Die verschiedenen Zustände unseres Nervensystems

Bevor wir mehr über das menschliche Nervensystem lernen und näher auf seine unterschiedlichen Teile eingehen, ist es sinnvoll, erst einmal aus der Vogelperspektive die verschiedenen Zustände dieses Systems zu betrachten. Wir werden in diesem Buch alle diese Zustände, zwischen denen wir übrigens ständig hin und her pendeln, genauer untersuchen, und du wirst erfahren, wie sie sich bei dir äußern und wie sie sich für dich anfühlen – denn jeder Mensch »tickt« ein bisschen anders.

Aus diesem Grund ist es auch so ein wichtiger Teil des Ganzen, dass du lernst, dich auf deine Körpersignale einzustimmen. Denn wenn du erkennst, in welchem der drei grundlegenden Zustände du dich gerade befindest – zu heiß, zu kalt oder genau richtig –, und verstehst, *warum* du in diesem Zustand bist, wirst du auch herausfinden, wie du dich gegebenenfalls wieder in Richtung deines Wohlfühl-Sollwerts bewegen kannst. Das nennt man Selbstregulation.

Selbstregulation

Selbstregulation beschreibt deine Fähigkeit, dein eigenes Verhalten zu steuern und auf produktive Weise deine Emotionen, Wünsche und Bedürfnisse auszudrücken.[20] Man hat herausgefunden, dass sich diese Fähigkeit positiv auf die psychische Gesundheit auswirkt, auch im Hinblick auf die persönliche Weiterentwicklung, einen Lebenssinn und die Selbstakzeptanz.[21] Selbstregulation kann durch die Notwendigkeit ausgelöst werden, körperliche »Homöostase«, beziehungsweise ein inneres Gleichgewicht aufrechtzuerhalten. In der Regel lernen wir während unserer Kindheit, wie wir uns selbst regulieren können.[22] Aufgrund der Neuroplastizität unseres Gehirns und unseres Nervensystems können wir uns diese Fähigkeit jedoch auch im späteren Leben aneignen.

DER »GENAU RICHTIG«-ZUSTAND

Beginnen wir mit etwas Angenehmem – jenem inneren Sollwert, bei dem sich alles »genau richtig« anfühlt. Du musst diesen Begriff jetzt noch nicht verstehen, aber später werden wir lernen, dass dieser Zustand auch als *ventral-vagaler Zustand* bezeichnet wird. Wenn ich von »reguliert sein« spreche, meine ich damit den Zustand, in dem wir uns meistens befinden sollten. Anfangs kann das ziemlich herausfordernd sein, deshalb können wir uns zunächst einfach vornehmen, ein paar Augenblicke in diesem Zustand zu verweilen. Selbst an deinem allerbesten Tag wirst du dich mehrmals in diesen Zustand hinein- und wieder aus ihm herausbewegen – denn genau das sollten wir tun, um den Anforderungen der verschiedenen Situationen und Aufgaben in unserem Leben gerecht zu werden.

Das Stresstoleranzfenster

Obwohl ich diesen Zustand als »Sollwert« bezeichne, handelt es sich dabei nicht um eine bestimmte Temperatur, sondern eher um einen Temperatur*bereich*, in dem wir uns am wohlsten fühlen, da der Grad der Aktivierung unseres Nervensystems dem entspricht, was in unserer Umgebung geschieht. Der Psychiater Dan Siegel bezeichnet diesen Bereich als *window of tolerance,* also unser »Toleranzfenster«, und es sieht folgendermaßen aus:

Das Stresstoleranzfenster

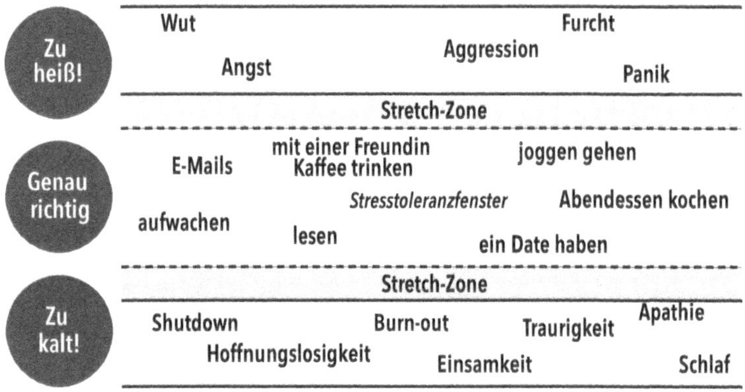

Wie du siehst, hat das Toleranzfenster eine Ober- und eine Untergrenze: Innerhalb dieser Grenzen erleben wir Schwankungen unseres Energie- und Stressniveaus. Vielleicht reguliert sich dein Thermostat ein bisschen hoch, um dich für ein Date in Stimmung zu bringen, oder er reguliert sich ein bisschen herunter, wenn du einen ruhigen Abend zu Hause verbringst. So oder so – innerhalb dieser Grenzen kannst du deine Emotionen und Körperempfindungen gut aushalten. Vor deinem Date bist du vielleicht ein bisschen aufgeregt oder nervös, kannst aber trotzdem noch klar denken und hast deine Stimmung und deine Emotionen unter Kontrolle. In der »goldenen Zone« dieses »Genau richtig«-Zustands fühlt sich das Leben ziemlich gut an, oder zumindest empfinden wir es als gut beherrschbar. Wir fühlen uns ruhig, sicher und geborgen und sind problemlos in der Lage, mit anderen Menschen und der Welt um uns herum in Kontakt zu treten.

An der oberen und unteren Grenze dieses Fensters liegen unsere *Stretch-Zonen*: Dort können wir auf positive Weise etwas lernen und uns weiterentwickeln, wenn wir uns anstrengen (aber nicht zu sehr). Befinden wir uns in einer unserer Stretch-Zonen, sind wir in der Lage, uns Herausforderungen zu stellen, ohne in den heißen oder kalten Zustand hineinzugeraten. Vielleicht fühlen wir uns dabei ein bisschen unwohl, doch dieses Unbehagen sollte nicht so stark sein, dass wir nicht damit zurechtkommen. Wenn du dich zu einem Marathon anmeldest und anfängst, jeden zweiten Tag 30 Minuten zu laufen, könnte deine Stretch-Zone zum Beispiel so aussehen, dass du deinen Lauf jede Woche um 15 Minuten verlängerst. Das ist zwar unangenehm, aber notwendig, wenn du deine Ausdauer so weit steigern möchtest, dass du irgendwann mehrere Stunden am Stück laufen kannst. Wie wir bereits wissen, ist Stress nicht schlecht für uns, solange wir in der Lage sind, uns wieder vollständig davon zu erholen. Wir können lernen, unsere Stressresilienz zu verbessern und unser Toleranzfenster zu erweitern, statt es zu verkleinern, indem wir eine Stressreduktionsstrategie einsetzen. Eine solche Strategie könnte beispielsweise darin bestehen, dass wir die Dinge, die außerhalb unserer Komfortzone liegen, vermeiden oder dass wir versuchen, das Verhalten anderer zu kontrollieren.

Wie fühlt sich der »Genau richtig«-Zustand auf emotionaler Ebene an?

Du weißt, dass du dich in diesem Zustand befindest, wenn du mit dir selbst im Reinen bist, dich rundum wohlfühlst und dich gut ausdrücken kannst. Oft befinden wir uns in diesem Zustand, wenn wir etwas tun, das wir spannend und motivierend finden –

manche Menschen bezeichnen das als *Flow*. Wir sind präsent, und es fällt uns relativ leicht zu kommunizieren. Wir haben Zugang zu unserem Social-Engagement-System, das für unsere zwischenmenschlichen Beziehungen wichtig ist.

Wenn unser Gehirn-Körper-System Gefahr wahrnimmt, können wir uns diesen Zustand als »erste Verteidigungslinie« vorstellen, da wir in einer solchen Situation vielleicht miteinander in Beziehung treten, verhandeln und zusammenarbeiten müssen, um die Gefahr abzuwenden. Vielleicht müssen wir auch um Hilfe rufen.

Was kennzeichnet den »Genau richtig«-Zustand auf körperlicher Ebene?

- Herzschlag und Atmung sind gleichmäßig (durch die kardiovaskuläre Regulierung des Vagusnervs).
- Muskeln sind entspannt.
- Alle Systeme funktionieren optimal.

Typische Gedanken im »Genau richtig«-Zustand

- *Ich fühle mich mit meinem Körper verbunden.*
- *Ich fühle mich mit meiner Umgebung verbunden.*
- *Ich fühle mich mit anderen Menschen verbunden.*
- *Ich kriege das schon hin.*
- *Das scheint zwar schwierig zu sein, aber ich schaffe das.*
- *Es geht mir gut.*
- *Ich bin freudig erregt.*

Woran man den »Genau richtig«-Zustand äußerlich erkennt

- Offene oder entspannte Körperhaltung, offene oder entspannte Bewegungen
- Gutes Maß an Blickkontakt
- Lächeln oder andere positive soziale Signale

Wie die Stimme im »Genau richtig«-Zustand klingt

- Nicht zu hoch, nicht zu tief
- Ruhig, gleichmäßig
- Freundlicher und interessierter Tonfall
- Kontrollierte Variation von Rhythmus und Stimmlage

Da wir uns in diesem Zustand so wohlfühlen, könnte man annehmen, dass ein Neustart unseres Nervensystems darauf abzielt, zu lernen, wie wir *ständig* in diesem Zustand bleiben können – aber das stimmt nicht. Schließlich ist ein Nervensystem, das nicht wütend werden kann, genauso in seiner Regulation gestört wie eines, das sich nicht beruhigen kann. Unsere Fähigkeit, zwischen allen drei Zuständen hin und her zu wechseln, schützt uns vor Gefahren und gibt uns die Möglichkeit, unsere Energie zu mobilisieren, wenn wir auf unsere Kraft und innere Stärke zugreifen müssen. Das wirkt sich nicht nur positiv auf unsere Handlungsfähigkeit aus, sondern wir sind dann auch eher in der Lage, bestimmte Kompetenzen zu entwickeln. Es ist absolut gesund, bei einer Bedrohung in den Kampf-oder-Flucht-Modus zu wechseln – tatsächlich kann uns das sogar das Leben retten.

Statt diese verschiedenen Zustände deines Nervensystems als gut oder schlecht zu bewerten, solltest du also jeden Zustand nicht nur als wichtige Voraussetzung für ein erfülltes Leben betrachten, sondern auch für dein *Über*leben. Das Ziel besteht nicht darin, einen dieser Zustände auszuschalten, sondern zu verstehen, *warum* du in einer bestimmten Situation in einen bestimmten Zustand wechselst, und dann zu entscheiden, ob das angesichts der Realität dieser Situation gerechtfertigt ist. Reagierst du tatsächlich auf die *jetzige* Situation, oder wirst du immer noch von Ereignissen aus deiner Vergangenheit getriggert, die sich so ähnlich anfühlen wie der gegenwärtige Moment? Wenn du lernst, dich in den richtigen Zustand zu versetzen, indem du deine ganz persönlichen Muster beeinflusst, kann dir das dabei helfen, dein bestmögliches Leben zu führen.

DER »ZU HEISS«-ZUSTAND

Das ist die »zweite Verteidigungslinie« unseres Körpers, auch bekannt als *sympathikotoner Zustand*, in dem unser System uns mit Energie versorgt und uns darauf vorbereitet, dass wir entweder kämpfen oder fliehen – kurz gesagt, ist es die Kampf-oder-Flucht-Reaktion. Wenn wir in diesen Zustand wechseln, geht das meistens sehr schnell, denn dabei handelt es sich um unseren »Notfallmodus«.

In diesem Modus sind wir sehr reaktiv und darauf gefasst, auf Situationen zu reagieren, in denen es nach Einschätzung unseres Gehirns und unseres Körpers um Leben und Tod geht. Wenn wir die Schwelle vom »Genau richtig«-Zustand zu diesem viel heißeren Zustand überschreiten, wird dadurch eine Kette sehr starker Reaktionen in uns in Gang gesetzt. Da es in diesem Zustand ums Ganze geht, ruft er intensive emotionale und körperliche Reaktionen hervor. Dadurch unterscheidet er sich sehr stark von den beiden anderen Zuständen.

Wie fühlt sich der »Zu heiß«-Zustand auf emotionaler Ebene an?

Wenn wir uns in diesem Zustand befinden, werden wir ängstlich und nervös und machen uns Sorgen. Mitunter verspüren wir einen starken Drang, aufzustehen und irgendetwas zu tun, und können es vielleicht kaum ertragen, still zu sitzen. Bisweilen fühlen wir uns auch eingeengt oder so, als säßen wir in der Falle. Und natürlich gehen mit diesem Zustand auch Gefühle wie Ärger, Wut und Panik einher.

Was kennzeichnet den »Zu heiß«-Zustand auf körperlicher Ebene?

- Verspannungen (oft in Kiefer, Schultern, Rücken)
- Steifheit der Hals- und Nackenmuskulatur, vor allem im Bereich des Kehlkopfs
- Schnellerer Herzschlag
- Nervosität und das Gefühl, nicht still sitzen zu können
- Trockener Mund
- Zugeschnürte Kehle
- Flache, schnellere Atmung (zum Kämpfen oder Fliehen braucht man mehr Sauerstoff)
- Zittern oder Schlottern
- Adrenalinschub, da neurochemische Substanzen ausgeschüttet werden
- Hitzewallungen oder Hautrötungen an Brustkorb oder Gliedmaßen (der Blutfluss wird vom Verdauungssystem in Arme und Beine umgeleitet, damit diese optimal funktionieren)
- Anspannung in Hüften und Armen
- Diese Körpersignale können als Angst, Ärger oder Wut zusammengefasst werden.

Typische Gedanken im »Zu heiß«-Zustand

Wenn sich der Blutfluss in den rational denkenden Bereichen unseres Gehirns verlangsamt, so wie es im »Zu heiß«-Zustand geschieht, findet mehr Aktivität in unserem sogenannten *Überlebensgehirn* statt. Das befähigt uns, schnell und instinktiv zu handeln, statt objektiv oder logisch über die Situation nachzudenken. Sicherheit und Effizienz oder die Fähigkeit, schnell zu handeln, haben für unser Gehirn in dieser Situation oberste Priorität – was dazu führen kann, dass wir den größeren Zusammenhang aus den Augen verlieren. Außerdem wird in diesem Zustand das Nervensystem aktiviert, was zur Folge hat, dass unser Tempo sich in jeder

Hinsicht beschleunigt. Dann kann es passieren, dass unsere Gedanken sich chaotisch und unkontrollierbar und angstgesteuert anfühlen. Vielleicht sagen wir uns:

- *Es wird etwas Schlimmes passieren.*
- *Ich muss jetzt etwas tun!*
- *Jetzt geht alles den Bach runter.*
- *Das schaffe ich nicht!*
- *Ich muss schneller handeln.*

Woran man den »Zu heiß«-Zustand äußerlich erkennt

- Zusammengebissene Zähne
- Weit aufgerissene Augen
- Geballte Fäuste
- Herumzappeln
- Streitlustiges oder ausweichendes Verhalten

Wie die Stimme im »Zu-heiß«-Zustand klingt

- Besonders hoch (panische Angst)
- Besonders tief (wütend oder in kämpferischer Stimmung)
- Heiser
- Das Sprechtempo ist schneller
- »Verbaler Durchfall« (das Bedürfnis, jede Sekunde der Stille mit Reden zu füllen)

Da dieser heißere Zustand normalerweise mit unangenehmen Emotionen und sprunghaftem oder reaktivem Verhalten einhergeht, wird er oft verteufelt. Das ist aber nicht fair, denn dieser »Kampf-oder-Flucht«-Modus ist überlebenswichtig. Nimmt unser Gehirn-Körper-System aber Sicherheit wahr, beugt diese feurige, mobilisierende Energie auch Zuständen der Erschöpfung, Apathie, Vergesslichkeit, Gehirnnebel und übermäßiger Prokrastination vor. Sie gibt uns Kraft und stärkt unser Konzentrationsvermögen. Burn-out ist zum Beispiel ein Leiden, das heutzutage immer häufiger vorkommt. Es lässt sich als eine Erschöpfung dieser mobilisierenden Energie sehen, die mit einem niedrigen Vagotonus einhergeht.

In Wirklichkeit können Herausforderungen (oder das, was wir als Stressoren bezeichnen) zu vielen positiven Anpassungsreaktionen führen – aber nur dann, wenn wir uns anschließend wieder von diesen Erfahrungen erholen können. Wie wir bereits weiter oben erfahren haben, bezeichnet man diesen Prozess als Allostase, also die uns angeborene Fähigkeit, Anforderungen gerecht zu werden und uns von ihnen zu erholen. Ein aktivierter Zustand kann Immunzellen dazu bringen, in einen Teil des Körpers zu wandern, in dem unser Immunsystem einen Krankheitserreger entdeckt hat. Außerdem kann er dazu führen, dass das Gehirn das Stresshormon Cortisol ausschüttet und unsere Muskeln in Reaktion darauf gespeicherte Glukose freisetzen. Diese »Notfall-Glukose« liefert unserem Gehirn zusätzliche Energie, und das im Blut zirkulierende Cortisol verbessert das Gedächtnis, damit wir uns die aktuelle Situation besser einprägen können. Das fördert Lernprozesse und sorgt dafür, dass wir in Zukunft mit geringerer Wahrscheinlichkeit noch einmal den gleichen Fehler machen werden. Je nachdem, wie sich die körperlichen und emotionalen Anforderungen verändern, die im Tagesverlauf an uns gestellt werden, steigt und sinkt unser Blutdruck, damit wir uns bei Bedarf besser konzentrieren oder schwierige Aufgaben erledigen können.

Erst wenn der Stress zu stark für uns wird oder sich zu oft wiederholt, machen sich allmählich Verschleißerscheinungen bemerkbar, die durch diesen heißeren Zustand entstehen. Denn dann bilden die Neuronen (Gehirnzellen) in unserem Überlebensgehirn womöglich neue Nervenverbindungen, die uns anfälliger für Angstzustände machen und überempfindlich auf potenzielle Bedrohungssignale reagieren lassen. Oder Hormone dysregulieren unser Immunsystem und machen uns anfälliger für Krankheiten oder Entzündungsprozesse. Das ist der Grund, warum wir nach langen Stressphasen so oft krank werden. Ein ständig erhöhter Blutdruck kann außerdem zur Entstehung arteriosklerotische Ablagerungen in den Blutgefäßen führen, die uns wiederum noch anfälliger für Bluthochdruck machen.[23]

Übersensibilität in Bezug auf Körpersignale

Wenn du im Rahmen deines heißen Zustands unter Angst und innerer Anspannung leidest, kann es sein, dass du übermäßig wachsam auf die Signale deines Körpers reagierst, diese aber nicht richtig deutest. Zum Beispiel kann es dann passieren, dass dein Gehirn in einer leichten Veränderung deiner Herzfrequenz fälschlicherweise ein viel größeres Gefahrensignal sieht, als sie tatsächlich ist, und du dadurch noch ängstlicher wirst. Das liegt daran, dass chronischer und traumatischer Stress den Grad an Vernetzung zwischen dem Teil des Gehirns, der Nachrichten aus unserem Nervensystem verarbeitet, und den Hirnregionen, die für Angst zuständig sind, erhöhen kann. Dadurch kann sich unser Gefühl der Panik[24] verschlimmern, und letztendlich können uns diese Empfindungen völlig überwältigen.

DER »ZU KALT«-ZUSTAND

Das ist unsere »dritte Verteidigungslinie«, auch bekannt als *dorsal-vagaler Zustand*. Und im Gegensatz zum heißen Zustand, der uns aktiviert, geht es im kalten Zustand um Energieeinsparung. Diese Immobilisation ist bei einem lebensbedrohlichen, traumatischen Ereignis normalerweise der kritische Punkt, an dem wir entweder erstarren oder zusammenbrechen.

Der »Zu kalt«-Zustand führt nicht nur zum Kollaps und zur Immobilität, sondern beeinträchtigt auch unsere Kommunikationsfähigkeit und macht es uns nahezu unmöglich, uns verbal zu verteidigen. Einigen Studien zufolge wird eine der für unseren sprachlichen Ausdruck wichtigsten Hirnregionen – das sogenannte Broca-Areal – abgeschaltet, wenn unsere neuronalen Angstschaltkreise sehr aktiv sind.[25] Deshalb ist es in so einem Zustand nicht hilfreich, darüber zu reden, was passiert – stattdessen müssen wir mit unserem Körper in Kontakt treten.[26]

Dissoziation

Die meisten Menschen berichten, dass sie sich von ihrem Körper getrennt oder »abgekoppelt« fühlen, wenn sie im zu kalten Zustand feststecken. Dieses Gefühl entspricht genau der Realität, denn wenn wir in einen solchen Zustand hineingeraten, schüttet unser Körper Endorphine aus, um unsere Schmerztoleranz zu erhöhen, während wir uns gleichzeitig von unserer Umgebung und auch von anderen Menschen »wie abgeschnitten« fühlen.[27] Auf diese Weise versucht unser Körper, uns auf psychischer Ebene zu schützen.

Wenn du nach einem Unfall oder irgendeinem anderen traumatischen Ereignis schon mal unter Schock gestanden hast, kannst du dir sicherlich gut vorstellen, wie sich das anfühlt.

Die Taubheit und Gefühllosigkeit, die durch diesen Zustand der Abkoppelung entsteht, bezeichnet man als Dissoziation oder funktionelles »Verschwinden«. Das ist ungefähr so, als würdest du in einem Auto die Handbremse anziehen, und es würde völlig zum Stillstand kommen. Das geschieht, weil ein traumatisches Erlebnis weniger belastend für uns ist, wenn wir die damit einhergehenden Schmerzen und Emotionen nicht spüren. Kurzfristig ist dieses Anziehen der Handbremse also durchaus eine sinnvolle Bewältigungsstrategie, doch auf lange Sicht hat die Dissoziation negative Auswirkungen auf unseren Körper und unser neurologisches System.

In einer Studie mit Erwachsenen mit Depressionen zeigte sich dadurch beispielsweise ihre Fähigkeit, Entscheidungen aufgrund von Körpersignalen zu treffen, eingeschränkt.[28] Sind wir nicht mehr gut mit unserem Körper und seinen Empfindungen verbunden, kann das zu einer »emotionalen Taubheit« führen - dem Gefühl, gar nichts mehr zu empfinden. Und wenn unsere neuronalen Netzwerke unsere körperlichen Empfindungen ausblenden, um uns zu »schützen«, kann die wechselseitige Verbindung von Gehirn und Körper, die über den Vagus läuft - und damit auch unsere Fähigkeit, die Homöostase unserer Systeme aufrechtzuerhalten -, gedämpft werden. Das kann die Ursache für bestimmte chronische Erkrankungen wie beispielsweise Rückenschmerzen, Fibromyalgie, das Reizdarmsyndrom, Angstzustände und Depressionen sein.[29]

Können wir nur noch besonders intensive emotionale Zustände erkennen, sind wir nicht mehr in der Lage, uns proaktiv um unsere Gefühle zu kümmern. Zum Beispiel bemerken wir dann vielleicht gar nicht, dass wir ärgerlich werden, und nehmen dieses Gefühl erst wahr, wenn es zu Wut wird.[30] Das nimmt uns die Möglichkeit, uns aus dem wachsenden Ärger herauszumanövrieren, wieder ruhiger zu werden und unsere Bodenhaftung zurückzugewinnen, weil es dann zu spät ist und wir bereits in den Wut-, Panik-, Erstarrungs- oder Überlebensmodus übergewechselt sind.

Befinden wir uns in diesem kalten Zustand, kann es passieren, dass wir erstarren – so wie ein Reh im Scheinwerferlicht eines entgegenkommenden Autos. Manchmal fragen Menschen, warum jemand in einer Gefahrensituation denn nicht einfach abgehauen ist oder sich gewehrt hat. Normalerweise lautet die Antwort dann, dass die betreffende Person entweder innerlich erstarrt war oder in einen Shutdown hineingeraten ist, sodass sie physisch handlungsunfähig wurde. In unserer Gesellschaft gilt, wenn jemand mit einer traumatischen Situation konfrontiert wird, die Kampfreaktion häufig als lobenswert, während die »Erstarrungs-« oder »Immobilisationsreaktionen« negativ beurteilt werden. Das ist bedauerlich und liegt daran, dass das Verständnis dafür fehlt, wie unser Nervensystem funktioniert, wenn wir uns in einer lebensgefährlichen Situation befinden. Bei Menschen, die mit Erstarrung reagieren, kann dies Schamgefühle auslösen. Das ist unfair, denn wie unser Gehirn-Körper-System auf plötzliche und überwältigende Gefahrensituationen reagiert, haben wir nicht unter Kontrolle.

Fühlt sich unser Körpersystem sicher, ist dies der Zustand, in dem Schlaf und tiefe Entspannung stattfinden und in dem sich unsere Organe erholen.

Wie fühlt sich der »Zu kalt«-Zustand auf emotionaler Ebene an?

- Fehlende Sicherheit
- Hoffnungslosigkeit
- Depression
- Erschöpfung
- Abgestumpftheit
- Als sei man von Körper und Umgebung abgekoppelt
- Als sei man allein in einem dunklen Raum
- Mangel an Zugehörigkeit (Scham)

Was kennzeichnet den »Zu kalt«-Zustand auf körperlicher Ebene?

- Schnelle Abnahme der Herzfrequenz (sogenannte Bradykardie) und der Atemfrequenz
- Energieabfall
- Träge Verdauung
- Kalte Hände und Füße (weil das Blut zur Körpermitte hinfließt)
- Taubheit
- Gehirnnebel

Typische Gedanken im »Zu kalt«-Zustand

- *Alles ist hoffnungslos.*
- *Ich kann überhaupt nichts tun.*
- *Ich bin zu müde, um es zu versuchen.*
- *Nichts, was ich tue, wird jemals gut genug sein.*
- *Was habe ich denn schon zu bieten?*

Woran man den »Zu kalt«-Zustand äußerlich erkennt

- Gekrümmte Schultern
- Eingesunkener Brustkorb
- Mangelnder Blickkontakt
- Desinteresse
- Gesenkter Kopf
- Ausdrucksloses Gesicht (Kollaps)
- Weit aufgerissene Augen (im Erstarrungszustand)
- Abgewandter Blick (Scham)

Wie die Stimme im »Zu kalt«-Zustand klingt

- Monoton
- Tiefer
- Leiser

- Langsamer
- Nuscheln
- Sprachlosigkeit

Zustand des Nervensystems	**Das Gehirn-Körper-System nimmt eine Gefahr wahr**	**Das Gehirn-Körper-System empfindet Sicherheit**
Genau richtig Ventral-vagal	**Erste Verteidigungslinie** Ausschauhalten nach Gefahr und Menschen, die man um Hilfe bitten kann Sprechen, verhandeln und mit anderen zusammenarbeiten, bis die Gefahr vorbei ist	**Sicher und sozial** Miteinander in Beziehung treten und sich verbunden fühlen Emotionen lassen sich gut verarbeiten
Zu heiß Sympathisch	**Zweite Verteidigungslinie** Setzt Energie frei für Kampf oder Flucht	Energie wird freigesetzt, um sich Herausforderungen zu stellen und Anforderungen gerecht zu werden (siehe Spiel auf S. 75)
Zu kalt Dorsal-vagal	**Dritte Verteidigungslinie** Wegfall der Energie und Erstarren oder Shutdown	Schlaf, tiefe Entspannung, Erholungsfunktion für Organe und Systeme (siehe Stille S. 76)

Eine Party – verschiedene Zustände

Sehen wir uns einmal an, wie Menschen in ihren zu heißen oder zu kalten Zuständen auf den Stress reagieren, den der Besuch einer Party mit sich bringt.

Flucht

Laura denkt an die Party heute Abend, seit ihre Kollegin sie vor ein paar Wochen dazu eingeladen hat. Seit sie vor sechs Monaten in diese Stadt gezogen ist, war sie auf keiner Party mehr – sie ist sich nicht mal sicher, ob sie noch weiß, wie man sich bei geselligen Anlässen benimmt. Abends im Bett jagt ein Gedanke den anderen; immer wieder grübelt sie darüber nach, wie die Party wohl laufen wird. Sie macht sich Sorgen darüber, dass sie vielleicht unbeholfen wirken und die Leute sie für komisch halten könnten. Was soll sie tun, wenn jemand sich über sie lustig macht? Oder wenn sie irgendetwas Falsches sagt?

Auf dem Weg zur Party fühlt Laura sich extrem wachsam und nervös. Ihre Hände sind schweißnass, und ihr Herz rast. Nachdem sie die Gastgeberin kurz begrüßt hat, tut sie in den nächsten zwanzig Minuten nichts anderes, als mit verschränkten Armen in der Nähe der Wohnungstür herumzustehen. Während sie mit ihren Arbeitskollegen plaudert, denkt sie: *Ich rede so schnell!* Und obwohl sie einige der Gäste recht gut kennt, fühlt sie sich nur dann wohl, wenn sie mit ihnen über oberflächliche, unverbindliche Themen wie beispielsweise Fernsehsendungen oder das Wetter sprechen kann.

Lauras Unfähigkeit, sich in irgendeiner Weise verletzlich zu zeigen oder sich eine Blöße zu geben, ist ein weiteres der vielen Symptome ihres eher heißen Aktivierungszustands. Ihre schnelle Atmung, ihre feuchten Hände und ihre verspannten Schultern signalisieren ihrem Gehirn, dass sie in Gefahr ist, woraufhin ihr Gehirn Gedanken erzeugt, die sie noch in dieser Überzeugung bestärken (zum Beispiel: *Ich rede so schnell!*) Diese Rückkoppelungsschleife zwischen Gehirn und Körper hält sie im Fluchtmodus gefangen und hindert sie daran, in einen ruhigeren Zustand zu wechseln, in dem sie sich entspannen und mit ihren Freunden unter den Partygästen in echten Kontakt treten könnte.

Kampf

Genau wie Laura hat sich auch Renee vor dem heutigen Abend gefürchtet – und das, obwohl sie mit der Gastgeberin befreundet ist und sich über die Einladung gefreut hat. Doch Renees Mobbingerfahrungen wurden vor Kurzem durch einen anhaltenden Konflikt bei der Arbeit wieder neu aktiviert, was bei ihr Schlaflosigkeit ausgelöst hat. Aufgrund dieser negativen Erfahrung ist sie unbewusst darauf gefasst, auf dieser Party mit ähnlicher Ablehnung konfrontiert zu werden.

Nachdem Renee ihrer Freundin ein Geschenk überreicht hat, schnappt sie sich ein Getränk, stellt sich in eine Ecke der Küche und nimmt – ohne sich dessen bewusst zu sein – eine verschlossene, defensive Haltung ein: Sie steht mit dem Rücken zur Wand und hält den Riemen ihrer Handtasche in der geballten Faust. Ihre Muskeln sind angespannt, und sie lässt den Blick selbst dann suchend durch den Raum schweifen, wenn sie sich mit Leuten unterhält, die sie kennt. Manchmal schaut sie sogar ziemlich finster drein, obwohl ihr das gar nicht bewusst ist. »Sie hat wieder diesen Gesichtsausdruck«, sagt eine ihrer Freundinnen. Daraufhin machen alle stillschweigend einen Bogen um Renee, weil sie vermuten, dass sie schlechte Laune hat. Renee bemerkt, wie ihre Freundinnen sie meiden, was eine Hitzewelle durch ihre Brust und Arme fahren lässt, und sie spürt, wie sich ihre Hände automatisch zu Fäusten ballen. Auf Partygäste, die sie nicht kennen, wirkt ihr Verhalten unfreundlich oder sogar bedrohlich.

Als ein Freund sie zu sich ruft, um sie in ein Gespräch einzubeziehen, versucht Renee, sich zu entspannen und auf die scherzhaften Bemerkungen der anderen einzugehen. In dem Moment jedoch, in dem sie fälschlicherweise den Eindruck gewinnt, dass ein eigentlich ganz harmloser Witz gegen sie gerichtet war, reagiert sie böse, und die Frau, die den Witz gemacht hat, entfernt sich schnell mit ein paar Worten der Entschuldigung aus der Gruppe. Die anderen unterhalten sich zwar weiter, doch Renees unverhältnismäßig schroffe Reaktion führt dazu, dass sie weniger Lust haben, mit ihr zu reden, was ihr Gefühl der Isolation noch verstärkt.

Scham

Samins Selbstvertrauen hat einen schweren Schlag erlitten, als ihr langjähriger Partner mit ihr Schluss machte. Kurz darauf musste sie, um Geld zu sparen, die Stadtwohnung aufgeben, in der sie zusammen mit ihm gewohnt hatte, und zu ihren Eltern zurückziehen. Diese tiefgreifende Veränderung in ihrem Leben hat sie ungeheuer desillusioniert, und sie schämt sich sehr dafür, dass nicht nur ihre Beziehung innerhalb so kurzer Zeit in die Brüche gegangen ist, sondern sie auch ihr geliebtes Stadtleben aufgeben musste. Sie hat keine Hoffnung, sich jemals eine eigene Wohnung leisten zu können oder wieder einen so tollen Partner zu finden.

Seit Samin wieder bei ihren Eltern wohnt, haben ihre Lebensgewohnheiten sich sehr verändert. Früher ist sie abends im Park spazieren gegangen und hat sich gesunde Mahlzeiten für die Woche vorgekocht. Jetzt sitzt sie jeden Abend zusammen mit ihren Eltern vor dem Fernseher und ernährt sich von den sehr reichlich bemessenen Essensportionen, die ihre Mutter kocht. Seitdem hat sie ein bisschen zugenommen, und sie ist überzeugt, dass die Partygäste, die sie heute Abend sehen, denken werden: *Oh weh, Samin hat sich seit ihrer Trennung aber ganz schön gehen lassen!*

Auf der Party trifft sie ein Paar, das sie kennt. Die beiden haben sich gerade ihr erstes Haus gekauft und erzählen ihr, dass sie vorhaben, ihre Küche umzubauen. Samin nickt lächelnd, hört aber nur mit halbem Ohr zu und ist innerlich geknickt, weil sie ständig denkt: *Oh Gott, hoffentlich fragen die mich nicht, wo ich wohne!* Sie hat Angst, schief angesehen zu werden, weil sie wieder zu ihren Eltern gezogen ist. Je mehr die beiden ihr erzählen, umso mehr beschleicht sie das Gefühl, dass es mit ihrem Leben nicht vorwärts-, sondern rückwärtsgegangen ist. *Warum bin ich heute Abend überhaupt hergekommen?*, denkt sie.

Samins Energieniveau ist inzwischen auf dem Nullpunkt angelangt, und das merkt man ihr auch an. Schon bald wendet das Paar seine Aufmerksamkeit anderen Leuten zu, die in der Nähe sitzen. Samin bemerkt das nicht mal richtig. Sie lässt sich in ihren Stuhl zurücksinken und nippt an ihrem Drink. Eigentlich hat sie kaum noch das Gefühl, hier zu sein, geschweige denn, zu den Gästen dazuzugehören. Genau wie bei Laura und Renee wirkt sich auch bei Sarin die Körperhaltung negativ auf ihre Gedanken aus. Diese ständige Rückkoppelungsschleife bestärkt sie in ihrer Überzeugung, nicht gut genug zu sein, und verschlimmert ihre Gefühle der Scham.

So wie eine Antilope wieder zu ihrer Herde zurückfindet und mit ihr grast, nachdem sie einem Löwen entkommen ist, sind auch wir in der Lage, in fieberhafte Aktivität zu verfallen und dann wieder in einen ruhigeren Zustand zurückzukehren, sobald die Gefahr vorüber ist – aber nur dann, wenn wir ein gut reguliertes Nervensystem haben und unsere früheren Erfahrungen uns diesen Prozess eingeprägt haben. Theoretisch verfügen alle drei Frauen über die angeborene Fähigkeit, im freundlichen, sicheren Umfeld dieser Party wieder in einen ruhigeren, gelasseneren Grundzustand zurückzukehren. Dass sie trotzdem alle in ihrer aufgewühlten oder hoffnungslosen psychischen Verfassung verblieben, selbst nachdem andere Gäste versucht hatten, mit ihnen in Kontakt zu treten, deutet darauf hin, dass sie in einem Bereich außerhalb ihres Stresstoleranzfensters feststecken.

WIE KANN ES PASSIEREN, DASS WIR IN SOLCHEN ZUSTÄNDEN FESTSTECKEN?

Wie bereits erwähnt, ist ein gut reguliertes Nervensystem mithilfe der Allostase in der Lage, je nach Bedarf zwischen diesen drei Zuständen hin und her zu wechseln und danach immer wieder zu seinem optimalen Sollwert zurückzukehren. Doch wenn unser Leben allzu lange stressig ist und wir nicht wissen, wie wir uns wieder in den »Genau richtig«-Zustand zurückholen können, besteht die Gefahr, dass wir in einem nicht optimalen Temperaturbereich feststecken, unter dem wir sowohl seelisch als auch körperlich leiden. Chronischer oder traumatischer Stress kann zu drei verschiedenen Dysregulationsmustern des Nervensystems führen:

1. Wir stecken im heißen Zustand fest.
2. Wir stecken im kalten Zustand fest.
3. Wir schwanken zwischen beiden Extremen hin und her.

Tom und Sophias Geschichte: Gefangen in entgegengesetzten Zuständen

Die meisten von uns sehen es nicht kommen, dass sie in einem dieser Zustände stecken bleiben. So erging es auch Tom und Sophia, einem Ehepaar Ende zwanzig. Als bei Toms Mutter Betty eine besonders aggressive Krebserkrankung im Endstadium festgestellt wurde, erboten Tom und Sophia sich, sie zu betreuen. Keiner der beiden hatte Erfahrung mit der Pflege unheilbar kranker Menschen oder war dem Tode schon einmal nah gewesen. Trotzdem waren sie fest entschlossen, sich so gut wie möglich um Betty zu kümmern.

Das Jahr, das die beiden mit der Pflege von Betty zubrachten, hatte sowohl auf Tom als auch auf Sophia tiefgreifende, aber sehr unterschiedliche Auswirkungen. Wie die Geschichte dieses Paars zeigt, lässt es sich nicht vorhersehen, in welches Muster wir in stressigen Zeiten verfallen, denn Stress äußert sich bei jedem Menschen anders.

Im heißen Zustand feststecken

Wenn unser Thermostat auf Hochtouren läuft (was man auch als Übererregung oder »Hyperarousal« bezeichnet), reagiert unser Körper sehr schnell und intensiv. Im Eifer des Gefechts ist das zwar von Vorteil, wirkt sich aber eher ungünstig aus, wenn wir in diesem Zustand stecken bleiben. Wenn es uns (so wie es im Überlebensmodus der Fall ist) nicht mehr gelingt, uns zu entspannen oder abzuschalten, sind wir oft sehr schreckhaft und befinden uns ständig in einem Zustand übermäßiger Wachsamkeit, innerer Anspannung, Gereiztheit und Wut. Aufgrund der starken Emotionen, die wir in diesem heißen Zustand häufig empfinden, kann es leicht passieren, dass wir in bestimmten Situationen überreagieren. Vielleicht stürmen wir dann wütend aus dem Zimmer, oder wir sagen Dinge, die wir gar nicht so meinen, machen anderen Menschen ungerechte Vorwürfe, fangen Streit an oder sind einfach sehr viel reaktiver und unleidlicher als in unserem regulierten Zustand.

In dem Versuch, dich wieder in einen regulierten Zustand zurückzubringen, tust du vielleicht in mancherlei Hinsicht zu viel des Guten. Vielleicht treibst du zu viel Sport, weil du hoffst, auf diese Weise deine Nervosität loszuwerden. Oder du arbeitest zu viel, weil Arbeit dir das Gefühl vermittelt, dein Leben unter Kontrolle zu haben. Oder du stellst unvernünftige Erwartungen an dich selbst und konsumierst jede Menge Koffein, Zucker und Aufputschmittel, um nur ja nicht schlappzumachen. Leider werden die Hormone, die unseren Körper in solchen Situationen überschwemmen, länger ausgeschüttet, als uns guttut. Und das führt zu Veränderungen in unserem Immunsystem, die uns besonders anfällig für Magen-Darm-Probleme, Schlaflosigkeit und Schmerzen machen.

Solange das System, das für diesen heißen Zustand zuständig ist, vorherrscht, fährt unser Organismus die biologischen Funktionen, die zu unserem langfristigen Überleben beitragen, zurück, um all unsere körperlichen Ressourcen für den unmittelbaren Überlebenskampf verfügbar zu machen. Hält dieser Zustand über einen längeren Zeitraum an, laufen wichtige Körperfunktionen (beispielsweise Verdauung und Immunabwehr) auf Sparflamme, weil der Körper unserem Gehirn die Botschaft sendet, dass wir gerade um unser Leben kämpfen. In einem solchen Szenario ist die Verdauung des Mittagessens weniger wichtig als die Aufrechterhaltung einer hohen Herzfrequenz. Das bedeutet natürlich auch, dass lebenswichtige Prozesse wie die Reparatur unserer Zellen oder die »Reinigungssysteme« unseres Körpers in diesem Zustand nicht optimal funktionieren, was den bereits beschriebenen Verschleißprozess noch verschlimmert und neu auftretenden Erkrankungen Tür und Tor öffnet.[31]

Hält dieser Zustand lange an, kann das zur Entstehung einer sogenannten »allostatischen Last« führen. Unser Blutdruck steigt zum Beispiel in Gefahrensituationen an; doch wenn das immer wieder passiert – in einer stressigen Arbeitssituation –, wird dieser Bluthochdruck chronisch, und das kann dazu führen, dass der Sollwert unseres Nervensystems sich auf eine höhere Temperatur einstellt.[32]

Sophia: Im heißen Zustand feststecken

Während Sophia sich um Betty kümmerte, wurde sie immer nervöser und unruhiger. Dass sie ein paarmal den Krankenwagen rufen musste, weil Betty unter Atemnot litt, vergrößerte ihre innere Anspannung noch, und schon bald war ihr ganzes Denken von

Ängsten beherrscht. Sie machte sich Sorgen darüber, dass sie Betty aus Versehen die falsche Medikamentendosis verabreichen oder eine Infektion verursachen könnte, weil sie womöglich irgendein Instrument nicht sorgfältig sterilisiert hatte.

Als Betty starb, saßen sowohl Sophia als auch Tom an ihrem Totenbett. Obwohl ihr Tod ziemlich friedlich verlief, war diese Erfahrung ein großer Schock für die beiden. Nach Bettys Tod begann Sophia, sich übermäßig wachsam zu verhalten – sie schaute immer erst fünf- oder sechsmal nach links und nach rechts, bevor sie eine Straße überquerte, und machte sich Gedanken um die gesundheitlichen Konsequenzen von Dingen, über die sie früher nie nachgedacht hatte. Mit zwanghafter Genauigkeit prüfte sie die Etiketten von Lebensmitteln und benutzte ihre Mikrowelle und schließlich sogar ihr Handy und ihren Laptop nicht mehr, weil sie fürchtete, dass die Strahlung dieser Geräte Krebs verursachen könnte.

Dieses Jahr mit all seinem Stress und Kummer hatte Sophia sehr zugesetzt; und obwohl sie selbst nicht unter Krebs litt, geriet sie durch das ständige Miterleben einer so bedrohlichen Situation nicht nur in einen überhitzten Zustand hinein, sondern blieb auch darin gefangen. Sie begann unter regelmäßigen Spannungskopfschmerzen und Verdauungsproblemen zu leiden. Ihr ursprünglicher Sollwert hatte sich völlig verschoben, und die früher so sorglose junge Frau sah sich jetzt in einem ganz anderen Licht als noch vor einem Jahr. Wenn man sie aufforderte, sich selbst zu beschreiben, sagte sie Dinge wie:

- »Ich bin so eine Schwarzseherin.«
- »Ich war immer schon ein ängstlicher Mensch; wahrscheinlich liegt es daran ...«
- »In Zukunft reiße ich einfach bei allen Lebensmitteln sofort die Nährwerttabellen ab, dann komme ich gar nicht erst in Versuchung, sie genau durchzulesen.«

- »Ich werde diese Krise schon überwinden – ich muss mir einfach nur abgewöhnen, so ein Weichei zu sein.«

Dadurch, dass Sophia zu lange in diesem Zustand verharrte, kalibrierte sie ihren inneren Thermostat unabsichtlich auf einen neuen Sollwert um – und zwar auf einen, der ihr nicht guttat. Dass sie in diesen Zustand hineingeriet, hatte Sophia sich natürlich nicht selbst ausgesucht; es war unbewusst geschehen, als ihr Nervensystem unter zu starkem Stress stand und ihr keine Zeit mehr blieb, sich zu erholen. Wir alle leiden hin und wieder unter Ängsten und Sorgen, das ist völlig normal. Aber wenn wir ständig so verängstigt sind, dass wir auch auf nicht bedrohliche Ereignisse übertrieben ängstlich reagieren, ist das ein Zeichen dafür, dass unser Thermostat sich auf einen heißeren Sollwert umgestellt hat. Sophias neuer Sollwert lag ein ganzes Stück höher als ihr ursprünglicher, sodass sie jetzt fast ständig aus einem Grundzustand der Angst heraus agierte.

Im kalten Zustand feststecken

In diesem Zustand sind wir höchstwahrscheinlich nicht in der Lage, genügend Energie aufbringen, um den Anforderungen des Lebens gerecht zu werden – das heißt, wir können Stress nicht richtig bewältigen. Wenn wir uns zu lange in diesem Zustand befinden, fühlen wir uns wie betäubt oder benebelt, leiden unter Depressionen und Vergesslichkeit, sind tollpatschig und ungeschickt, und unsere Libido ist gemindert.[33] Vielleicht fühlen wir uns in diesem Zustand selbst dann immer noch träge und lethargisch, wenn wir genug geschlafen haben. Wenn wir lange in der Untererregung (Hypoarousal) feststecken, sind wir sogar permanent müde.

In diesem Zustand fühlen wir uns häufig machtlos, hoffnungslos oder sogar depressiv. Deshalb kann es leicht passieren, dass du nach einer Herausforderung, die dich aus deiner Komfortzone herausreißt, eine Zeit lang nur noch auf der Couch herumsitzt und fernsiehst.

Wenn du in diesem chronischen Hypoarousal-Zustand feststeckst, wirst du dich vielleicht immer wieder dabei ertappen, dass du Dinge aufschiebst oder vermeidest, von denen du genau weißt, dass du sie eigentlich erledigen solltest. Vielleicht fängst du auch an, dich von deinen Mitmenschen abzusondern, und gehst womöglich kaum noch aus dem Haus.

Tom: Im kalten Zustand feststecken

Obwohl Tom die gleichen Erfahrungen gemacht hatte wie Sophia, reagierte sein Nervensystem völlig anders darauf. In den Wochen nach dem Tod seiner Mutter nahm Tom sich eine Auszeit von der Arbeit. Während dieser Zeit lag er fast nur im Bett. Obwohl er die meiste Zeit des Tages verschlief, fühlte er sich ständig erschöpft und hatte kaum noch Interesse oder Freude an den Hobbys, die ihm früher Spaß gemacht hatten. Als er schließlich doch wieder zur Arbeit ging, fühlte sich der Alltag oft mühsam und verwirrend an. Manchmal hatte Tom den Eindruck, total von sich selbst und der Welt abgekoppelt zu sein. Er war vergesslich, fühlte sich wie betäubt und konnte kaum noch klar denken.

So wurde Tom von jemandem, der Freude an seiner Arbeit gehabt hatte und abends oft mit Freunden ausgegangen war, zu einem völlig desinteressierten Menschen. Das ging sogar so weit, dass er kaum noch in der Lage war, Projekte zu beginnen oder zu Ende zu führen oder auf SMS und Anrufe von Freunden zu reagieren. Er fand keinen Ausweg aus diesem Gefühl der Niedergeschlagenheit und Hoffnungslosigkeit und hatte keine Ahnung, was er tun sollte, damit es ihm wieder besser ging.

Nachdem Tom auf diese Weise monatelang berufliche Termine versäumt hatte und Freunden aus dem Weg gegangen war, mochte und verstand er den Menschen, zu dem er geworden war, nicht mehr. Er begann, abfällige Bemerkungen über sich selbst zu machen:

- »Ich bin eben einfach faul.«
- »Ich bin kein geselliger Mensch.«
- »Ich werde mir kürzere Deadlines setzen, damit ich mich unter Druck fühle, meine Projekte termingerecht fertig zu kriegen.«
- »Ich werde mich dazu überwinden, am Samstag zu der Party zu gehen. Vorher werde ich einen Kaffee trinken, um ein bisschen mehr Energie zu haben.«
- »Ich habe meine ganze Power verloren – ich habe überhaupt keine Motivation mehr.«

Zwischen zwei Extremen hin und her schwanken

Manchmal stecken wir nicht in einem dieser beiden extremen Zustände fest, sondern pendeln zwischen ihnen hin und her. Das äußert sich bei jedem Menschen ein bisschen anders. Zum Beispiel kann es sein, dass du mehrere Tage oder gar Wochen in einem heißeren Zustand verbringst – so als ob der Ausschaltknopf klemmt, du total aufgedreht bist oder zu viel Kaffee getrunken hast und nun einfach nicht mehr »runterkommst« –, nur um dann plötzlich in einen Zustand der Müdigkeit oder Übelkeit abzustürzen, und Schmerzen oder Spannungskopfschmerzen bekommst. Oder vielleicht wechselst du zwischen Phasen der Schlaflosigkeit und übermäßig vielem Schlafen hin und her. Bei manchen Menschen sind extreme Verhaltensweisen ein Zeichen dafür, dass sie in diesem Hin-und-her-Schwanken zwischen zwei verschiedenen Zuständen feststecken. Solche Menschen bemühen sich oft, ihre extreme Dysregulation so gut wie möglich zu kaschieren, zu unterdrücken oder zu verleugnen. Manchmal versuchen sie sie vielleicht auch aus eigener Kraft zu bewältigen oder mit Medikamenten zu behandeln. Wie im Beispiel von Tom und Sophia ist der Katalysator dafür, dass man in einem solchen Muster stecken bleibt, nur selten vorhersehbar, und wir suchen es uns auch nicht selbst aus.

Meine eigene Geschichte: Zwischen heiß und kalt hin und her schwankend

An der Universität hat man mir beigebracht, wie wichtig es ist, die therapeutische Arbeit patientenorientiert zu gestalten. Auch heute achte ich immer noch sehr darauf, mich nicht selbst in den Vordergrund zu stellen, wenn ich Menschen bei dem Transformationsprozess helfe, der zur Regulierung ihres Nervensystems führt. Trotzdem glaube ich, dass es an dieser Stelle sinnvoll ist, ein bisschen über meine persönlichen Erfahrungen zu berichten, um zu veranschaulichen, wie leicht man in diesen dysregulierten Zustand hineingeraten kann. Vor ein paar Jahren beging ich den Fehler, mich in der Physiotherapiepraxis, die ich gegründet hatte, zu stark zu verausgaben. Ich jonglierte zwischen zu vielen Patienten hin und her und musste mich zusätzlich natürlich auch noch um die vielen Verwaltungsaufgaben kümmern, die in einer gut ausgelasteten Praxis anfallen. Mein Tag hatte immer zu wenig Stunden, und wenn ich heute auf diese Zeit zurückblicke, ist mir klar, dass ich mich damals meistens in einem »Zu heiß«-Zustand befand – eigentlich wurde ich nur noch von der mobilisierenden Energie meines dysregulierten Nervensystems angetrieben und hatte das Gefühl, in alle Richtungen gleichzeitig gezogen zu werden.

Mein Körper sendete mir natürlich Warnsignale, doch mit der Zeit gelang es mir ganz gut, diese Signale auszublenden und einfach »durchzupowern«. Allmählich manövrierte ich mich auf diese Weise selbst in einen Burn-out hinein. Als ich dann zum ersten Mal in meinem Leben Verdauungsprobleme bekam, schob ich das darauf, dass ich mir keine Zeit mehr zum Essen gönnte und meine Mahlzeiten meistens »auf dem Sprung« einnahm. Dass diese Verdauungsstörungen mit meinem ständigen beruflichen Zeit- und Leistungsdruck zusammenhängen könnten, kam mir nicht in den Sinn.

Als mein Bruder Sam starb, katapultierte sein Tod mich ohne jede Vorwarnung in die schwierigste Phase meines Lebens hinein: Jetzt kam zu meinem Burn-out und Stress auch noch eine tiefe, unentrinnbare Trauer hinzu. Im nächsten Jahr pendelte ich ständig zwischen »heiß« und »kalt« hin und her. Erst als ich nach einem Rückweg zu mir selbst zu suchen begann, entdeckte ich die Regulation des Nervensystems – was sich als Weg herausstellte, der mir half, wieder in einen Zustand der Gesundheit und Stabilität zurückzukehren. Diese Entdeckung war ein echtes Aha-Erlebnis für mich. Als ich erfuhr, wie mein Nervensystem funktioniert, war mir zumute wie jemandem, der nach langer Odyssee wieder nach Hause zurückkommt. Endlich fühlte ich mich nicht mehr hilflos und ohnmächtig.

Viele Menschen, die an meinem Kurs zum Reset des Nervensystems teilnehmen, entscheiden sich zu diesem Schritt, nachdem sie den plötzlichen Verlust eines Kindes oder geliebten Menschen erlebt haben. Der Schock solcher Todesfälle wirft uns aus der Bahn. Wenn wir zu diesem Zeitpunkt auch noch mit anderen Belastungen zu kämpfen haben, kann er sehr starke, lang anhaltende Auswirkungen auf uns haben – entgegen dem Sprichwort heilt die Zeit *nicht* alle Wunden. Manche Patientinnen und Patienten nehmen an meinen Kursen aber auch teil, weil sie seit Jahren unter Ängsten und Depressionen leiden. Meist sind das Menschen, die eine schwierige Kindheit hatten. Andere Kursteilnehmende haben vorher monate- oder jahrelang unter traumatischem Stress gelitten. All das heißt nicht, dass wir nicht wieder ins Gleichgewicht finden können. Ich hoffe, meine Geschichte zeigt, was für Fortschritte man machen kann, wenn man seine körpereigenen Bewältigungskompetenzen nutzt und den inneren Sollwert so wieder neu einstellen kann. Auch wenn unser Leben nach bestimmten schmerzhaften Erlebnissen und Erfahrungen nie mehr so sein wird wie früher, kann unser Körper doch in einen regulierten Zustand zurückfinden, sodass wir uns in uns selbst wieder hundertprozentig zu Hause fühlen. Ich vermisse Sam nach wie vor und bin traurig, weil er nicht mehr da ist, aber sein Tod bringt mich nicht länger aus dem Gleichgewicht.

Dysregulation trifft uns alle auf unterschiedliche Weise

Die Geschichte von Tom und Sophia zeigt, wie unterschiedlich sich eine Dysregulation als Reaktion auf ein und denselben Reiz äußern kann. Keiner der beiden hat sich bewusst und freiwillig dafür entschieden, so auf Bettys Tod zu reagieren – ihre Lebenserfahrungen und körperlichen Reaktionen haben sie einfach in zwei verschiedene Richtungen gelenkt. In einer Situation, in der beide Teile eines Paares sich in einem dysregulierten Zustand befinden, kann es passieren, dass sie anfangen, sich gegenseitig (oder sich selbst) Schuld und Scham zuzuschieben, auch wenn das völlig unbeabsichtigt geschieht. Denn wenn wir gar nicht wissen, wie sich ein »Genau richtig«-Zustand anfühlt und äußert, verfügen wir wahrscheinlich auch nicht über die nötigen Ressourcen oder das nötige Wissen, um zu unserem ruhigeren, verbundeneren »alten Ich« zurückzukehren. Stattdessen bleiben wir in der Dysregulation stecken, unser Toleranzfenster wird kleiner, und wir reden uns ein, dass wir einfach »darüber wegkommen« und durchhalten müssen – egal, wie uns dabei zumute ist.

Zu lernen, wie ich mein Nervensystem regulieren kann, hat mein Leben so stark verändert, dass ich meine 13-jährige berufliche Entwicklung als Physiotherapeutin an den Nagel hängte, um fortan nur noch die Botschaft zu verbreiten, dass wir unser Wohlbefinden hundertprozentig wiederherstellen können, indem wir unser Nervensystem zu einem gesunden Sollwert zurückführen. Wenn wir lernen, mit unserem Körper zusammenzuarbeiten, besteht einer der größten Vorteile dieser Kooperation darin, dass wir nicht mehr Gefahr laufen, für längere Zeit in einem dieser beiden Extremzustände stecken zu bleiben, und wir uns auf diese Weise viel unnötiges Leid ersparen. Außerdem erweitert sich durch die Erhöhung unseres Vagotonus und durch die Zusammenarbeit mit unserem Körper unser Stresstoleranzfenster, sodass es uns leichter fällt, nicht mehr aus dem Gleichgewicht zu geraten und auch bei schwierigen Herausforderungen in unserem »Genau richtig«-Zustand zu bleiben.

DIE SEKUNDÄREN ZUSTÄNDE

Die drei Zustände des Nervensystems, mit denen wir uns gerade beschäftigt haben, sind nicht die einzigen, zwischen denen wir ständig hin und her pendeln. Es gibt noch drei weitere Zustände – unsere sekundären oder »gemischten« Zustände –, und die sind genauso wichtig für unser Wohlbefinden. Wir befinden uns stets entweder in einem primären oder einem gemischten Zustand.

Wenn wir uns die drei primären Zustände unseres Nervensystems als Grundfarben vorstellen, können daraus – wenn man sie in verschiedenen Kombinationen miteinander mischt – unterschiedliche Farbtöne entstehen, denen jeweils bestimmte Stimmungen und Gemütslagen zugeordnet sind.

- Zu heiß – rot
- Genau richtig – gelb
- Zu kalt – blau

Spiel

Wenn man das Gelb des »Genau richtig«-Zustands mit einem Hauch von mobilisierendem Rot vermischt, entsteht das orange »Spiel« – ein Zustand, in dem wir uns energiegeladen und freudig erregt, aber gleichzeitig auch sicher fühlen und in offener Stimmung sind. Etwa, wenn wir mit einem Freund zu einer Comedy-Show gehen oder an einem Karaoke-Abend teilnehmen, beim Tanzen, während wir mit Kindern spielen oder mit der Partnerin zum Schlittschuhlaufen gehen. Im Idealfall geht es allen Beteiligten so; wir fühlen uns mobilisiert und mit anderen Menschen verbunden.

Auch wenn wir Ehrfurcht oder leidenschaftliche Begeisterung erleben, uns motiviert oder inspiriert fühlen, kann dieser Zustand entstehen – zum Beispiel, wenn wir den Gipfel eines Berges besteigen und eine atemberaubende Aussicht genießen oder die Schönheit einer fremden Stadt bewundern. Viele Menschen erleben so einen Zustand auch dann, wenn sie an etwas teilnehmen, das größer ist als sie selbst – beispielsweise, wenn sie in einem Chor gemeinsam schöne Klänge erzeugen oder zusammen mit anderen Zuschauern im Fußballstadion einen Fangesang anstimmen. Wir können aber auch in diesen Zustand des Spiels hineingeraten, wenn wir über ein Thema sprechen oder ein Fach unterrichten, das uns begeistert.

Das Zusammenspiel dieser beiden Zustände kann zu Höchstleistungen führen, wie zum Beispiel eine Athletin oder eine Führungsperson unter hohem Druck Entscheidungen treffen.

Uns in unseren Spielzustand zu begeben und die mobilisierende Energie unseres sympathischen Nervensystems zu spüren, ist eine Möglichkeit, um unser Nervensystem zu trainieren, flexibler, anpassungsfähiger und resilienter zu sein.[34]

Die Erfahrungen, die du im Spielzustand machst, sind etwas sehr Persönliches und Individuelles, und sie können, je nach Art der Erfahrung, die verschiedensten Formen annehmen. So hast du an einem Abend, den du zusammen mit deinen engsten Freundinnen verbringst, wahrscheinlich ganz andere Gedanken und Gefühle als beim Schwimmen in einem See – obwohl du dich vermutlich bei beiden Erlebnissen im Zustand des Spiels befindest.

Stille

Der Zustand der Stille – wie eine grüne, sanft im Wind dahinwogende Wiese – entsteht, wenn wir die ruhige gelbe Energie unseres Toleranzfensters mit dem Blau unseres kalten Zustands vermischen. Stille ist ein sehr erholsamer Zustand, in den wir bei ruhigen, introspektiven Tätigkeiten eintreten können – zum Beispiel bei einer tiefen Meditation oder wenn wir nach einer Yogastunde auf unserer Matte liegen und uns ausruhen. Auch ein intimer Moment mit einem anderen Menschen, so wie eine Mutter ihn beispielsweise beim Stillen ihres Babys erlebt, kann uns in diesen Zustand versetzen. Es wird dich wahrscheinlich kaum überraschen, dass wir uns auch beim Einschlafen im Zustand der Stille befinden.[35]

Erstarrung

Erstarrung ist ein Zustand, in den wir in Bedrohungssituationen verfallen. Er stellt eine Mischung[36] aus den beiden weiter oben beschriebenen extremen Zuständen dar: Wenn ein Spritzer roter »Kampf-oder-Flucht«-Energie sich mit einem Klecks lähmender blauer Energie vermischt, spüren wir beide Energien, obwohl dabei das Violett eines Kollapses oder Shutdowns unsere vorherrschende Energie ist. Vielleicht haben wir dann das Gefühl, dass unser ganzer Körper von Wärme, Energie und Aktivierung durchströmt wird, während sich unsere Füße gleichzeitig wie in Zement erstarrt anfühlen. Unsere Atmung fühlt sich dann womöglich ebenfalls wie erstarrt an, und vielleicht spüren wir auch eine Anspannung in den Zwischenrippenmuskeln.

In diesen Erstarrungszustand können wir hineingeraten, wenn wir uns aktiviert und wütend, aber gleichzeitig auch wie gelähmt und handlungsunfähig fühlen – zum Beispiel bei einer Auseinandersetzung oder einem Konflikt, wenn wir wissen, dass wir mutig sein und für uns selbst einstehen müssen.

Im Gegensatz zu den Zuständen »Spiel« und »Stille«, die sich angenehm, erholsam und verjüngend anfühlen, ist Erstarrung kein besonders erfreulicher Zustand. Er gehört aber ebenfalls zum Leben dazu. Diese Immobilisation soll uns schützen. Allerdings

Die Zustände des Nervensystems

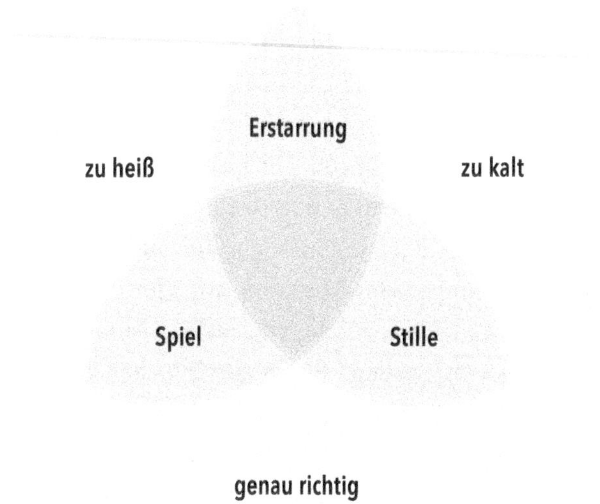

wird sie leider von der Gesellschaft oft missverstanden, die häufig nicht begreifen kann, weshalb man sich »nicht einfach wehrt«. Diese fehlende Kenntnis des Nervensystems kann für ein Traumaopfer zu mehr Schamgefühlen führen. Zum Glück können dir die Strategien, die du in diesem Buch erlernen wirst, um aus dem »Zu kalt«-Zustand herauszukommen, auch dabei helfen, dich aus dem Erstarrungszustand zu befreien. Auf diese Werkzeuge werde ich in Teil 2 eingehen.

Jede Farbe auf dieser Palette ist wunderschön und einzigartig, doch wenn wir nur mit ein paar von diesen Farben malen können, wirkt das Ergebnis womöglich eindimensional und cartoonartig. Erst die Freiheit, zwischen *allen* Farben hin und her zu wechseln und sie den unterschiedlichen Lichtverhältnissen entsprechend miteinander zu vermischen, bringt Reichtum, Dimensionalität und Vielfalt. Dies tun zu können, ohne in einem bestimmten Zustand »stecken zu bleiben«, lässt uns flexibel und anpassungsfähig werden – so entsteht ein Bild, in dem sich die Realität unserer äußeren Welt widerspiegelt.

Beschwichtigung und Unterwerfung sind zwei weitere gemischte Zustände. Sie hängen mit Beziehungserfahrungen zusammen, die missbräuchlich oder lebensbedrohlich waren und in denen wir versucht haben, unseren Täter zu beruhigen.

Beschwichtigung ist eine Mischung aus allen drei Zuständen – hier werden wir zu einem »Superregulator« für jemanden, der sehr bedrohlich ist. In dieser Situation versuchen wir das Social-Engagement-System unseres »Genau richtig«-Zustands zu nutzen, um Co-Regulator für eine andere Person zu sein, insbesondere für jemanden, der uns gegenüber in einer Machtposition ist, oder wenn wir uns in einer lebensbedrohlichen Situation befinden. Es ist dann nach wie vor ein Klecks zu heißer oder sympathischer Energie vorhanden, der uns wachsam hält, während wir uns wahrscheinlich aufgrund von zu kalter oder dorsal-vagaler Energie von unserem Selbstempfinden dissoziieren. Beschwichtigung vereint alle drei Zustände in sich und funktioniert wie ein »Super«-Social-Engagement-System, das jemand nutzt, um Regulationssignale auszusenden, oder in das er eine lebensbedrohliche Person verwickelt.

Unterwerfung ist ein gemischter Zustand der *nicht* den ventral-vagalen Zustand beinhaltet. Es findet eine Sympathikusaktivierung statt, die uns besonders wachsam werden lässt. Wir achten dann genau auf Veränderungen im Verhalten und Handeln der anderen Person und auf ihre Signale. Und dann ist da noch die dorsal-vagale Energie, durch die wir uns von unseren eigenen Gefühlen, Werten und unserer Handlungsfähigkeit dissoziieren. Wir unterwerfen uns der Person, die Macht über uns hat oder uns missbraucht. Wir geben unsere Macht oder Entscheidungsgewalt an sie ab. Das kann sich anfühlen, als ob unser Gefühl für uns selbst verschwindet oder als ob wir unsichtbar wären. So ein »Verstecken« entspringt der dorsal-vagalen Energie.

Sowohl Beschwichtigung als auch Unterwerfung sind Überlebensstrategien. Sie sind der Versuch unseres Körpers, uns zu schützen, wenn wir in Lebensgefahr schweben – das ist nicht dasselbe, wie wenn wir versuchen, es anderen Menschen recht zu machen im Sinne des »people pleasings«.

Am Ende dieses Buches wirst du viele Werkzeuge und Strategien kennen, die sich für dein ganz persönliches, einzigartiges System am besten eignen. Wenn du dein Nervensystem resetten möchtest, musst du diese Ressourcen zu einem Teil deiner täglichen Praxis machen. Es ist ganz einfach, Praktiken zur Regulation deines Nervensystems in deinen Tagesablauf einzubauen. Und während du dir überlegst, wie das bei dir konkret aussehen könnte, lade ich dich ein, dir ein bisschen Zeit zu nehmen und darüber nachzudenken, *warum* du das tust.

Lies dir die folgenden Fragen durch und schreib deine Antworten in ein Notiz- oder Tagebuch, das du bei Bedarf immer wieder zur Hand nehmen kannst. Dann mach einen Vermerk in deinem Terminkalender, um dich daran zu erinnern, diese Antworten in drei Monaten, sechs Monaten oder im nächsten Jahr noch einmal nachzulesen. Sie werden dir zeigen, zu welch erstaunlichen Leistungen dein Gehirn-Körper-System in der Lage ist und wie schnell es dir dabei helfen kann, dein Leben zu verbessern und deine Ziele zu erreichen. Mit anderen Worten: Dein Ziel muss dir wichtig sein, damit du eine wirkliche Veränderung erreichst.

- Warum möchtest du den Thermostat deines Nervensystems neu einstellen?
- Möchtest du dadurch präsenter werden und mehr Freiheit gewinnen, um dein Leben zu genießen?
- Möchtest du gesündere zwischenmenschliche Beziehungen führen?
- Möchtest du innerlich aufblühen, gedeihen und dein volles Potenzial leben?
- Nimm dir etwas Zeit, darüber nachzudenken und zu überlegen, was dir am wichtigsten ist, und notiere deine Ziele für den Reset deines Nervensystems.

TEIL 1
BASISWISSEN UND BEZUGSSYSTEM

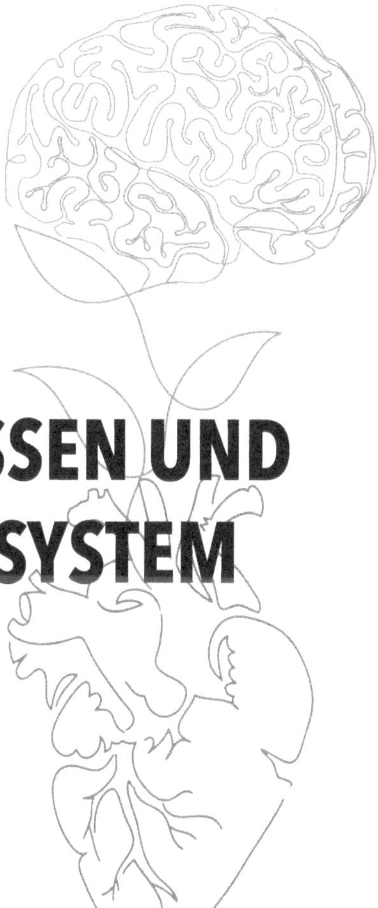

LEITFADEN FÜR DAS NERVENSYSTEM

Da wir nichts neu starten können, was wir nicht verstehen, besteht der beste Einstieg in diese Arbeit darin, unser Wissen über das Nervensystem zu erweitern. Diese Grundlage bietet dir einen festen Bezugsrahmen, an dem du die Werkzeuge aufhängen kannst, die du in Teil 2 dieses Buches kennenlernen wirst. In den nächsten Kapiteln wollen wir uns damit beschäftigen, wie unser Nervensystem Informationen sammelt und wie die verschiedenen Systeme, aus denen dieses Informationsbeschaffungsnetzwerk besteht, funktionieren. Am Ende wirst du einen sehr viel besseren Einblick in die faszinierende biologische Maschinerie deines Nervensystems gewonnen haben. Und du wirst dann auch besser verstehen, warum dieses Nervensystem eine so wichtige Rolle dafür spielt, wie gut (oder schlecht) du dich fühlst.

Lass dich nicht von der Wissenschaft verunsichern

Ich weiß, dass die diesem Buch zugrunde liegende Wissenschaft manchmal etwas kompliziert erscheinen kann - es geht schließlich um Neurowissenschaften! -, aber ich möchte dir Mut machen, dich dennoch auf diese komplexen Sachverhalte einzulassen.

Die wissenschaftlichen Teile dieses Buches sollen dir zeigen, wie vielschichtig das Gehirn-Körper-System ist und wie eng unser Nervensystem mit den anderen wichtigen Körpersystemen wie dem Immunsystem, dem endokrinen System und dem Verdauungssystem verzahnt ist. So können wir wirklich verstehen, warum solche Dinge wie traumatischer Stress uns anfälliger für einen Reizdarm machen oder wie wir dies beeinflussen können.

Hier ist die Arbeit mit dem Nervensystem Kunst und Wissenschaft zugleich.

Wichtig ist: Du musst nicht alle medizinischen Besonderheiten oder die ganze Wissenschaft dahinter bis ins Letzte verstehen, damit dieser Neustart für dich funktioniert. Außerdem kannst du dir die wissenschaftlicheren Abschnitte immer auch noch einmal anschauen, wenn sich dein Verständnis des Nervensystems weiterentwickelt hat.

Wenn du dieses Buch liest, weil du weißt oder vermutest, dass du an einer Dysregulation deines Nervensystems leidest, würdest du die nächsten Kapitel vielleicht am liebsten überspringen und sofort nach der Lösung für dein spezielles Problem suchen. Glaub mir, ich verstehe diesen Impuls sehr gut. Aber bitte vertraue mir. Es wäre ein großer Fehler, diese Kapitel mit ihrem wichtigen Grundlagenwissen einfach zu überspringen, denn sie enthalten viele Erklärungen, nach denen du schon lange gesucht hast.

Und nicht nur das: Wenn du schon seit Langem auf der Suche nach Antworten bist, gibt es für dich sicherlich keine interessantere Lektüre als das geheimnisvolle Innenleben eines Systems, das dich seit deiner Geburt am Leben erhält. Dein Nervensystem prägt deine Erfahrungswelt bereits seit dem Beginn deiner Existenz im Mutterleib auf der elementarsten Ebene, die es gibt, und wird das auch für den Rest deines Lebens tun. Also betrachte die Zeit, die du mit dem Lesen der nächsten fünf Kapitel verbringst, einfach als Investition in deine Gesundheit und als Geschenk an dein zukünftiges Ich!

Ich habe schon Tausenden von Menschen beigebracht, mit ihrem Nervensystem zu arbeiten. Die häufigsten Fragen, die ich dabei zu hören bekomme, lauten: »Was kann ich gegen meine Schlafstörungen, mein Reizdarmsyndrom oder meine Angstzustände tun?« Und: »Welche Übung eignet sich am besten zur Erhöhung des Vagotonus?« Die Leute erwarten von mir, dass ich ihnen eine bestimmte Übung zeige oder sie auf ein spezielles Kursmodul hinweise, mit dem sie ihr Problem schnell und endgültig lösen können. Und all diesen Menschen sage ich genau das Gleiche wie dir: Wenn wir eine Dysregulation des Nervensystems angehen wollen, müssen wir zuallererst einmal unser Denken verändern.

Wir müssen lernen, hinter unsere gesundheitlichen oder emotionalen Probleme zu schauen und zu erkennen, was für ein Zustand unseres Nervensystems diese Probleme hervorgerufen hat.

Sobald wir dies getan haben, sollte unsere oberste Priorität darin bestehen, uns wieder in einen regulierten Zustand zurückzubringen.

Das Bild des Eisbergs, das ich auf Seite 24 beschrieben habe, zeigt, dass der Versuch, eine Dysregulation zu bekämpfen, indem man sich auf ihre einzelnen Symptome konzentriert, so etwas Ähnliches ist wie das Spiel »Hau den Maulwurf«. (Bei diesem Spiel muss man Maulwürfe, die aus Löchern hervorgekrochen kommen, wieder in ihre Löcher zurückschlagen.) Das bedeutet: Wenn wir uns nicht mit den Situationen befassen, die unsere Dysregulation verursachen, bleiben wir in einer Zone außerhalb unseres Stresstoleranzfensters stecken und können keine wirklichen Fortschritte machen. Vielleicht gelingt es uns, ein oder zwei Symptome zu unterdrücken – aber für wie lange? Außerdem wird garantiert schon bald wieder ein neues Symptom auftauchen. Das ist doch kein Leben. Diese Vorgehensweise hält uns in einem Teufelskreis gefangen, in dem wir nur auf Probleme reagieren, statt ihnen von Anfang an vorzubeugen.

Deshalb sollte der Neustart unseres Nervensystems damit beginnen, dass wir uns mit unserer Neurobiologie auseinandersetzen. Dieser Prozess geht über rein kognitives Wissen hinaus. Du musst dir darüber klar werden, wie du die Signale deines Körpers erkennst und was sie dir sagen wollen. Gemeinsam werden wir uns die Mechanismen, die unter der Oberfläche deines Körpers am Werk ist, nun ein bisschen genauer anschauen. Sobald du begriffen hast, wie die einzelnen Puzzleteile zusammenpassen, wirst du deinen Gesundheitszustand und dein Befinden aus einer ganz anderen Perspektive betrachten. Dann wird es dir leichter fallen, herauszufinden, durch welche Mechanismen die verschiedenen »Maulwürfe« an die Oberfläche getrieben werden, und du wirst lernen, diese Probleme gleich an ihrem Ursprung auszuschalten.

In Bezug auf dein Nervensystem bedeutet dies, dass du aktiv Schritte unternehmen solltest, um deinen Zustand zu regulieren. Dadurch verbessern sich deine Gesundheit und deine Lebensqualität, und sogar dein zukünftiges Krankheitsrisiko nimmt ab. Ich weiß, dieses Versprechen hört sich ziemlich großspurig an, doch viele wissenschaftliche Untersuchungen haben vor allem im Hinblick auf die allostatische Last – die verschiedenen Verschleißerscheinungen des Körpers, die unseren Sollwert verändern – einen Zusammenhang zwischen chronischem Stress und schwerwiegenden Erkrankungen festgestellt.[37] Wie sich gezeigt hat, fallen darunter auch chronische Schmerzen, Verdauungsbeschwerden, Schlafstörungen und Entzündungen.[38]

Der Körper kennt keine Worte, in denen er sich an seine Erfahrungen erinnern oder sie mitteilen könnte. Also tut er dies mithilfe von Bewegungen – indem er sich anspannt, versteift, kollabiert, sich zurückzieht, erstarrt oder krampfhaft an irgendetwas festhält. Physische Empfindungen, Atemmuster und der Herzschlag sind weitere Möglichkeiten unseres Körpers, um uns mitzuteilen, wie es ihm geht. Die Sprache dieses Gehirn-Körper-Systems zu erlernen, ist eine der wirksamsten Methoden, die ich kenne, um uns den Veränderungen, die das Leben mit sich bringt, auf gesunde und regulierte Art und Weise anzupassen. Wissenschaftliche Untersuchungen aus den letzten zwei Jahrzehnten haben ergeben: Wenn wir uns die Signale unseres Körpers zunutze machen, kann uns das helfen, nach einer Phase chronischen und traumatischen Stresses wieder in einen regulierten Zustand zurückzukehren.[39]

Auch wenn die Details, die hinter diesen Kommunikationswegen stecken, oft ein bisschen kompliziert sind und sich ziemlich wissenschaftlich anhören, ist es wichtig zu verstehen, dass dein Nervensystem sich im Lauf deines Lebens verändern kann und wird.[40] Genau in diesem Augenblick wird es von deinen jetzigen Gedanken und dem, was du erlebst, deinem Umfeld und deinen zwischenmenschlichen Beziehungen geprägt. Diese Faktoren beeinflussen die Aktivität und Struktur deines Gehirns. Die Veränderungen, die dein Nervensystem durchlaufen wird, können wiederum zu Veränderungen in anderen wichtigen Systemen deines Körpers führen – nämlich im endokrinen System (das für die Ausschüttung von Hormonen zuständig ist) und im Immunsystem.

Vielleicht findest du die Erkenntnis, dass unser Gehirn-Körper-System sich als Reaktion auf jede gute oder schlechte Erfahrung, die wir machen, ständig neu formiert, etwas beängstigend, aber ich kann dir versichern, dass das eigentlich etwas sehr Sinnvolles ist. Es bedeutet nämlich, dass wir selbst eine aktive Rolle bei diesem ständigen Umformungsprozess spielen können, und zwar dank dem Phänomen der Bioplastizität – einem Konzept, das wir in Teil 2 noch näher kennenlernen und anwenden werden. Genauso wie wir unsere Muskeln im Fitnessstudio nach unseren eigenen Vorstellungen formen und definieren können, können wir auch unser Gehirn-Körper-System so gestalten, dass es uns ein regulierteres, zentrierteres Leben ermöglicht – ein Leben mit weniger emotionalem Stress und weniger körperlichen Beschwerden.

Falls du dich durch die Informationen in diesem Teil des Buches hier und da überfordert fühlen solltest, lies ruhig ein bisschen langsamer! Halte dir vor Augen, warum diese Informationen wichtig sind, und nimm dir Zeit, um das biologische Grundwissen, das du dir hier aneignest, mit den faszinierenden Prozessen in Verbindung zu bringen, die in deinem Körper gerade ablaufen: Während du diese Zeilen liest, pumpt dein Herz Blut durch deinen ganzen Körper, deine Lunge atmet, und dein Nervensystem sendet blitzschnell Botschaften von deinem Körper an dein Gehirn (und umgekehrt). Ich werde dir dabei helfen, auf diese Botschaften zuzugreifen, sie richtig zu interpretieren und das, was sie dir sagen, zu beeinflussen. *Mein* Leben hat sich zum Besseren gewendet, nachdem ich gelernt habe, das zu tun, und ich weiß, dass es dir genauso ergehen wird.

2

Unsere vier Netzwerke zur Informationsgewinnung

Stark vereinfacht ausgedrückt, besteht unser Nervensystem aus einer Reihe von Netzwerken, die Informationen sammeln und weiterleiten. Ähnlich wie bei einem globalen Medienimperium, dessen Zentrale in einer großen Stadt liegt, unterstehen ihm vier große Netzwerke, von denen jedes seine eigenen Auslandskorrespondenten hat. Diese Korrespondenten sind rund um die Uhr damit beschäftigt, aktuelle Informationen für die Zentrale (das Gehirn) zu sammeln. Die meisten Informationen, die an diese Zentrale geschickt werden, stammen aus zuverlässigen Quellen, doch einige dieser Meldungen sind weniger verlässlich und manchmal auch schwieriger zu übersetzen (vor allem, wenn es dabei um Informationen über Bedrohungen oder Gefahren geht). Wenn die Zentrale diese Nachrichten nicht überprüft oder keine näheren Informationen dazu einholt, um sie in den richtigen Kontext einzuordnen, kann es passieren, dass sie eine Geschichte veröffentlicht, die nicht der Wahrheit entspricht, oder Kommandos an ihre Netzwerke sendet, die der Situation nicht angemessen sind – und das passiert leider öfter, als uns lieb ist.

Wenn wir verstehen, wie die vier großen Netzwerke miteinander und mit dem Gehirn verbunden sind und wie sie sich gegenseitig und auch unser ganzes Gehirn-Körper-System beeinflussen, können wir lernen, uns selbst besser zu regulieren. Viele Menschen lernen von klein auf etwas über ihre »fünf Sinne«, doch den meisten wird nicht beigebracht, dass diese Sinnesorgane nur eines von *vier* Systemen zur Informationsgewinnung sind. Die anderen drei Systeme sammeln Informationen aus dem *Inneren* unseres Körpers – und aus diesen Informationen liest unser Gehirn ab, wie es uns geht, um den »Genau richtig«-Zustand der Homöostase aufrechterhalten zu können. Jedes System sammelt eine andere Art von Informationen, aber sie erfüllen alle den gleichen Zweck: uns vor Gefahren zu warnen und zu schützen.

NETZWERK 1: DAS EXTEROZEPTIVE SYSTEM (UNSERE FÜNF SINNE)

Unsere fünf exterozeptiven Sinne – von lateinisch *exter* »außen liegend« und *recipere* »aufnehmen« – bilden das offensichtlichste unserer vier Informationsbeschaffungssysteme, da sichtbare Sinnesorgane daran beteiligt sind, die wir sowohl bewusst als auch unbewusst dazu nutzen, um Informationen aus der Umwelt *außerhalb* unseres Körpers zu sammeln. Diese Informationen nehmen wir über folgende Sinneskanäle auf:

1. Tastsinn
2. Geschmackssinn
3. Gesichtssinn/Sehen
4. Gehörsinn
5. Geruchssinn

Sinneszellen, die sogenannten »Exterozeptoren«, leiten Signale von unserer Zunge, Haut, unseren Augen, Ohren und unserer Nase ans Gehirn weiter. Dort werden diese Signale gefiltert, verarbeitet und integriert, damit das Gehirn entscheiden kann, wie es darauf reagieren soll – das bezeichnet man als Exterozeption. Wenn unsere Mutter früher bei unseren alljährlichen Familientreffen immer Schokoladenkekse gebacken hat, wird der Geruch von Schokolade wahrscheinlich auch im Erwachsenenalter immer noch Glücksgefühle in uns auslösen. Wenn wir dagegen in unserer Kindheit einen Hausbrand erlebt haben, kann der Geruch von Rauch oder der Anblick eines Feuerwehrautos uns in Angst oder gar Panik versetzen.

Dieses exterozeptive System ist übrigens auch dafür zuständig, Informationen über unsere soziale Welt zu sammeln – vor allem über unser persönliches Umfeld und darüber, wie die Menschen, die zu diesem Umfeld gehören, auf uns reagieren. Wenn wir auf dem Rücken in einem ruhigen Ozean dahintreiben und in den Himmel emporschauen, während das Wasser sanft plätschernd über unsere Haut streicht und wir die Wolken am Himmel dahintreiben sehen, fühlen wir uns wahrscheinlich sehr entspannt. Stehen wir hingegen am Strand, und der Wind peitscht uns so heftig ins Gesicht, dass wir den verängstigten, laut schreienden Menschen, der neben uns steht, kaum noch hören und sehen können, werden uns die Informationen, die unser exterozeptives Netzwerk uns zuträgt, Unbehagen bereiten, vielleicht sogar Angst einjagen.

NETZWERK 2: DAS PROPRIOZEPTIVE SYSTEM (DER SECHSTE SINN)

Im Gegensatz zu der Prämisse, von der ein gewisser Film aus den 1990er-Jahren ausging, hat unser sechster Sinn nichts damit zu tun, dass man verstorbene Menschen sehen kann, zumindest nicht im biologischen Sinn. Unser sechster Sinn ist vielmehr das System, das permanent den Standort und die Position unseres

Körpers registriert – und zwar auch dann, wenn wir in Bewegung sind. Propriozeptiv setzt sich aus den lateinischen Worten *proprius* »eigen« und *recipere* »aufnehmen« zusammen. Rezeptoren in den Gelenken, Muskeln und Sehnen unseres ganzen Körpers senden Signale ans Gehirn und teilen ihm mit, wo die einzelnen Körperteile sich gerade befinden. Dank dieses propriozeptiven Systems können wir mit geschlossenen Augen unsere Nase berühren oder einen Schritt vom Bordstein runter machen, ohne nach unten schauen zu müssen.

Schon im Mutterleib erstellen wir anhand von Berührungen und Bewegungen eine Art Landkarte unseres Körpers, die mit der Zeit, wenn wir als Babys und Kleinkinder anfangen zu greifen, zu treten, Dinge zu berühren, zu krabbeln, zu laufen und zu rennen, allmählich immer genauer wird. Dank dieses sechsten Sinns können wir körperliche Bewegungen so perfekt erlernen, dass sie (beispielsweise beim Surfen oder Tanzen) irgendwann automatisch ablaufen. Mit genügend Übung lässt dieses »Muskelgedächtnis« uns intuitiv wissen, wo wir unsere Füße hinsetzen und wie wir unsere Beine und Arme automatisch bewegen müssen, um die gewünschte Bewegung auszuführen, ohne dabei das Gleichgewicht zu verlieren. Apropos Gleichgewicht …

NETZWERK 3: DAS VESTIBULÄRE SYSTEM (GLEICHGEWICHTSSINN ODER SIEBTER SINN)

Das vestibuläre System befindet sich in unserem Innenohr, und dank der Informationen, die es sammelt, kann unser Gehirn sich ein Bild von der Position unseres Kopfes im Raum machen. Aufgrund dieses Wissens sind wir in der Lage, unsere Augenbewegungen zu koordinieren, unsere Körperhaltung an die jeweilige Situation anzupassen und das Gleichgewicht zu halten.

Wie unsere anderen Systeme entwickelt sich auch das vestibuläre System bereits im Säuglingsalter durch Lageveränderungen (zum Beispiel, wenn man uns schaukelt oder sanft hin und her schwingt) und durch Bewegungen wie Wälzen, Krabbeln, Gehen und Laufen.

Dank dieses Systems können wir unser Gleichgewicht halten. Es wird zum Beispiel dann aktiv, wenn wir die Yogapose des herabschauenden Hundes einnehmen, auf einem Therapieball hüpfen oder uns auf einer Tanzfläche drehen. Dieses System hilft uns, im Gleichgewicht zu bleiben, indem es Informationen aus unserem propriozeptiven und exterozeptiven System miteinander verbindet.

Wir setzen diesen siebten Sinn nur selten bewusst ein; aber wenn du besonders gut auf ihn eingestimmt bist, gehörst du vielleicht zu den Passagieren, die es spüren, wenn ein Flugzeug sich in eine Kurve legt oder seine Flughöhe verändert, ohne aus dem Fenster schauen zu müssen. Funktioniert dieses System dagegen nicht richtig, kann es sein, dass uns schwindelig wird oder wir das Gleichgewicht verlieren. Zu lernen, wie man mit diesem System arbeitet, ist sehr wichtig, wenn wir versiert darin werden möchten, in einen ruhigen, regulierten Zustand zu kommen.

NETZWERK 4: DAS INTEROZEPTIVE SYSTEM (DER ACHTE SINN)

Die lebenswichtige Aufgabe dieses Systems besteht darin, den inneren Zustand unseres Körpers über Interozeptoren wahrzunehmen, die sich in unseren Organen und drum herum befinden. Das interozeptive System erfasst alles – von Atemfrequenz und Hungergefühl bis hin zum Füllstand unserer Blase. Es erkennt auch, ob irgendwo in unserem Körper Gewebeschäden entstanden sind oder voraussichtlich entstehen werden. Diese besondere Art von Input bezeichnet man als Nozizeption – abgeleitet vom lateinischen Verb *nocere*, das so viel wie »schaden« oder »verletzen« bedeutet.

Wenn uns auffällt, dass unsere Herzfrequenz beim Bergaufgehen gestiegen ist, verdanken wir das unserem Interozeptionssystem. Meistens ist die Interozeption jedoch kein konkretes Signal, sondern eher ein »inneres Wissen« oder Gefühl – so wie die berühmten Schmetterlinge im Bauch oder das Bauchgefühl. Allerdings sind die interozeptiven Fähigkeiten von Individuum zu Individuum sehr unterschiedlich stark ausgeprägt. Manche Menschen sind sich ihres inneren Systems so stark bewusst, dass sie sogar spüren, wie der Nahrungsbrei durch ihren Verdauungstrakt wandert (ein seltenes Beispiel für ein übersensibles Interozeptionssystem), während andere vielleicht nicht einmal beim Gehen mit einem verstauchten Knöchel Schmerzen verspüren.

Wenn das interozeptive System irgendwo ein Ungleichgewicht entdeckt oder feststellt, dass eines unserer Organe ein Bedürfnis hat, sendet es Nachrichten ans Gehirn, das dann mit Befehlen antwortet, um dieses Problem zu lösen. Zu heiß? Du fängst an zu schwitzen, und deine Blutgefäße erweitern sich, um dich abzukühlen. Durstig? Du verspürst den Drang, etwas zu trinken. Eiskalt? Du fängst an zu zittern, wodurch deine Körpertemperatur ansteigt und dich deinem Sollwert näher bringt.

Zusammen informieren Interozeption und Exterozeption das Gehirn darüber, ob wir uns in Gefahr befinden. Auch wenn viele Menschen das Gehirn für eine Art Supercomputer halten, der für unsere Emotionen zuständig ist, sind es in Wirklichkeit die Signale unserer drei inneren Netzwerke – Propriozeption, vestibuläres System und Interozeption –, die den größten Einfluss auf unser Gehirn-Körper-System haben. Obwohl wir unsere Außenwelt auch anhand bewusster Gedanken einschätzen können, liefern diese inneren Signale unserem Gehirn den Großteil der Informationen, die es braucht, um zu entscheiden, ob wir uns in Sicherheit oder in Gefahr befinden, und sie halten die Funktion unserer Systeme und Organe aufrecht.[41] Tatsächlich werden 80 Prozent der Nachrichten, die über den Vagusnerv schwirren, der einen wesentlichen Teil des *interozeptiven Netzwerks* ausmacht, *vom* Körper *an* das Gehirn gesendet.[42]

Interozeption

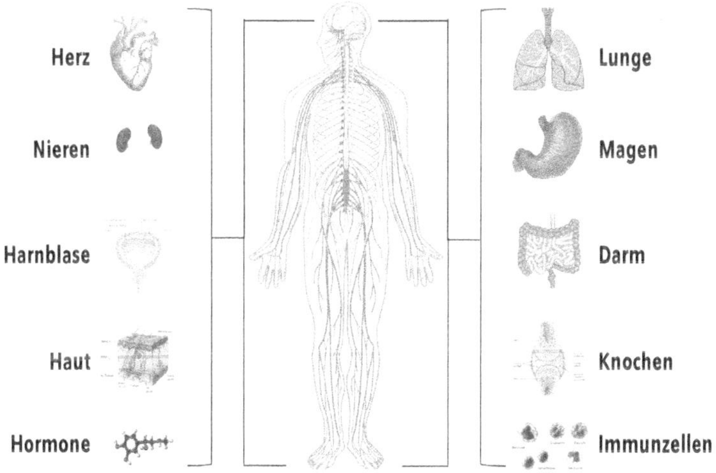

Neurozeption

Um bei unserem Vergleich mit dem Medienkonzern zu bleiben: Das interozeptive System ist das Netzwerk, dessen Informationen unbedingt überprüft werden sollten – und zwar nicht, weil seine Quellen oder Informanten irgendjemanden in die Irre zu führen versuchen, sondern weil die Nachrichten, die von dort kommen, nicht so klar sind wie die der drei übrigen Netzwerke. Deine Fingerspitzen können deinem Gehirn zum Beispiel genau verraten, ob ein Gegenstand heiß oder kalt ist, aber dein Bauch kann das längst nicht so genau feststellen.

Wenn das Gehirn also Nachrichten aus dem interozeptiven System erhält, muss es oft erst mal ein paar Lücken füllen. Es fügt Informationen aus unserem exterozeptiven System hinzu und trifft dann aufgrund seines bereits vorhandenen Wissens Vorhersagen darüber, wie sicher oder bedroht wir sind. Stuft es den Ort, die Situation oder die Menschen in unserem näheren Umfeld als »sicher« ein, bleiben wir in einem Zustand, in dem wir das Leben genießen und mit anderen Leuten in Kontakt treten können, oder steuern auf diesen Zustand zu. Kommt unser Gehirn dagegen zu dem Schluss, dass wir in Gefahr sind, geht in uns ein Alarm los, und wir wechseln sofort in den Überlebensmodus über, um uns zu schützen.[43]

Diesen Vorgang des »Vorhersagens« bezeichnet man als *Neurozeption*. Er läuft so blitzschnell und außerhalb unseres Bewusstseins ab, dass wir ihn nicht einmal wahrnehmen und nicht merken, dass wir in einen anderen Zustand übergewechselt sind.

Interozeption + Exterozeption = Neurozeption

Neurozeption bestimmt, in welchen Zustand unseres Nervensystems wir eintreten und wie wir von Sekunde zu Sekunde reagieren. Dabei hängt der Vorgang der Neurozeption stark von unseren früheren Erfahrungen ab.[44] Wenn unser Gehirn Informationen falsch interpretiert oder eine falsche Vorhersage trifft (was häufig vorkommt), bezeichnet man diesen Vorgang als »falsche Neurozeption«.

Unsere Netzwerke zur Informationsgewinnung

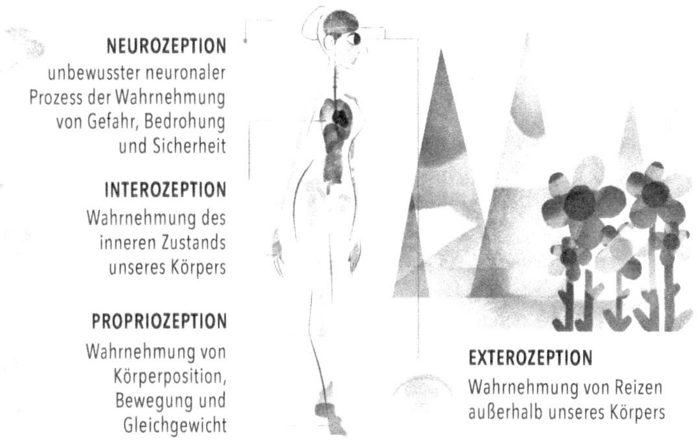

Falsche Neurozeption

Dass das menschliche Gehirn wie eine Art »Vorhersagemaschine« funktioniert, ist meistens eine große Hilfe für uns. Stell dir vor, deine Eltern müssten dir jedes Mal, wenn du dich zum Essen hinsetzt, aufs Neue beibringen, wie man Messer und Gabel benutzt, oder du müsstest jeden Morgen neu lernen, deine Schuhe zuzubinden. Stattdessen schlüpfst du einfach in einen Turnschuh, bückst dich, und dein Gehirn erkennt diese physischen Signale und denkt: *Ach ja! Ich weiß schon, was jetzt kommt. Wir binden unsere Schnürsenkel zu.* Und ohne dass du auch nur einen Gedanken an diese Aufgabe verschwenden müsstest, werden die Schnürsenkel zugebunden, und du verlässt das Haus.

Das Problem bei Vorhersagemaschinen besteht jedoch darin, dass sie sich manchmal irren. Angenommen, wir erleben irgendetwas, was uns stark aktiviert – etwa einen Hundebiss.

Wenn wir nicht in der Lage sind, den dadurch entstehenden Stress auf gesunde Weise abzubauen (auf dieses Thema werden wir in Kapitel 9 noch näher eingehen), lernt unser Gehirn, dass »Hund« gleichbedeutend mit »Trauma« ist, und speichert diese Schlussfolgerung als Information für die Zukunft ab – und zwar zusammen mit allen Gefühlen und körperlichen Reaktionen, die wir während dieses Angriffs erlebt haben.

Haben wir einmal eine solche negative Erfahrung gemacht, reagieren wir empfindlicher auf ähnliche Situationen, und traumatischer Stress konditioniert uns darauf, mehr Angst zu empfinden. Von diesem Tag an wird unser Gehirn also bei jeder Begegnung mit einem Hund – selbst wenn er völlig harmlos ist – zwangsläufig zu dem Schluss kommen, dass dieses Tier eine Bedrohung für unsere Sicherheit darstellt. Je häufiger das passiert, desto stärker werden wir darauf konditioniert, auf *alle* Hunde so zu reagieren. Das ist ein Beispiel für falsche Neurozeption. Geschieht das zu oft, führt es zu Problemen.

Wenn wir bei jeder Begegnung mit einem Hund mit heftiger Angst oder gar Panik reagieren, befinden wir uns viel öfter in einem hochaktivierten Zustand, als wir eigentlich müssten. Mit der Zeit verkleinert sich durch diese falsche Neurozeption möglicherweise unser Toleranzfenster, und wir werden mit noch höherer Wahrscheinlichkeit auch außerhalb dieses Fensters anhaltenden oder chronischen Stress erleben. Zu diesem Teufelskreis kommt leider noch der Umstand hinzu, dass wir von Natur aus darauf programmiert sind, immer mit dem Schlimmsten zu rechnen (ein Phänomen, das man als »Negativitätsbias« bezeichnet).[45] Das erschwert es uns oft noch mehr, diese Muster zu verändern.[46] Aber glaube mir: Man *kann* etwas daran ändern, und genau darauf werden wir beim Reset unseres Nervensystems hinarbeiten.

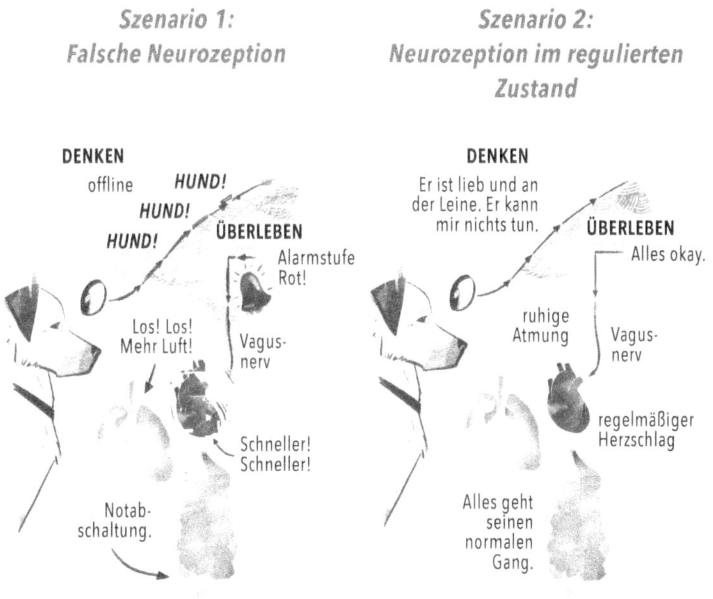

Das Stresstoleranzfenster von Sophia (die junge Frau, die wir aus Kapitel 1 kennen) hat sich durch den chronischen Stress, den die Pflege ihrer todkranken Schwiegermutter mit sich brachte, stark verkleinert. So sehr, dass inzwischen schon der bloße Anblick des Krankenhauses, der sie früher überhaupt nicht beunruhigt hätte, in ihrem Gehirn die Vorstellung weckt, sie selbst (oder irgendein Mensch, den sie liebt) könnte in Gefahr sein. Durch diese wiederholten falschen Signale an ihr Gehirn nimmt ihr Vagotonus noch weiter ab, wodurch ihr seelischer Schmerz sich verschlimmert.

Glücklicherweise können wir diese Muster »verlernen«, indem wir

1. unser Gehirn darauf trainieren, besser auf die Reize zu reagieren, mit denen wir konfrontiert werden, statt automatisch Vorhersagen darüber zu treffen, was passieren wird,

2. und unseren Körper darauf trainieren, die Genauigkeit seiner Interozeption zu verbessern.

Sophia könnte ihr Gehirn-Körper-System zum Beispiel darauf trainieren, den Anblick eines Krankenhauses als ganz normale, alltägliche Erfahrung zu interpretieren. Ein erster Schritt dazu könnte darin bestehen, dass sie lernt, die körperlichen Empfindungen, die sie beim Anblick des Krankenhauses überkommen (beispielsweise Herzrasen und flache Atmung), zu erkennen.

Sobald sie spürt, dass diese Aktivierung einsetzt, sollte sie sich nicht von diesen Empfindungen überwältigen und mitreißen lassen, sondern sich eine Minute lang ganz bewusst auf ihre exterozeptiven Sinne konzentrieren. Den Geruch in der Luft, die Wärme der Sonne auf ihrer Haut und die Geräusche (beispielsweise Vogelgezwitscher und Straßenverkehr) wahrzunehmen, liefert ihrem Gehirn sehr genaue, zutreffende Informationen darüber, was in ihrer Welt gerade tatsächlich passiert.

Indem Sophia sich auf ihre äußere Welt konzentriert und die Signale in sich aufnimmt, die die Realität ihr liefert, kann sie leichter in den jetzigen Augenblick zurückkehren und sich sicher fühlen. Unser Selbstempfinden und der Zustand unseres Nervensystems, in den wir wechseln, unterliegt der Wechselbeziehung zwischen Exterozeption und Interozeption.[47] So können wir unser Nervensystem darauf trainieren, aus dem *Vorhersagemodus* in den gegenwärtigen Moment zu wechseln, was sehr wichtige Gedächtnissysteme ändert. In Teil 2 werden wir lernen, diesen Wechsel selbstständig durchzuführen. Jedes Mal, wenn wir das tun, lernt unser Gehirn-Körper-System etwas Neues.

Wenn Sophia das immer wieder tut, bahnt sie sich einen neuen Weg durch das Dickicht zwischen ihrem Körper und ihrem Gehirn. Die ersten paar Male wird es ihr wahrscheinlich ziemlich schwerfallen, doch jedes Mal, wenn sie den neuen Weg geht, wird dieser Prozess leichter und klarer – bis sie eines Tages feststellt, dass es zu einem neuen Normalzustand für sie geworden ist, innerlich ruhig zu bleiben, wenn sie in die Nähe eines Krankenhauses kommt.

Indem wir unser Gehirn-Körper-System auf diese Weise trainieren, gelingt es uns mit der Zeit immer besser, falsche Neurozeption sofort zu erkennen und zu regulieren. Das wiederum

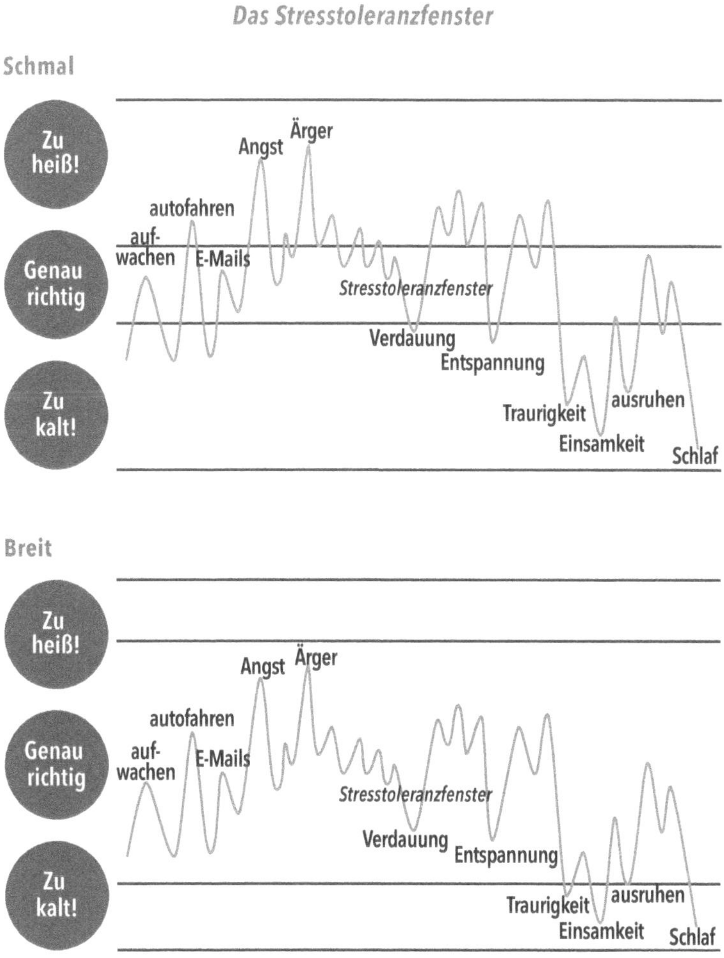

stärkt unseren Vagotonus, und unser Stresstoleranzfenster erweitert sich. Und dank dieser Erweiterung unseres Toleranzfensters fällt es uns viel leichter, uns schwierigen Erfahrungen zu stellen. Deshalb ist das Training, das du in Teil 2 dieses Buches absolvieren wirst, für die Steuerung und Regulierung deines Nervensystems so wichtig.

Wenn du dich oft dabei ertappst, dass du überreagierst oder impulsiv handelst, sobald du nervös oder ängstlich bist, könnte es sein, dass dein Toleranzfenster sich aus irgendeinem Grund verkleinert hat. Dann wird es dir wahrscheinlich sehr weiterhelfen, herauszufinden, inwieweit dein Verhalten durch falsche Neurozeption beeinflusst sein könnte. Je mehr du dich in der bewussten interozeptiven Wahrnehmung übst und im Nachdenken darüber, wie du dich fühlst und verhältst, umso leichter wird es dir fallen, zu erkennen, wann du nicht auf deine jetzige Realität, sondern auf irgendeinen Trigger aus deiner Vergangenheit reagierst.

Ganz ähnlich ist es, wenn du dich innerlich öfter leer oder wie taub fühlst – die Erkenntnis, dass diese Gefühle mit einer Dysregulation deines Nervensystems zusammenhängen, kann dir sehr bei ihrer Bewältigung helfen. Statt diese Gefühle als persönlichen Defekt zu empfinden, kannst du dann nämlich Abstand dazu gewinnen und deine unbewussten Narrative, dass du nicht gut genug oder ein wertloser Mensch bist, hinterfragen.

Glücklicherweise können wir unsere interozeptiven Fähigkeiten durch Training stärken und ein besseres Gespür für solche Signale entwickeln. So fällt es uns leichter, sie auf Anhieb zu erkennen und zu interpretieren, und wir erliegen nicht mehr so häufig einer falschen Neurozeption.

Interozeption: Zu viel ist ungesund

Dieser Satz trifft auch auf die Interozeption zu. Obwohl die Entwicklung einer guten Interozeptionsfähigkeit sehr wichtig ist, um unser Nervensystem zu regulieren, kann *zu viel* Interozeption … na ja, eben einfach zu viel sein. Es hat schon seinen Grund, dass so viele unserer Körperfunktionen automatisch ablaufen, also ohne dass wir sie bewusst wahrnehmen. Wenn wir uns ständig *aller* Sinnesinformationen in unserem Körper bewusst wären, würde uns das vollkommen überwältigen. Wir könnten uns auf nichts mehr konzentrieren, und es würde uns sehr viel schwerer fallen, lebenswichtige Signale wie Hunger oder Schmerz zu spüren. Im Idealfall sollte unsere Interozeptionsfähigkeit so stark ausgeprägt sein, dass wir zwar Zugang zu unserer inneren Welt haben, aber nicht so stark, dass wir ständig alles wahrnehmen, was in unserem Inneren abläuft.

WAS UNSERE SINNESNETZWERKE MIT UNSEREM WOHLBEFINDEN ZU TUN HABEN

Das Training unseres interozeptiven Systems hat beim Neustart unseres Nervensystems, um den es in diesem Buch geht, Priorität. Dieses System erhält nämlich nicht nur unseren idealen Sollwert aufrecht, sondern spielt auch für unser emotionales und psychisches Wohlbefinden eine wichtige Rolle. Eine Emotion setzt sich aus mindestens zwei verschiedenen Körpersignalen zusammen.[48] Man kann also sagen, dass unsere innere Landschaft die Ursache unserer Gefühle, Gedanken und Verhaltensweisen und dessen ist, was man als »verkörpertes Selbstgefühl« oder »verkörperte Selbstwahrnehmung« bezeichnet.

Unser propriozeptives und vestibuläres System spielen bei der Entstehung dieses verkörperten Selbstgefühls eine ebenso wichtige Rolle. Sie beeinflussen unser Gleichgewicht nämlich nicht nur im wörtlichen Sinne, sondern auch im emotionalen. Wenn wir im Gleichgewicht sind, fühlen wir uns selbstbestimmt und handlungsfähig und glauben, unser Leben im Griff zu haben, weil wir darauf vertrauen, dass unser Körper das tun wird, was wir von ihm erwarten. Doch in Zeiten von chronischem oder traumatischem Stress verändern sich die Botschaften, die diese beiden Systeme an unser Gehirn senden, sodass wir das Gefühl haben, körperlich *und* emotional aus dem Gleichgewicht geraten zu sein. Schließlich ist es schwierig, sich gesund zu fühlen und zu glauben, das eigene Leben kontrollieren zu können, wenn man kein richtiges Gespür dafür hat, wo sich der eigene Körper im Raum befindet, und es einem so vorkommt, als stünde man nicht fest und sicher mit beiden Beinen auf dem Boden.

Diese destabilisierenden Gefühle können uns in einen Kampf-oder-Flucht-Modus versetzen oder dazu führen, dass wir dissoziieren und in einen totalen Shutdown hineingeraten. Wie wir uns aufgrund unserer Sinneseindrücke in unserem eigenen Körper fühlen, hängt untrennbar damit zusammen, *wer* wir sind und *wie* wir existieren; denn die Bedeutung, die das Gehirn unseren Körperempfindungen beimisst, kann sowohl emotionales Leid als auch körperlichen Schmerz verursachen.[49]

Die acht Sinne

Diese acht Sinnessysteme bilden die Grundlage für den Reset deines Nervensystems. Wenn du dich gezielt mit ihnen auseinandersetzt, kann das deinen Vagotonus, deine emotionale Regulation, deine Gesundheit und dein Wohlempfinden verbessern.[50] Außerdem kann es die Kommunikation deiner Gehirnareale untereinander verändern, wenn du gestresst bist. In den folgenden Kapiteln wirst du mehr über die faszinierenden Neurowissenschaften erfahren und gut umsetzbare Schritte vorfinden, die du im Alltag anwenden kannst.

Unabhängig davon, wie reguliert oder dysreguliert wir früher waren – wir können unsere Interozeptionsfähigkeiten stärken, unsere Systeme neu trainieren, um Stress künftig besser zu bewältigen, und uns mithilfe der Bioplastizität emotional regulieren. Zunächst einmal brauchen wir dafür aber eine Landkarte, um herauszufinden, wo wir stehen und wohin wir gehen.

3

Das menschliche Nervensystem

Nun ist es an der Zeit, einen Blick auf die größeren Zusammenhänge zu werfen. Unser Nervensystem ist ein großes, fein ausbalanciertes Ökosystem, das aus mehreren Untersystemen besteht. Es hat Ähnlichkeit mit einem Orchester. Alle seine Bestandteile existieren unabhängig voneinander, beeinflussen sich aber gegenseitig. Sie müssen zusammenarbeiten, um einen harmonischen Klang zu erzeugen – wobei mit »Klang« hier dein Wohlbefinden und dein Überleben gemeint sind. Deine Stimmung, dein Lebensrhythmus und -tempo und deine allgemeine Funktionsfähigkeit hängen davon ab, wie gut oder schlecht die einzelnen Bestandteile funktionieren.

Je besser du verstehst, auf wie vielen verschiedenen Wegen chronischer Stress und Traumata unsere Physiologie verändern können, umso eher wirst du erkennen, dass nicht *du* das Problem bist, sondern die Art und Weise, wie dein Nervensystem auf die Welt reagiert. Wie bei allen Säugetieren ist unser Nervensystem ein inneres Überwachungssystem, das dazu dient, mithilfe neurozeptiver Wahrnehmung Gefahren zu erkennen. Wenn dein Überwachungssystem Ängste erzeugt, die dich nicht schlafen lassen, weil dein Kopf ständig negative Gedankenschleifen produziert, wirst du dich verängstigt oder aufgeregt fühlen, *egal*, was du dir bewusst einzureden versuchst. Solltest du durch den ständigen

Druck, den das Leben auf dich ausübt, so ausgebrannt sein, dass schon der wöchentliche Lebensmitteleinkauf zu einer überwältigenden Aufgabe wird, nützt es dir nichts, dich als »faul« oder deinen Zustand als »peinlich« zu bezeichnen – das wird dein Problem nicht lösen und dir auch nicht die Energie liefern, die du brauchst, um diese Aufgabe zu bewältigen.

Du bist nicht zu sensibel, bedürftig, ängstlich, depressiv, reaktiv oder co-abhängig – dein inneres System versucht einfach nur, dich zu schützen.

Die Muster, in die du verfallen bist, sind Anpassungsreaktionen eines Nervensystems, das aufgrund von chronischem oder traumatischem Stress in deiner Vergangenheit so sensibel geworden ist, dass es inzwischen überempfindlich auf Gefahrensituationen reagiert. Wenn wir diese Muster einfach als Produkt unserer animalischen Natur und unserer früheren Erfahrungen akzeptieren, kann das wahre Wunder bewirken, was unsere Befreiung von Scham- und Schuldgefühlen angeht. Oder wie die Neurowissenschaftlerin und Psychologin Lisa Feldman Barrett sagt: »Eine Emotion ist die Interpretation deines Gehirns dessen, was deine körperlichen Empfindungen bedeuten, und zwar im Zusammenhang damit, was in deiner Welt vor sich geht.«[51]

Die vier Netzwerke zur Informationsbeschaffung, die wir im vorigen Kapitel besprochen haben – Exterozeption, Propriozeption, Interozeption und vestibuläres System –, senden und empfangen Nachrichten mithilfe der beiden Hauptbestandteile unseres Nervensystems: des zentralen Nervensystems (Gehirn und Rückenmark) und des peripheren Nervensystems (Körper). Und wie du gleich sehen wirst, spielt die wechselseitige Kommunikation zwischen diesen beiden Systemen eine ganz entscheidende Rolle dafür, wie wir uns fühlen, wie gesund wir sind und wie wir uns verhalten. In diesem Kapitel wollen wir uns mit dem zentralen Nervensystem beschäftigen; im nächsten Kapitel werden wir auf das ungeheuer wichtige periphere Nervensystem eingehen.

DAS ZENTRALE NERVENSYSTEM

Den Namen dieses Systems kannst du dir am besten einprägen, indem du daran denkst, dass es aus zwei *zentralen* Strukturen besteht: einer Struktur, die im *Zentrum* unseres Kopfes liegt (dem Gehirn), und einer Struktur, die durch das *Zentrum* unseres Körpers hindurch verläuft (das Rückenmark). Innerhalb dieses Systems wandern elektrische Impulse und chemische Signale von Neuron (Gehirnzelle) zu Neuron und senden nicht nur Informationen zwischen verschiedenen Hirnregionen hin und her, sondern übertragen über die Neuronen (Nervenzellen) in den Nerven auch Informationen zwischen Gehirn und Körper.

Wenn wir uns das ganze Gehirn-Körper-System wie eine Art Weltkarte vorstellen (so wie du sie vielleicht schon mal auf der Rückseite des Bordmagazins einer Fluggesellschaft gesehen hast) und alle wichtigen Hirnregionen als Flughäfen betrachten, dann spielt das Stammhirn – der primitivste Teil unseres Gehirns, der direkt oberhalb der Wirbelsäule sitzt – eine wichtige Rolle für die Verbindungsflüge (= Botschaften), die unseren Körper über das Rückenmark und den Vagusnerv mit unserem Gehirn verbinden. Die Flugzeuge, die an diesem Flughafen ankommen und von ihm wegfliegen, sind die Neuronen. Die Botschaften, die vom Körper nach oben in Richtung Gehirn wandern, können im Stammhirn in das Flugzeug umsteigen, das sie mithilfe eines »Anschlussflugs« zu verschiedenen Flughäfen im Gehirn transportiert. Dieser Vorgang wirkt sich auf unsere Emotionen, unsere Lernprozesse, unsere Wahrnehmung und unsere Gedanken aus.

Das Nervensystem

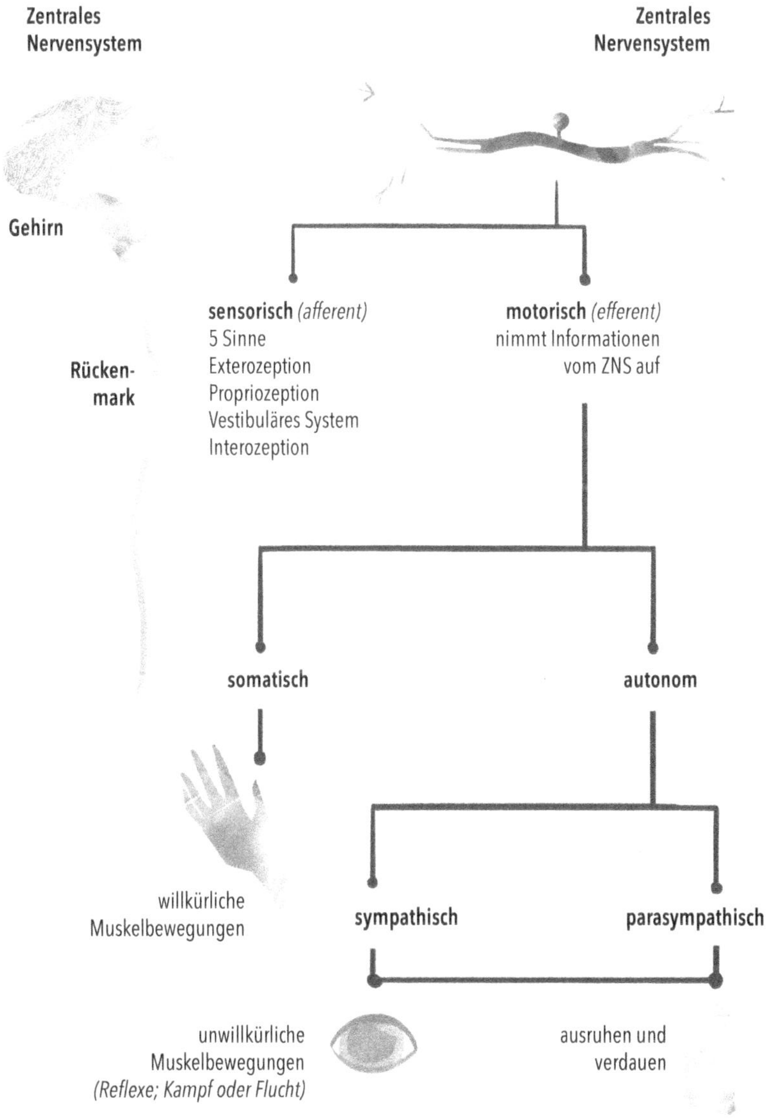

Unser Körper enthält Milliarden von Neuronen, die sich in ihrer Struktur, Funktion und genetischen Ausstattung voneinander unterscheiden. Sensorische Neuronen sind zum Beispiel für die Sinneswahrnehmungen Schmecken, Riechen, Hören, Sehen und den Tastsinn zuständig, während die motorischen Neuronen unsere Bewegungen (willkürliche ebenso wie unwillkürliche) ermöglichen. Mithilfe von Neuronen können Gehirn und Rückenmark mit Muskeln, Organen und Drüsen in unserem ganzen Körper kommunizieren.

Interessanterweise besteht das Gehirn selbst aber nicht nur aus Neuronen, sondern enthält auch Blutgefäße, und in manchen Hirnregionen gibt es sogar mehr Immunzellen als Neuronen.[52] Die Neuronen und die Immunzellen sind so eng miteinander verbunden, dass sie sich gegenseitig brauchen, um zu funktionieren. Zusammen bilden sie unser Neuroimmunsystem.

Das Gehirn

Das Gehirn galt lange Zeit als Kommandozentrale unseres Körpers, obwohl seine Rolle damit eigentlich nicht ganz richtig beschrieben ist. Natürlich werden viele wichtige Anweisungen vom Gehirn an den Körper gesendet (Signale von oben nach unten, wenn man so will); doch die Signale, die über unsere internen sensorischen und neuronalen Netzwerke von unten nach oben wandern, helfen dem Gehirn bei der Entscheidung, welche Befehle es unserem Körper übermitteln soll. Von der Evolution her sind unsere Gehirne nicht für logisches Denken, Glück oder Fehlerfreiheit entwickelt.[53] Alle Gehirne haben die gleiche Aufgabe: Sie sorgen dafür, dass unsere Körpersysteme mit genügend Ressourcen versorgt werden, damit wir überleben und uns fortpflanzen können. Das hast du ja bereits an früherer Stelle in diesem Buch erfahren, als es um das Thema »Allostase« ging (siehe Seite 19).

Wenn wir uns mithilfe unserer Interozeption auf unser Nervensystem einstimmen und auf die Empfindungen und Bewegungen unseres Körpers achten, machen wir uns diese wichtigen Signale zunutze, die der Körper an unser Gehirn sendet. Indem wir lernen, beide Kommunikationswege zu nutzen – den von unten nach oben und den von oben nach unten –, können wir die Empfindungen und Impulse unseres Körpers regulieren und stabilisieren.[54]

Unser Gehirn entwickelt sich vom Augenblick der Zeugung an ziemlich linear. Du kannst dir diese Entwicklung wie eine Art Treppe vorstellen, bei der jede Stufe eine Phase der physischen Gehirnentwicklung darstellt. Schon im Mutterleib entwickelt sich das Stammhirn, das die unterste Stufe bildet. Vor der Geburt kommen dann weitere Stufen und – während der Kindheit – sehr schnell noch mehr Stufen hinzu. Man geht davon aus, dass 90 Prozent der Gehirnentwicklung vor dem fünften Lebensjahr stattfindet.[55] Um das 25. Lebensjahr erreichen wir gewissermaßen den obersten Punkt dieser Treppe: Auch der präfrontale Kortex ist dann vollständig ausgebildet.[56]

Um dieses unglaublich komplexe Organ besser verstehen zu können, müssen wir die Sachverhalte ein bisschen vereinfachen. Deshalb unterteilen wir das Gehirn oft in zwei Hauptbestandteile: das *Denkgehirn* (Kortex) und das *Überlebensgehirn* (Stammhirn, Kleinhirn und limbisches System). Ihre Namen verraten uns bereits die Hauptfunktionen dieser beiden Teile unseres Gehirns, doch wir sollten uns klarmachen, dass das Denkgehirn und das Überlebensgehirn nicht wie zwei einsame Inseln in unserem Kopf existieren. Zwischen ihnen besteht ein ständiger Kommunikationsfluss in beide Richtungen, genau wie zwischen Körper und Gehirn. Und auch wenn wir diese beiden Teile unseres Gehirns hier immer wieder vereinfachend als »Denkgehirn« und »Überlebensgehirn« bezeichnen, ist es doch wichtig, zu wissen, dass an

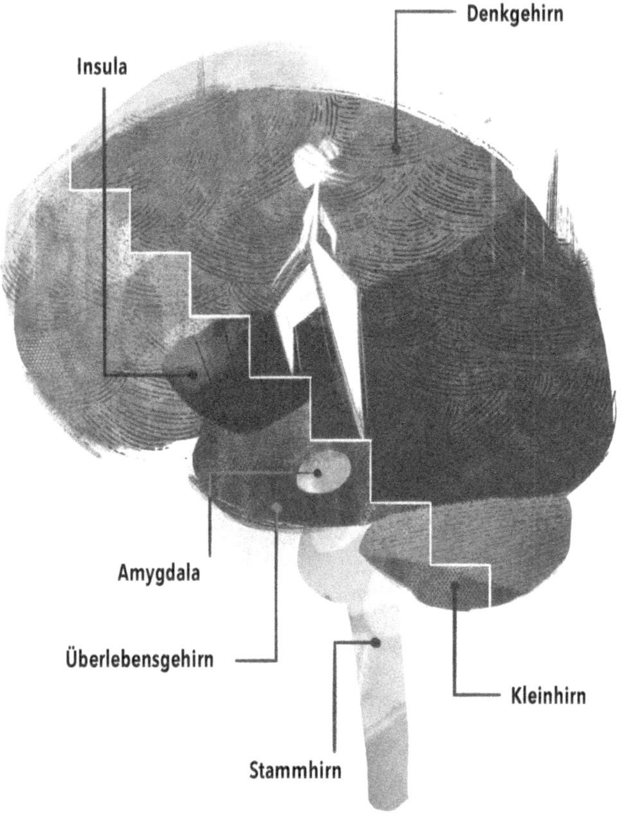

unserem Erleben von körperlichen Empfindungen, Schmerzen und Emotionen große Netzwerke beteiligt sind, die sich über *beide* Bestandteile unseres Gehirns erstrecken.

Überlebensgehirn

Zum Überlebensgehirn gehören das Stammhirn, das Kleinhirn und das limbische System. Diese drei Hirnregionen entwickeln sich zuerst und spielen bei der Regulierung der Körpersysteme, die uns am Leben erhalten (beispielsweise Atmung und Herzschlag) eine wichtige Rolle.

Die Informationen aus den Sinnessystemen helfen dem Überlebensgehirn dabei, einzuschätzen, ob eine Situation gefährlich oder ungefährlich ist. Während es die verschiedenen Informationen, die es ständig sammelt, verarbeitet, *prognostiziert es,* was passieren wird, und löst schnell eine entsprechende Reaktion des Nervensystems aus. Diese Vorhersagen beruhen auf dem Gedächtnissystem des Überlebensgehirns, das »implizite« Erinnerungen speichert (Erinnerungen, die uns nicht bewusst sind, auf die wir nicht willentlich zugreifen können und die man daher auch als unbewusstes oder automatisches Gedächtnis bezeichnet). Dieses Gedächtnissystem hilft uns dabei, uns in der Welt zurechtzufinden und uns Fähigkeiten anzueignen, die wir für die Zukunft brauchen. Es erinnert sich vielleicht nicht daran, an welchem Tag du Radfahren gelernt hast und wer damals dabei war; doch dank der Körpererinnerungen, die es dabei abgespeichert hat, kannst du heute auf ein Fahrrad steigen, ohne erst neu lernen zu müssen, wie du dich im Gleichgewicht hältst, während du in die Pedale trittst. Nach der Geburt meiner Tochter war ich verblüfft, an wie viele Kinderreime aus meiner eigenen Kindheit ich mich noch erinnern konnte!

Beim impliziten Lernen geht es um Neurozeption (zur Erinnerung: Neurozeption = Exterozeption plus Interozeption) – also um den Prozess, der abläuft, wenn Körpersignale (Interozeption) und unsere fünf Sinne (Exterozeption) Informationen ans Überlebensgehirn senden. Die Amygdala – eine Struktur, die zum limbischen System gehört – ist unser innerer Feueralarm, derweil das Kleinhirn und die Basalganglien unsere implizite Erinnerungsdatenbank sind, in der wir Informationen für den Fall abspeichern, dass uns irgendwann wieder etwas Ähnliches begegnet.[57] In den meisten Fällen werden die Vorhersagen unseres Überlebensgehirns nach oben zu unserem Denkgehirn geschickt (das sind die bereits erwähnten »Verbindungsflüge«). Und im Idealfall nimmt das Denkgehirn diese Vorhersage ernst und sammelt noch weitere Informationen, um festzustellen, ob sie richtig oder falsch ist. Doch wenn wir unter Stress stehen, stellt unser Gehirn Effizienz und Sicherheit in den Vordergrund, und dann kann es passieren, dass wir den Überblick verlieren, die Grenzen unseres Stresstoleranzfensters überschreiten und nicht mehr *a*gieren, sondern einfach nur noch *re*agieren.

Wie wirkt sich Stress auf unser Überlebensgehirn aus?

Wenn wir uns in einem dysregulierten Zustand befinden und starke Emotionen erleben, ist die Aktivität in den Regionen unseres Überlebensgehirns erhöht, das heißt, der Blutfluss ist verstärkt.[58] Außerdem kann es dann passieren, dass die höheren Hirnregionen (das Denkgehirn) offline gehen und ihre Flughäfen für die Verbindungsflüge aus dem niedrigeren Gehirn (dem Überlebensgehirn) schließen. Nach einem traumatischen Erlebnis werden oft bestimmte motorische Regionen im Überlebensgehirn aktiviert,[59] das erklärt auch, warum unser Körper sich dann instinktiv verspannt, ohne dass wir es merken.[60] Wenn wir uns nach einer stressigen Lebensphase wieder ein bisschen mehr auf unseren Körper einstimmen, spüren wir vielleicht, wie fest wir die Zähne zusammengebissen oder die Muskeln unseres Brustkorbs angespannt haben. Unsere Körperhaltung kann uns viele Hinweise darauf geben, in welchem Zustand wir uns gerade befinden. Wie du in den nächsten Kapiteln sehen wirst, kann sie auch ein Tor sein, durch das wir wieder in einen regulierten Zustand zurückfinden.

Das Denkgehirn

Unser Denkgehirn – das man übrigens auch als Großhirn bezeichnet – umfasst wichtige Hirnregionen wie beispielsweise den präfrontalen Kortex, der einen herunterregulierenden oder beruhigenden Einfluss auf das Überlebensgehirn ausübt.[61] Er unterdrückt nämlich Stressreaktionen und spielt auch bei der Regulation des Stresshormons Cortisol eine Rolle.

Unser Denkgehirn hilft uns, rational zu denken, für die Zukunft vorauszuplanen und Sprache, Logik und Kreativität zu nutzen. Genau wie das Überlebensgehirn speichert auch das Denkgehirn Erinnerungen, die allerdings sehr viel detaillierter sind. Man bezeichnet sie als »explizite Erinnerungen«, weil wir sie bewusst abrufen können. In unserem expliziten Gedächtnis befinden sich beispielsweise die Geschichten, die du erzählst, oder die Ferien, an die du gerne zurückdenkst. Oder, um auf das Beispiel des Fahrradfahrens zurückzukommen: Dein Denkgehirn kann sich noch daran erinnern, wer es dir beigebracht hat und wie das Wetter war, als du diese Fähigkeit erlernt hast.

Explizite Erinnerungen werden während des Schlafs in höheren Hirnregionen abgespeichert. Die für sie zuständigen Hirnregionen sind der Hippocampus und die Amygdala.

Das Denkgehirn ist aber auch für bewusste Bewegungen verantwortlich. Wenn wir von einem Stuhl aufstehen oder einen Gegenstand aufheben, wird eine Region in unserem Denkgehirn – der motorische Kortex – aktiviert. Das sind andere Bewegungen, als wenn unser Körper sich reflexartig versteift oder kollabiert, weil wir die Grenzen unseres Toleranzfensters überschritten haben, oder wenn wir als Reaktion auf einen Konflikt instinktiv eine verschlossene, defensive Körperhaltung einnehmen.

Implizite und explizite Erinnerungen

Traumatische Ereignisse werden oft als implizite Erinnerungen im Körper gespeichert. Manchmal steigen sie in Form von Erinnerungsfragmenten wieder in uns auf und gehen dann mit starken Gefühlen (zum Beispiel heftiger Angst), Körperempfindungen (zum Beispiel einem Engegefühl in der Brust) und Bewegungen (zum Beispiel einem Zusammenpressen der Zähne oder Ballen der Fäuste) einher, die seit dem ursprünglichen Trauma in uns abgespeichert waren und jetzt wieder reaktiviert werden. Normalerweise können wir diese Erfahrungen nicht in Worte fassen, deshalb müssen wir unsere Sinnessysteme nutzen, um sie in explizite Erinnerungen umzuwandeln. So werden sie zu einem Teil unserer Geschichte, statt etwas zu sein, was wir immer wieder aufs Neue erleben müssen.

Wie wirkt sich Stress auf das Denkgehirn aus?

Bei starkem Stress verlangsamt sich die Aktivität unseres Denkgehirns, und unser rationales Gehirn kann sich vorübergehend sogar abschalten. Dann wird der Fluss der sensorischen Informationen vom Körper zum Denkgehirn unterbrochen – das Flugzeug muss also gewissermaßen auf halber Strecke eine Zwischenlandung machen. Das kann dazu führen, dass wir uns destabilisiert, überfordert oder von unserem Körper abgekoppelt fühlen und vielleicht nicht einmal mehr in der Lage sind, unsere Gefühle genau in Worte zu fassen oder zu definieren. In solchen Situationen ist es wichtig, wieder mit unserem Körper in Kontakt zu kommen (was wir in Teil 2 dieses Buches lernen werden), um diese Emotionen aktiv zu bewältigen und ein Gefühl des Gleichgewichts wiederherzustellen. Das gelingt uns, indem wir die Informationen kombinieren, die »von oben nach unten« und »von unten nach oben« fließen.[62] So kehren wir wieder in einen regulierten Zustand zurück, in dem sich alles in einem leichten, mühelosen Fluss befindet.

Wie wir bereits gesehen haben, können Strategien, die allein auf unser Mindset abzielen, nichts an unserer Physiologie oder unseren emotionalen Reaktionen ändern, wenn wir dysreguliert sind. Ist uns das aber nicht bewusst, versuchen wir womöglich weiterhin, durch solche Bewältigungsmethoden etwas am Zustand unseres Nervensystems zu verändern – zum Beispiel, indem wir unsere körperlichen Empfindungen verharmlosen und uns sagen: *So schlimm ist das doch gar nicht,* oder uns mit anderen Menschen vergleichen: *Kate geht es viel schlechter als mir.* Sind wir dann trotzdem noch verängstigt, aufgeregt, wütend oder stecken in einem Shutdown fest, haben wir vielleicht das Gefühl, versagt zu haben. Und dann wird sich unser innerer Kritiker womöglich noch lauter zu Wort melden – was wiederum zu einer stärkeren Aktivierung führt. Dir zu sagen: *Reiß dich zusammen; Zieh es einfach durch* oder *Frisch gewagt ist halb gewonnen*, ändert am autonomen Bedrohungserkennungssystem deines Nervensystems rein gar nichts, weil dieser Zweig des Nervensystems nicht in unserem Denkgehirn, sondern in unserem Überlebensgehirn sitzt. Wenn wir etwas ändern wollen, müssen wir »von unten nach oben«, also mit den sensorischen Systemen unseres Körpers arbeiten, denn sie sprechen die gleiche Sprache wie unser Überlebensgehirn.

Unser primäres Sprachzentrum – das sogenannte Broca-Areal – liegt ebenfalls im Denkgehirn, und zwar in der Nähe des linken Ohrs. Man geht davon aus, dass es dafür zuständig ist, unsere persönlichen Erfahrungen in kommunizierbare Sprache zu übersetzen. Mehrere wissenschaftliche Untersuchungen haben gezeigt, dass dieses Broca-Areal bei starkem Stress ausgeschaltet wird.[63] Das erklärt, warum es uns nicht viel bringt, über unseren seelischen Schmerz zu sprechen. Wenn man Menschen, die sich in einem dysregulierten Zustand befinden, auffordert, darüber zu sprechen, was ihnen widerfahren ist, kann sich ihre Frustration dadurch sogar verschlimmern – was dazu führt, dass ihre stressbedingte innere Erregung zunimmt und sie sich noch stärker von ihrem Körper abgekoppelt fühlen.

Da unser Überlebensgehirn das Denkgehirn beeinflusst, besteht eine gute Methode, mit diesen »unteren Stufen« zu arbeiten, in der Regulation von unten nach oben. Es kann uns nämlich ein Gefühl der Sicherheit und Stabilität vermitteln, uns auf unseren Körper zu konzentrieren. Die bewusste Wahrnehmung unserer Muskeln und Gelenke, das erdende Gefühl unserer auf dem Boden stehenden Füße oder das der Zentrierung, wenn wir in unseren Bauch hineinspüren – all das kann unser verkörpertes Selbstgefühl, das uns sagt, wer wir sind und wie es uns geht, um eine ganz neue Dimension bereichern. Außerdem ist diese Strategie, wenn wir ohnehin schon überwältigt sind und es uns schwerfällt, unsere Gefühle zu verstehen, viel zielführender, als uns auf besorgniserregende Gedanken zu fokussieren. Bei vielen Menschen verschlimmern die Grübeleien und Angstgefühle sich nur noch, wenn sie sich intensiver mit ihren Sorgen beschäftigen.

Das Rückenmark

Der zweite Bestandteil des zentralen Nervensystems ist das Rückenmark, das am unteren Ende des Stammhirns beginnt und am Steißbein im unteren Lendenwirbelsäulenbereich endet. Die Spinalnerven, die vom Rückenmark ausgehen, gehören bereits zu unserem peripheren Nervensystem (das so heißt, weil es mit den peripheren Bereichen unseres Körpers – also den Körperregionen, die außerhalb des zentralen Nervensystems liegen – kommuniziert; siehe Kapitel 4). Die Spinalnerven leiten zum Beispiel Empfindungen von der Haut zum Rückenmark, das sie wiederum ans Gehirn weitertransportiert. Außerdem senden Rezeptoren innerhalb unseres Körpers Informationen – zum Beispiel die propriozeptiven Informationen darüber, wo unsere Körperteile sich gerade befinden – über das Rückenmark zum Stammhirn und Überlebensgehirn.[64]

Das Rückenmark ist für unsere willkürlichen Bewegungen (also für bewusste Bewegungen, die unserer Kontrolle unterstehen) von entscheidender Bedeutung. Und wir wissen ja inzwischen, dass solche Bewegungen eine wichtige Quelle der Regulation sein können. Außerdem spielt das Rückenmark auch bei Schmerzsignalen eine große Rolle. Wenn wir durch frühere Erlebnisse oder Traumata darauf »trainiert« worden sind, mit Schmerzen zu rechnen, kann es eine Überempfindlichkeit für Schmerzsignale entwickeln.

Die Insula

Tief in unserem Gehirn liegt einer der wichtigsten und verkehrsreichsten Flughäfen: die Insula. Dieser zentrale Flughafen verbindet die Informationen aus dem Denkgehirn, dem Überlebensgehirn *und* dem Stammhirn miteinander. Wie wir unseren Körper, unsere Gefühle und die Außenwelt wahrnehmen, hängt also davon ab, wie die Insula und andere Regionen unseres Denkgehirns die Informationen verarbeiten, die sie empfangen.[65]

Die auch als »Inselrinde« bezeichnete Insula spielt bei der Regulierung unserer Körpersysteme (und somit auch bei der Regulierung unseres Nervensystems) eine ungeheuer wichtige Rolle. Wenn du dich in der Fähigkeit der Interozeption übst – dich also mithilfe bestimmter Strategien und Techniken auf den Zustand deines Nervensystems einstimmst –, aktivierst du dadurch deine Insula, und dann wird es dir leichter fallen, mit deinem Selbstgefühl in Kontakt zu bleiben.[66] Da dieser zentrale Flughafen sowohl mit unserem Überlebensgehirn als auch mit unserem Denkgehirn in Verbindung steht, kann unser Frontallappen sensorische Informationen objektiver bewerten (und von den ängstlichen oder besorgten Gedanken entkoppeln, mit denen unser Überlebensgehirn sie vielleicht aufgrund bestimmter Lernprozesse verknüpft). Vorausgesetzt, die Kommunikationsbahnen zwischen Insula und Denkgehirn sind frei und Informationen können ungehindert zwischen ihnen hin- und herfließen.

Geraten wir nämlich in den »heißen« Überlebensmodus hinein, werden diese Kommunikationsbahnen stillgelegt, sodass wir nicht mehr logisch denken können. Deshalb ist Interozeptionstraining so wichtig: Es hält unsere wichtigsten Hirnregionen online, sodass wir die großen Zusammenhänge nicht aus den Augen verlieren. Indem wir uns darüber klar werden, was in uns vorgeht und was wir brauchen, um uns zu beruhigen, können wir diese Informationsbahnen wieder öffnen und unser Denkgehirn neuerlich einschalten.

Die Neuregulation findet *jetzt* statt!

Eines möchte ich von vornherein klarstellen: Der Reset deines Nervensystems ist bereits im Gange. Natürlich gibt es Übungen und Werkzeuge dazu, die du erst noch lernen musst; aber jedes Mal, wenn du dich fragst: *Was empfinde ich gerade? Nehme ich irgendwelche Botschaften aus meinem Körper wahr?*, stärkst du deine interozeptiven Fähigkeiten. Seit du in Kapitel 1 dieses Buches etwas über die drei verschiedenen Zustände deines Nervensystems erfahren hast, gab es wahrscheinlich schon den einen oder anderen Moment, in dem du dich gefragt hast: *In welchem Zustand befinde ich mich gerade?* Schon allein dieser einfache, kurze Akt, deine emotionale Temperatur zu bestimmen, zeigt, dass du dabei bist, deinen Vagotonus zu stärken und dein Wohlbefinden mithilfe einer ganzheitlicheren Strategie zu verbessern.

Interozeption, die Insula und außergewöhnliche Leistungen

Im Jahr 2012 wurde eine Studie veröffentlicht, in der die Gehirne einer Gruppe von herausragenden Adventure-Racern mit denen »normaler«, gesunder Probanden verglichen wurden.[67] Das Ergebnis: Bei gleichen körperlichen Stressoren konnten die Adventure-Racer Aufgaben besser lösen als die Kontrollgruppe. Die Gehirnscans zeigten eine erhöhte Aktivität (mehr Blutfluss) in den Inselrinden der Sportler als bei den Probanden aus der Kontrollgruppe. Das deutet darauf hin, dass die Interozeption bei den Sportlern besser funktionierte: Sie konnten sich besser auf die Signale ihres Körpers einstimmen und ihrer Insula genauere Informationen über die Situation vermitteln, in der sie sich gerade befanden. Dadurch war das Risiko bei ihnen geringer, dass ihr Gehirn den Stressor mit einer echten Gefahr verwechselte und Reaktionen auslöste, die ihre Leistungsfähigkeit womöglich beeinträchtigt hätten.

Ähnliches wurde in einer Studie beobachtet, bei der die Reizreaktionen von Elitesoldaten der US Navy SEALs mit den Reaktionen gesunder, nicht dem Militär angehöriger gleichaltriger Männer verglichen wurden.[68] Allen Männern wurden Bilder mit positiven oder negativen Inhalten gezeigt. Den SEALs gelang es besser, das emotionale Kontrollzentrum (die mittlere Insula) ihres Gehirns zu aktivieren, wenn sie mit einem negativen Bild rechneten, als den anderen Männern. Die Autoren der Studie über die Adventure-Racer kamen zu dem Schluss, dass die Inselrinde sich »als wichtiges Gehirnsystem für optimale Leistungsfähigkeit in extremen Umfeldern zu erweisen scheint«.[69]

Wie wir bereits an früherer Stelle in diesem Kapitel gesehen haben, kommuniziert unser zentrales Nervensystem über das periphere Nervensystem mit unserem Körper. Deshalb wollen wir nun einen genaueren Blick auf dieses periphere Nervensystem und vor allem auf den Vagusnerv – den Schlüssel zum Reset deines Nervensystems – werfen.

4

Das periphere Nervensystem und der Vagusnerv

Wie der Name »peripher« schon vermuten lässt, ist dieser Zweig des Nervensystems ausgedehnter als das zentrale Nervensystem, denn er umfasst die Milliarden von Nerven, die sich vom Rückenmark in alle Extremitäten deines Körpers hinein verzweigen; auch den Vagusnerv.[70] Die acht Sinne aus den vier sensorischen Systemen, die wir in Kapitel 2 kennengelernt haben, liefern dem Gehirn über das periphere Nervensystem ständig Informationen, mit deren Hilfe wir unsere äußere Umgebung wahrnehmen und uns einen Reim auf unsere Realität machen können. Außerdem hält unser peripheres Nervensystem das Gehirn über unsere verschiedenen inneren Systeme auf dem Laufenden, auch wenn uns dieser Informationsaustausch größtenteils gar nicht bewusst ist.

Das periphere Nervensystem besteht aus zwei verschiedenen Zweigen: dem sensorischen System (das über sogenannte afferente Nerven läuft) und dem motorischen System (das über efferente Nerven läuft). Jedes dieser beiden Systeme verfügt über eigene Untersysteme.

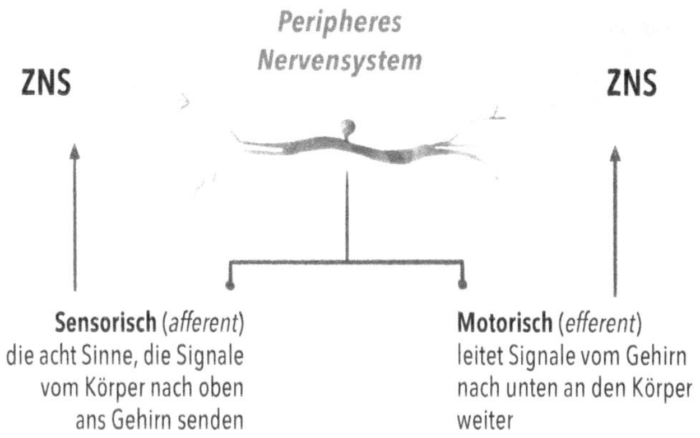

DAS SENSORISCHE SYSTEM

Dieser faszinierende Teil des peripheren Nervensystems leitet die Informationen weiter, die unsere vier Informationsgewinnungssysteme (nämlich das exterozeptive, propriozeptive, vestibuläre und interozeptive System) sammeln. Diese Systeme leiten Informationen aus dem Körper über afferente Nerven *ans Gehirn* weiter (also von unten nach oben). Der Name »afferente Nerven« leitet sich von dem lateinischen Verb *affere* (*hin*bringen) her.

Übung: Dein peripheres Nervensystem in Aktion

Wie könntest du dein peripheres Nervensystem besser kennenlernen, als wenn du es in Aktion erlebst? Richte deine Aufmerksamkeit zunächst auf deine Hände und weite sie dann auch auf andere Körperteile aus. Denke dabei über folgende Fragen nach:

- Wie fühlt sich dieses Buch oder Tablet an? Ist es warm oder kühl? Schwer oder leicht?
- Was spürst du an deiner Haut - das Material deiner Kleidung oder den Druck, den die Stuhllehne auf deinen Rücken ausübt?

- Wie hoch ist die Temperatur im Raum?
- Ist ein Luftzug wahrnehmbar?
- Was riechst du?
- Welche Geräusche hörst du?
- Spürst du, wo sich deine Füße befinden, ohne hinschauen zu müssen?
- Wie ist deine Kopfhaltung?
- Sind Schultern und Nacken angespannt oder entspannt?
- Sitzt du aufrecht oder in zusammengesunkener Haltung da?
- Wie fühlt sich deine Atmung an?
- Bist du hungrig, durstig, müde oder unruhig? Musst du vielleicht auf die Toilette?

Wie du gerade selbst erlebt hast, wird deinem Gehirn von Sekunde zu Sekunde eine riesige Menge an exterozeptiven und interozeptiven Informationen übermittelt, auch wenn du dir dessen gar nicht bewusst bist. All das (und noch viel mehr Informationen, die du nicht wahrnimmst) hilft deinem Gehirn, Vorhersagen über die allernächste Zukunft zu treffen – das ist das Phänomen der Neurozeption (Exterozeption + Interozeption), über das wir in Kapitel 2 gesprochen haben. Du kannst dir deine Antworten auf die obigen Fragen in deinem Notizbuch oder Tagebuch notieren und sie später noch einmal nachlesen.

Denke daran, dass unser Gehirn oft richtige Vorhersagen trifft. Manchmal irrt es sich aber auch, und das liegt meistens daran, dass traumatische Ereignisse oder chronischer Stress unserem neurozeptiven System »beigebracht« haben, als Schutz übersensibel auf Bedrohungssignale zu reagieren.

DAS MOTORISCHE SYSTEM

Im Gegensatz zum sensorischen System leitet dieses System Informationen über die efferenten Nerven (vom lateinischen Wort *effere* = *weg*bringen) vom Gehirn zum Körper (also von oben nach unten). Dieser Zweig unseres peripheren Nervensystems wird in zwei weitere Untersysteme unterteilt: das *somatische* und das *autonome* Nervensystem.

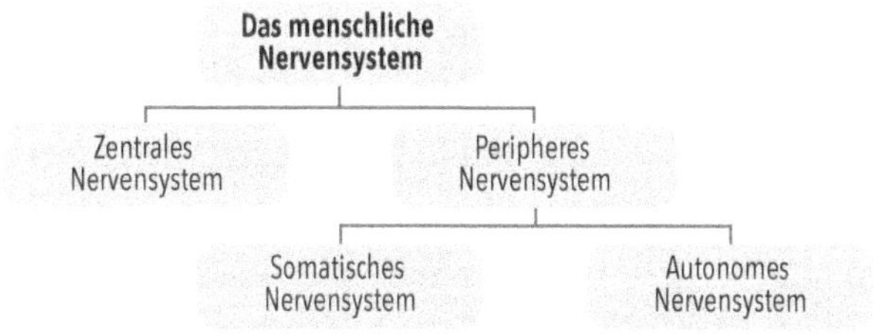

Das somatische Nervensystem

Das lateinische Wort für »Körper« lautet *soma*. Das ist hilfreich zu wissen, weil es uns daran erinnert, dass dieses Nervensystem immer dann aktiviert wird, wenn unser Körper eine bewusste Aktion ausführt. Wenn du einen Ball kicken, nach einem Glas greifen oder in einen See springen möchtest, senden Gehirn und Rückenmark diese Anweisungen an die dafür zuständigen Muskeln, damit sie in Aktion treten.

Unser Körper speichert unsere Erfahrungen – gute ebenso wie schlechte – im Überlebensgehirn und codiert sie über unser propriozeptives System als Muskelgedächtnis. Deshalb spannen unsere Muskeln sich in Gefahrensituationen automatisch an, sodass sich unsere Körperhaltung, unsere Bewegungen und unser Verhalten verändern, oft völlig unbemerkt. Wenn du zum Beispiel die Fäuste ballst oder die Schultern nach vorn sacken lässt, kannst du dadurch in einen heißen oder kalten Zustand geraten, während du dich mit entspannten Schultern und einem Lächeln auf den Lippen automatisch sicherer fühlst und vielleicht sogar in einen regulierten Zustand zurückkehrst. Anhand des Trainings, das ich dir in Teil 2 dieses Buches vorstellen möchte (und das ich eigentlich lieber als »Bioplastizitätstools« bezeichne), wirst du lernen, wie man sich diese unbewussten Zusammenhänge bewusst zunutze machen kann.

Das autonome Nervensystem

Im Lateinischen bedeutet *autonom* so viel wie »unwillkürlich« oder »unabhängig«, und genau so funktioniert dieses Nervensystem auch: nämlich auf Autopilot. Es sendet Botschaften vom Überlebensgehirn an deinen Körper, um ihm zu signalisieren, dass er sich entweder aufs Überleben oder auf seine Erholung konzentrieren soll.

Sobald dir klar ist, wie dieses Nervensystem funktioniert, und du ein sogenanntes *autonomes Bewusstsein* entwickelst, wird es dir viel besser gelingen, nicht nur in dem Moment mit Stressoren fertig zu werden, in dem sie auftreten, sondern du wirst dich auch viel schneller von ihnen erholen und wieder zu deinem Sollwert zurückkehren.

Ich hoffe, dass du während deiner Arbeit mit diesem Buch lernst, die Muster, in die du aufgrund deiner Vergangenheit verfallen bist, und die vielen verschiedenen Prägungen deines Nervensystems, die dadurch entstanden sind, besser zu erkennen. Dadurch wird dir auch bewusster werden, dass das, was du *heute* erlebst, (bewusst oder unbewusst) deine zukünftigen Stressreaktionen und Beziehungen und vieles andere prägt.

Das autonome Nervensystem wird normalerweise in zwei Zweige unterteilt: das *sympathische Nervensystem* und das *parasympathische Nervensystem*.

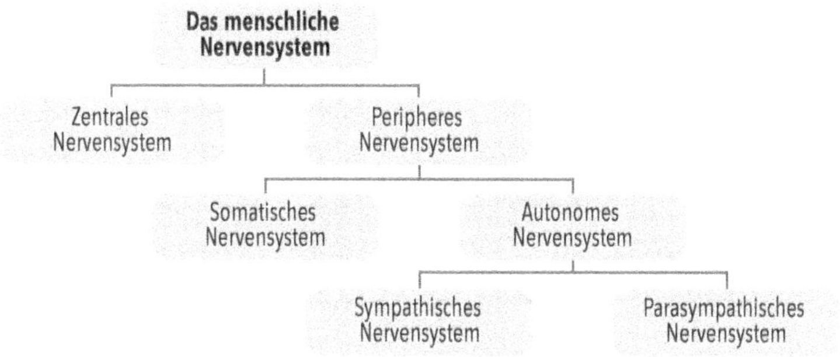

Das sympathische Nervensystem (Sympathikus)

Das sympathische Nervensystem ist der Teil unseres autonomen Nervensystems, der den Wechsel in einen zu heißen Zustand auslöst. Es aktiviert unsere dem Überleben dienende Kampf-oder-Flucht-Reaktion und mobilisiert wertvolle Energie, damit wir möglichst schnell und effektiv auf gefährliche Situationen reagieren können. Wie ein Wachhund, der darauf trainiert ist, uns zu beschützen, scannt dieses System unsere Umgebung unablässig nach Gefahren ab und reagiert so instinktiv auf wahrgenommene Bedrohungen, dass wir es vielleicht nicht einmal merken, wenn sich bei uns eine Kampf-oder-Flucht-Reaktion anbahnt und wir in einen Alarmzustand geraten.

Wir werden uns in diesem Buch ausführlich mit diesem inneren Überwachungssystem beschäftigen, denn es lernt aus früheren und jetzigen Erfahrungen, um uns in Zukunft besser schützen zu können. Und obwohl dieser Lernprozess an sich eine sehr sinnvolle Überlebensstrategie ist, kann unser Überwachungssystem manchmal auch überempfindlich werden – so wie ein übervorsichtiger Wachhund, der alle Menschen anbellt. Wenn das passiert, kann es sein, dass dieses System uns mehr schadet als es uns nützt.

Das parasympathische Nervensystem (Parasympathikus)

Vielleicht hast du schon einmal gehört, dass man diesen Zweig unseres autonomen Nervensystems auch als »Ruhe- und Verdauungssystem« bezeichnet. Dieses System sorgt dafür, dass in unserem Körper alles reibungslos funktioniert – von Herzschlag und Durchblutung bis hin zu Atmung und Verdauung. Außerdem beruhigt das parasympathische Nervensystem unseren Körper nach einem stressigen Ereignis wieder und spart Energie, indem es unseren Herzschlag verlangsamt, unsere Verdauung optimiert und unseren Blutdruck senkt.

Körperliche Reaktionen im sympathikotonen und parasympathikotonen Zustand

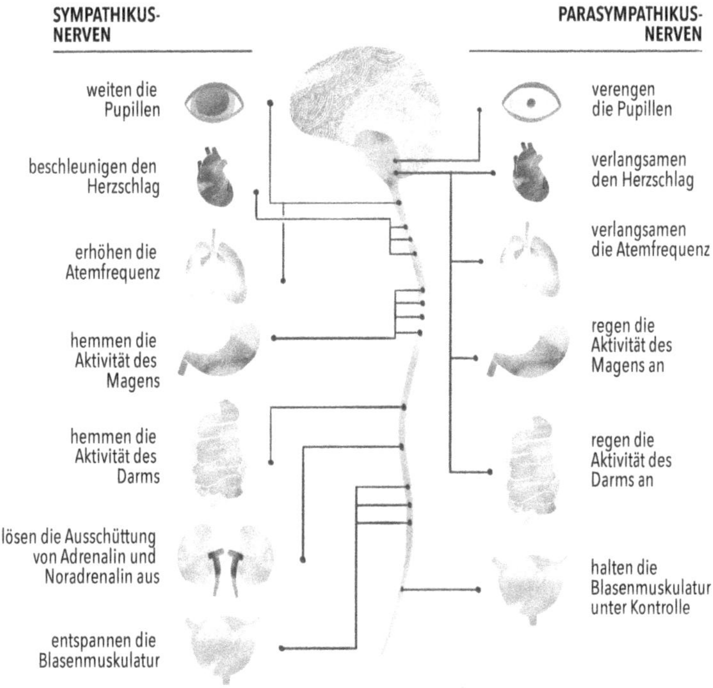

Übung: Denke über deine letzten Tage nach

Nimm dir nun ein bisschen Zeit, um über dein Interozeptionssystem nachzudenken. Schau dir dazu die Abbildung auf Seite 128 an und lass deine letzten Tage oder vielleicht sogar deine ganze letzte Woche vor deinem inneren Auge Revue passieren. Hattest du eine der in dieser Grafik aufgeführten Körperempfindungen? Falls ja: Kannst du dich noch daran erinnern, was in dieser Situation in dir vorgegangen ist? Solche Veränderungen liefern dir wichtige Hinweise darauf, welches der beiden Systeme bei dir in der jeweiligen Situation aktiviert ist.

Wenn du das nächste Mal einen trockenen Mund hast oder dein Magen in Aufruhr gerät, wenn du ein Engegefühl in der Brust verspürst oder deine Atemzüge sich verlangsamen, dann versuche herauszufinden, welcher Zweig deines Nervensystems - Sympathikus oder Parasympathikus - diese Empfindungen auslöst und durch welches Ereignis oder Gefühl er aktiviert wurde. Durch das Wissen, welche Ereignisse welche Reaktionen bei dir auslösen, kannst du lernen, besser mit diesen Triggern umzugehen und innerhalb deiner Stretch-Zone (dem Bereich am Rande deines Toleranzfensters, siehe Seite 46) zu bleiben. Oder du kannst dir nach dem betreffenden Ereignis genügend Zeit und Raum geben, um wieder in einen regulierten Zustand zurückzukehren.

Hier ein Beispiel dazu: Bist du, wenn du morgens auf dem Weg zur Arbeit in einer überfüllten S-Bahn sitzt, jedes Mal schweißgebadet? Leidest du unter Angstgefühlen, und dein Herz fängt an zu rasen? Dann kannst du dem Diagramm auf Seite 128 entnehmen, dass diese Fahrten mit öffentlichen Verkehrsmitteln dein sympathisches Nervensystem aktivieren. Da dir das regelmäßig passiert, lohnt es sich, deinen Körper darauf zu trainieren, solche Ereignisse nicht mehr als bedrohlich wahrzunehmen. Suche nach Möglichkeiten, deine Bahnfahrten angenehmer zu gestalten, sodass du dabei innerhalb deines Toleranzfensters bleibst.

Du könntest dich zum Beispiel auf die ersten Anzeichen innerer Anspannung konzentrieren, sobald sie sich (entweder schon auf dem Weg zur S-Bahn oder im Bahnwaggon) bemerkbar machen. Wenn dir auffällt, dass etwa deine Fäuste geballt sind, dann versuche sie bewusst zu entspannen und bewege die Finger hin und her. Wenn deine Zähne zusammengebissen sind, könntest du abwechselnd den Mund öffnen und wieder schließen, damit deine Kiefermuskeln sich entspannen. Stehst du in starrer, angespannter Haltung neben der Tür? Dann hilft es dir vielleicht, dein Gewicht von einem Fuß auf den anderen zu verlagern. Durch diese bewusste Körperwahrnehmung und gezielte Bewegung aktivierst du dein interozeptives und peripheres Nervensystem, und das führt wiederum zu einer Aktivierung des Vagusnervs und kann dir helfen, wieder in dein Toleranzfenster zurückzukehren.[71]

Wenn dir die vielen Menschen um dich herum unangenehm sind, könntest du dich zum Beispiel woanders hinsetzen, dich eine Zeit lang hinstellen oder in einen anderen, leereren Waggon umsteigen, in dem du dich nicht so eingeengt fühlst. Oder du könntest an der nächsten Haltestelle aussteigen und deine Fahrt für ein paar Minuten unterbrechen, bevor du weiterfährst. All diese Strategien geben deinem Nervensystem die Gewissheit, dass du handlungsfähig bist und die Wahl hast – und unser Nervensystem liebt Wahlmöglichkeiten.

Sollten dir diese Strategien, die auf die akute Situation abzielen, nicht weiterhelfen, könntest du überlegen, was möglich ist, um diesen Stressfaktor seltener zu erleben. Wäre es zum Beispiel denkbar, eine halbe Stunde früher aus dem Haus zu gehen, um nicht ins dichteste Gedränge des Pendelverkehrs zu kommen? Falls auch das keine gute Lösung für dich ist, dann suche nach Möglichkeiten, deinen Körper nach jeder S-Bahn-Fahrt so schnell wie möglich wieder in den Normalzustand zurückzubringen. Etwa indem du eine Station früher aus der Bahn steigst und zu Fuß zu deinem Zielort gehst. Damit gibst du deinem Körper und deinem Gehirn Zeit, die Stressaktivierung abzubauen und wieder ins Gleichgewicht zu kommen.

Vielleicht möchtest du in deinem Notizbuch oder Tagebuch einen Vermerk darüber machen, welche der oben beschriebenen Bewältigungsstrategien dir geholfen haben und welche nicht, damit du es beim nächsten Mal, wenn du in die gleiche Situation gerätst oder in die gleiche Reaktion verfällst, wieder mit einer dieser Strategien versuchen kannst.

DER VAGUSNERV

Der Vagusnerv, der seinen Namen dem lateinischen Wort für »umherwandern« verdankt, verläuft von der Schädelbasis bis tief in den Darm hinein. Er besteht aus vielen verschiedenen Nervenfasern, von denen 80 Prozent afferent sind – das heißt, sie leiten Signale zum Gehirn. Die übrigen Nervenfasern sind efferent – das heißt, sie leiten Signale vom Gehirn zum Körper (siehe Abbildung auf Seite 35).

Diese Informationsautobahn ist von ihrer Größe her mit dem Rückenmark vergleichbar; und obwohl sie nur einen Namen hat, handelt es sich dabei in Wirklichkeit um ein ganzes System. Am Stammhirn entspringen die zwei Hauptäste: der ventrale und der dorsale Vagusnerv. Der ventrale Vagusnerv ist mit den Strukturen oberhalb des Zwerchfells (Gesicht, Hals, Brustkorb und Lunge) verbunden, während der dorsale Vagusnerv mit den Organen im Bauchraum in Verbindung steht. Im Brustkorb teilen sich diese beiden Äste in einen ganzen Nervenkosmos auf, der Lunge, Herz, Zwerchfell, Magen, Milz, Därme, Leber und Nieren umfasst. Zwischen diesem Nervennetzwerk und dem Gehirn fließen Millionen von Nachrichten hin und her; es hält uns in einem regulierten Zustand und sendet Signale über Schmerzen, Gefahr oder Sicherheit ans Gehirn.

Der Vagusnerv ist ein zentraler Bestandteil unserer Gehirn-Körper-Verbindung.

DIE POLYVAGAL-THEORIE

Im Jahr 1995 stellte Dr. Stephen Porges, damals Direktor des Brain-Body Center an der University of Illinois in Chicago, eine Theorie auf, die einen wichtigen Beitrag zum Verständnis des Vagusnervs und seiner Rolle für unsere Gesundheit und unser emotionales Wohlbefinden leistet.[72] Seine sogenannte *Polyvagal-Theorie* besagt erstens, dass die beiden Äste des Vagusnervs sehr unterschiedliche Rollen spielen, und zweitens, dass das autonome Nervensystem nicht in zwei, sondern in drei verschiedene Zustände verfallen kann: den des sympathischen Nervensystems (»zu heiß«) und im Bereich des parasympathischen Nervensystems in den ventral-vagalen Zustand (»genau richtig«) und den dorsal-vagalen Zustand (»zu kalt«). Anhand dieser drei Zustände können wir besser verstehen und differenzieren, wie wir auf Stress und Traumata reagieren.

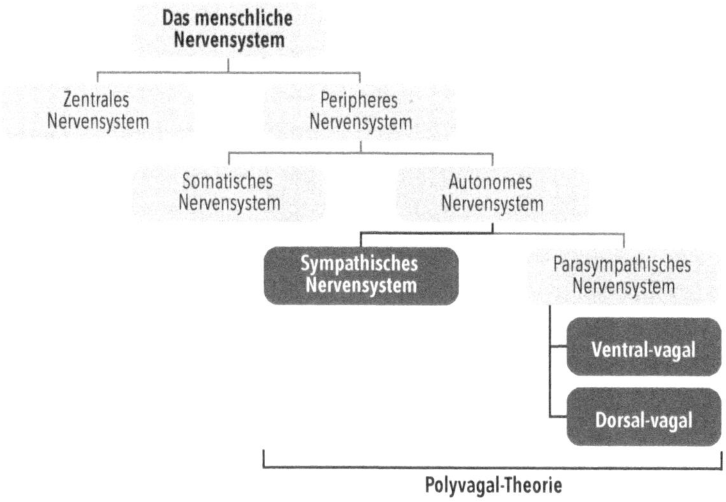

Der ventrale Vagusast

Dieser evolutionär gesehen jüngere Zweig des Vagusnervs erzeugt unseren »Genau richtig«-Zustand – in der Polyvagal-Theorie wird er auch als ventral-vagaler Zustand bezeichnet. Er hilft uns dabei, uns wieder zu regulieren. Der ventrale Vagusast entspringt im Stammhirn, wandert von dort durch Nacken und Hals und verzweigt sich zu den Ohren hin. Er versorgt Herz, Lunge und die Strukturen und Organe oberhalb des Zwerchfells – die Speiseröhre und die Bronchien der Lunge ebenso wie Kehlkopf und Rachen, die an unserer Sprache und unserer Kommunikation beteiligt sind. Dieser Zweig des Vagusnervs ist myelinisiert, das heißt, er ist – wie viele andere Nerven auch – mit einer fetthaltigen Isolierschicht (ähnlich wie die Kunststoffisolierung elektrischer Drähte) überzogen, die dafür sorgt, dass er möglichst schnell und präzise funktioniert.[73]

Der dorsale Vagusast

Dieser Ast des Vagusnervs spielt bei der Aufrechterhaltung einer guten Verdauung eine wichtige Rolle und trägt außerdem zu einer gesunden Homöostase bei. Da dieser primitivere Teil des Vagusnervs jedoch nicht myelinisiert ist – das heißt, seine elektrischen Leitungen sind nicht isoliert –, sind die Signale, die er überträgt, nicht so genau und differenziert wie die des ventralen Vagusasts. Als Konsequenz daraus, so die Theorie von Porges, versetzt er uns angesichts einer Bedrohungssituation vermutlich in einen »zu kalten« Zustand des Nervensystems – was in der Polyvagal-Theorie als dorsal-vagaler Zustand bezeichnet wird.

Nervenzellen

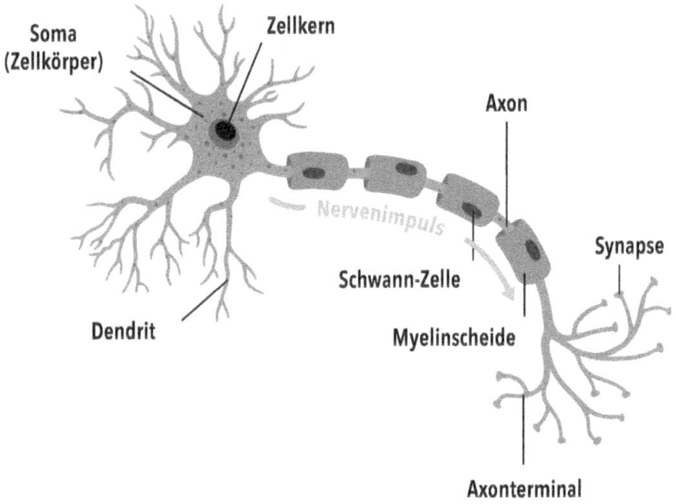

Als Neuronen bezeichnet man die Gehirn- und Nervenzellen, die im ganzen menschlichen Körper zu finden sind. Es gibt viele verschiedene Arten von Neuronen, doch ihr Grundplan (siehe oben) ist immer gleich. Der Hauptkörper der Nervenzelle hat an der Spitze verzweigte Fortsätze, sogenannte Dendriten. Diese Dendriten stellen Verbindungen zu anderen Nervenzellen her. Am unteren Ende des Zellkörpers befindet sich ein langer Fortsatz, das sogenannte Axon, das bei vielen Nervenzellen von einer Myelinscheide umhüllt ist. Am Ende dieses Axons sitzen weitere Verzweigungen, die in Synapsen enden. Diese Synapsen leiten Botschaften in Form von Neurotransmittern an die Dendriten anderer Nervenzellen weiter.

Der dorsale Vagusast entspringt ebenfalls im Stammhirn und verzweigt sich unterhalb des Zwerchfells wie eine Ranke. Von dort aus breitet er sich bis nach unten zum Dickdarm aus. Die Axone (Nervenzellfortsätze, siehe Infokasten) der dorsal-vagalen Neuronen transportieren Informationen über lange Strecken. Wenn wir uns sicher und verbunden fühlen, immobilisiert der dorsal-vagale Ast unsere Physiologie, und wir kommen in einen Zustand der Stille. Bei Bedrohungen wirkt er jedoch wie eine Handbremse, und das führt dazu, dass wir erstarren oder in einen Shutdown hineingeraten.

Die Polyvagal-Theorie in Aktion

Zusammenfassend kann man sagen, dass die Polyvagal-Theorie drei potenzielle Zustände des Nervensystems beschreibt, die den drei Zuständen entsprechen, die wir bereits in Kapitel 1 dieses Buches kennengelernt haben:

1. Sympathikotoner Zustand = »Zu heiß«-Zustand
2. Ventral-vagaler Zustand = »Genau richtig«-Zustand
3. Dorsal-vagaler Zustand = »Zu kalt«-Zustand

Der Einfachheit halber werde ich diese drei Zustände in meinem Buch auch weiterhin als »heiß«, »kalt« und »genau richtig« bezeichnen, auch wenn sie mit den in der Polyvagal-Theorie beschriebenen Zuständen identisch sind. Wie wir inzwischen wissen, ist die Schleife, die über den Vagusnerv beständig Informationen zwischen Gehirn und Körper hin- und herfließen lässt, dafür zuständig, unseren inneren Thermostat reguliert zu halten, damit wir auf alle Situationen sofort reagieren können.

Wenn die interozeptiven Botschaften unserer Organe sich auf die Aufrechterhaltung der Homöostase beziehen und unser Gehirn über bestimmte Vitalparameter (beispielsweise pH-Wert, Herzschlag oder Blutdruck) informieren, kann das Gehirn mit erstaunlich hoher Präzision erkennen, woher diese Botschaften kommen und worum es dabei geht, und ebenso spezifisch darauf reagieren.

Das erinnert an die Funktionsweise unserer Smartphones, die ebenfalls ein breites Spektrum an Informationen erfassen und verarbeiten können. Dein Handy benachrichtigt dich nicht nur jedes Mal, wenn jemand mit dir kommuniziert, sondern es sagt dir auch, *wer* dich zu erreichen versucht, welcher Kommunikationsform (Anruf, Textnachricht, DM usw.) die betreffende Person sich bedient *und* über welche Nummer, welchen Account oder welche E-Mail-Adresse sie dich kontaktiert. Zusätzlich erhältst du vielleicht auch noch zahlreiche Benachrichtigungen von Apps, die allesamt unterschiedliche Zwecke und Funktionen erfüllen und wahrscheinlich auch jeweils andere Benachrichtigungstöne haben. Genau wie dein Smartphone sortiert auch dein Gehirn Nachrichten aus einem breiten Informationsspektrum heraus, und zwar genau in dem Augenblick, in dem sie ankommen. Aber wie macht es das?

Die Antwort findet sich teilweise in den Neuronen des Vagusnervs. Es gibt Vagusneuronen, die von unten nach oben, und Vagusneuronen, die von oben nach unten kommunizieren, und beide übertragen in ihren elektrischen Signalen codierte Informationen.

Diese Codierung, die immer noch nicht genau erforscht ist, ermöglicht ein hohes Maß an Präzision und verrät dem Gehirn:

- von welchem Organ das Signal kommt,
- welcher Gewebeschicht des Organs das Signal entspringt und
- um was für einen Reiz es sich dabei handelt.

Wissenschaftler sind der Ansicht, dass der Vagusnerv verschiedene Gruppen von Neuronen mit ähnlichen genetischen Eigenschaften umfasst, die jeweils eine bestimmte Art von Reizen erkennen.[74] Auch genetische Codes für Organinformationen wurden im Vagusnerv entdeckt. Das bedeutet, dass bestimmte Nachrichten von einer bestimmten Körperregion wie etwa dem Darm gesendet werden können, um das Gehirn beispielsweise über die Ausschüttung von Hormonen, über einen Entzündungsprozess oder mechanischen Druck zu informieren. Auch wenn diese Datenbündel vom selben Ort kommen, kann das Gehirn aufgrund ihrer Codierung detailgenau zwischen ihnen differenzieren. So weiß das Gehirn immer genau, wer »anruft« und was er will.[75] Es gibt nur eine einzige Ausnahmesituation, nämlich dann, wenn wir (zumeist unbewusst) durch Stress oder Trauma getriggert werden. Denn in solchen Fällen erzeugen die körperlichen Empfindungen und Reaktionen, die mit der gestörten Neurozeption einhergehen, sehr allgemeine, diffuse Botschaften von Schmerz oder Gefahr, die für unser Gehirn viel schwerer zu entschlüsseln sind.

Obwohl dieser Interozeptionsprozess größtenteils ohne unser Wissen abläuft, kann unser Gehirn-Körper-System besser funktionieren, wenn wir bestimmte vom Körper zum Gehirn verlaufende Signale zu beeinflussen lernen. Wenn wir zum Beispiel bewusst unser Atemmuster verändern, um unsere Lunge zu dehnen, können wir damit Signale ans Stammhirn senden und den Zustand unseres Nervensystems verändern.

Der Vagus ist ein kompliziertes, fein differenziertes, wechselseitiges System. Und die in zwei Richtungen verlaufende Kommunikation ist der Grund, warum dieser Nerv für unsere emotionale und körperliche Gesundheit eine so wichtige Rolle spielt. Er steht in engem Zusammenhang mit unseren Stimmungen, unserer Immunreaktion, unserer Verdauung, unserer Herz- und Atemfrequenz, unserer Herz-Kreislauf-Funktion und Reflexen wie Husten, Niesen, Schlucken und Erbrechen. Von daher ist es leicht, zu verstehen, warum eine Dysregulation unseres Nervensystems (in dem der Vagusnerv eine wichtige Rolle spielt) zu andauernden Problemen in Gehirn und Körper führen kann.

Wenn wir es zur Priorität machen, einen gesunden, funktionsfähigen Vagusnerv – mit gutem Vagotonus – zu haben, wird unser Nervensystem mit sehr viel höherer Wahrscheinlichkeit widerstands- und anpassungsfähig sein. Untersuchungen zufolge geht ein hoher Vagotonus mit einem besseren Gesundheitszustand, einer besseren emotionalen Verfassung und besseren kognitiven Fähigkeiten einher.[76]

Mithilfe der Übungen und Informationen in Teil 2 dieses Buches kannst du darauf hinarbeiten, deinen Vagotonus zu erhöhen. Dadurch kannst du die Botschaften, die von unten (von deinem Körper) nach oben (zu deinem Gehirn) fließen, beeinflussen und dich von einigen deiner belastendsten emotionalen und physischen Probleme befreien. Mit einem höheren Vagotonus können wir uns besser von Ängsten, Wut, Verzweiflung oder Apathie befreien und sind außerdem besser dafür gerüstet, selbst angesichts von Herausforderungen und Widrigkeiten im Gleichgewicht zu bleiben.

Im nächsten Kapitel werden wir uns die Gehirn-Körper- und Körper-Gehirn-Kommunikation innerhalb des Vagusnervs ein bisschen genauer anschauen und darauf eingehen, wie sie unsere Gesundheit und unser Wohlbefinden beeinflusst.

5
Die Informationsschleife zwischen Körper und Gehirn

Wie wir gesehen haben, macht die wechselseitige Kommunikation zwischen Gehirn und Körper den Vagusnerv zu einer der einflussreichsten Strukturen unseres Körpers. Unsere Stimmungen und Gedanken, aber auch andere wichtige Parameter wie unsere Immunreaktion, Verdauung, Herzfrequenz, Atemfrequenz und das Herz-Kreislauf-System hängen eng mit diesem Nerv zusammen.

Als Teil des autonomen Nervensystems bleibt die Kommunikation, die über den Vagus läuft, in unserem Körper größtenteils unbemerkt. Während wir essen, schlafen, spielen und uns streiten, steht unser Gehirn in ständiger Kommunikation mit unseren inneren Organen. Diese elektrischen Signale, die von jedem Organ durch den Vagusnerv nach oben transportiert werden, helfen dem Gehirn, unseren Gesundheitszustand zu überwachen und die Homöostase aufrechtzuerhalten. Manche Organe üben jedoch einen besonders großen Einfluss aus – so ist es zu erklären, dass wir plötzlich Herzrasen oder Schmetterlinge im Bauch spüren, wenn wir in einen heißeren Zustand hineingeraten.

In diesem Kapitel werden wir auf die tiefgreifenden Auswirkungen eingehen, die Herz, Darm und Faszien (das Bindegewebsnetz rund um unsere Muskeln, Blutgefäße und Nerven) auf unsere psychische und emotionale Verfassung und unsere körperliche Gesundheit haben.

DIE HERZ-GEHIRN-ACHSE

Zwei der wichtigsten Informationen, die das Gehirn über unseren Körper erhält, sind die über unsere Herzfrequenz und unseren Blutdruck. Wie bei jeder anderen Körperregion läuft die Kommunikation zwischen Gehirn und Herz über eine wechselseitige Rückkoppelungsschleife ab. Das Herz aber besitzt einige Eigenschaften, dank derer es in ständigem Austausch mit dem Gehirn steht. Diese spezielle Feedbackschleife wird oft als Herz-Gehirn-Achse bezeichnet.

Der Vagusnerv sendet Signale ans Gehirn, die von Barorezeptoren (Drucksensoren) stammen. Diese Barorezeptoren sitzen an:

- den Herzwänden,
- dem Aortenbogen (der oberhalb des Herzens liegt und die nach oben und nach unten verlaufenden Äste der Aorta – der Hauptschlagader unseres Körpers – miteinander verbindet) und
- den Karotiskörpern (in der Nähe der Halsschlagadern; siehe Abbildung unten). Mithilfe dieser drei Barorezeptorengruppen hält der Körper unseren Blutdruck auf einem relativ konstanten Niveau, sodass das Blut weiterhin zum Gehirn gepumpt wird, egal, in welcher Position wir uns befinden.

Wenn wir zum Beispiel morgens aufstehen, werden unsere Barorezeptoren durch die dazu notwendige Erhöhung des Blutdrucks gedehnt. Das führt zu einer Veränderung im Gehirn-Körper-System, das versucht, die Homöostase aufrechtzuerhalten. Diese Barorezeptoren registrieren auch die Aktivität des Herzens, die wiede-

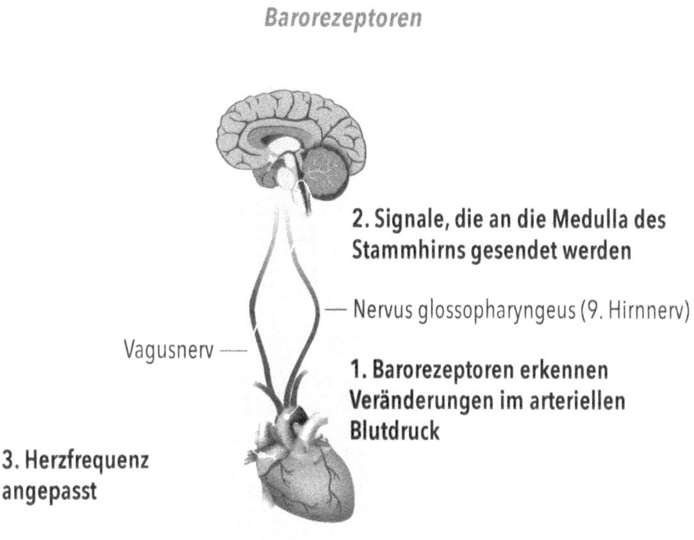

rum unsere Gefühle und unser Handeln beeinflusst. Wenn unser Herz beispielsweise schnell schlägt, senden sie Signale aus, die unser Gehirn möglicherweise im Sinne von Kampf oder Flucht wahrnimmt.

Die Vagusbremse

Im Inneren unseres Herzens befindet sich ein ungeheuer wichtiges Gebilde: der Sinusknoten. Dieser Knoten ist winzig klein, spielt aber eine umso größere Rolle und wird gemeinhin als »Herzschrittmacher« bezeichnet. Der Vagusnerv steht über einen als *Vagusbremse* bezeichneten Pfad direkt mit diesem Schrittmacher in Verbindung. Er ist ein weiterer wichtiger Teil unserer Biologie, der uns helfen soll zu überleben.

Ähnlich wie die Bremsen an einem Fahrrad oder Auto kann unsere Vagusbremse entweder angezogen oder gelöst werden, um die Geschwindigkeit unseres Herzschlags zu verändern. Wenn wir

Sinusknoten und Vagusnerv

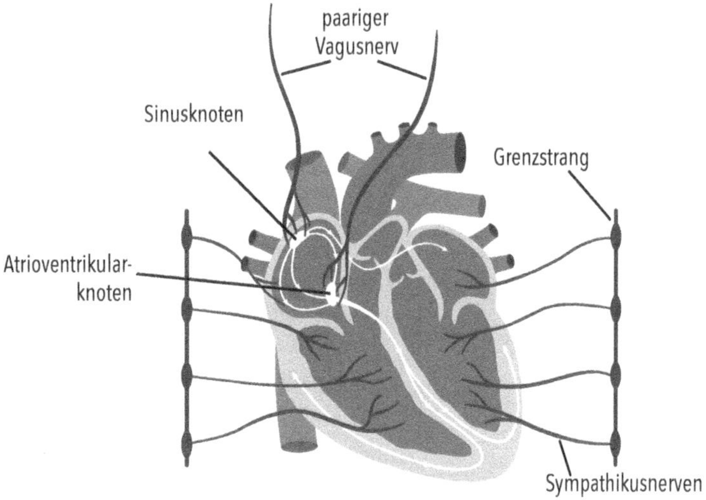

uns im »zu kalten«, dorsal-vagalen Zustand befinden, kann diese immobilisierende Energie unsere Herzfrequenz auf bloße 20 bis 30 Schläge pro Minute verlangsamen oder unser Herz sogar ganz zum Stillstand bringen.[77] Ohne Vagusbremse läge unsere durchschnittliche Ruheherzfrequenz statt der üblichen 72 Schläge pro Minute zwischen 90 und 110 Schlägen pro Minute.[78]

Die Mechanik unseres Nervensystems

Wir können uns unser Nervensystem so ähnlich vorstellen wie ein Auto: Die mobilisierende Sympathikusenergie ist das Gaspedal oder Benzin. Der ventral-vagale Zweig ist das Bremspedal, das wir mit dem Fuß betätigen; und der dorsal-vagale Zweig entspricht der Handbremse, die uns immobilisiert, wenn wir sie anziehen.

Wenn du über die Aktivitäten nachdenkst, denen du täglich oder wöchentlich nachgehst, und dir überlegst, wie du deine Vagusbremse dabei entweder löst oder anziehst, bekommst du eine gute Vorstellung davon, wie viel Flexibilität diese Bremse dir bietet und wie nützlich sie sein kann. Auf dem Weg zu einem Date zum Beispiel wird sich deine Vagusbremse wahrscheinlich etwas lösen, sodass du bei deiner Verabredung ein bisschen energiegeladener, gewinnender und selbstbewusster rüberkommst als sonst. Das Gleiche gilt für ein Vorstellungsgespräch oder irgendein anderes wichtiges Treffen. Immer wenn du deine Vagusbremse löst, gibt dein Körper dir Zugriff auf diese heißere Energie, sodass du dich souveräner fühlst und fokussierter bist. Wenn du dich körperlich betätigst (zum Beispiel bei einem Marathonlauf), nimmt deine Ausdauer zu, dein Körper wird stärker durchblutet, und deine Atem- und Herzfrequenz erhöhen sich, sodass du die Energie deines Körpers maximieren kannst.

In jeder der oben beschriebenen Situationen beschleunigt das Lösen der Vagusbremse alle deine physiologischen Funktionen und bietet dir Zugang zu den Ressourcen, die du brauchst, um dein Ziel zu erreichen – selbst wenn dieses Ziel außerhalb deiner Komfortzone liegt. Sobald die betreffende Situation vorüber ist und dein Überlebensgehirn feststellt, dass du »in Sicherheit« bist, wird die Vagusbremse über den Vagusnerv wieder aktiviert: Dein Herzschlag verlangsamt sich, deine Atemzüge werden tiefer, und du kehrst wieder in einen ruhigeren, verbundeneren Zustand zurück. Dabei spürst du vielleicht auch, wie deine Kiefermuskulatur sich lockert oder deine rasenden Gedanken sich verlangsamen. Dieses Wiederanziehen der Vagusbremse ist der große Seufzer der Erleichterung, von dem wir oft hören.[79] Das ist nicht einfach nur eine Redewendung, sondern ein wissenschaftlich erwiesenes Phänomen.

Bei Säugetieren (einschließlich des Menschen) ist diese Fähigkeit, sich selbst zu regulieren und aus dem Überlebensmodus wieder in einen Zustand zurückzukommen, der kooperatives Verhalten fördert, überlebenswichtig. In Krisensituationen nehmen wir Hinweise auf Bedrohungen aus unserer Umgebung und von unseren Mitmenschen auf und wechseln dann *gemeinsam* in einen Überlebensmodus über. Wir stimmen unsere Energien aufeinander und auf die Energie der jeweiligen Situation ab – so können wir in diesem Augenblick kooperativ auf ein gemeinsames Ziel hinarbeiten und gemeinsam in einen ruhigen, ausgewogenen Zustand zurückkehren, sobald die Gefahr vorüber ist.

Die Geschichte von Jenny und Selena: Stress und die Vagusbremse

Einer der wichtigsten Aspekte der Herz-Gehirn-Verbindung – und der Aktivierung oder Deaktivierung der Vagusbremse – ist die Rolle, die Stress in unserem Leben spielt. Jenny und Selena sind hervorragende Beispiele dafür.

Jenny und Selena sind Schwestern mittleren Alters. Sie verstehen sich sehr gut miteinander, haben ähnliche Hobbys und sind beide aufgeschlossen, locker und kontaktfreudig. Obwohl sie in verschiedenen Städten leben, telefonieren sie regelmäßig miteinander und helfen sich gegenseitig bei Problemen.

Als die COVID-19-Pandemie ausbrach, waren beide Schwestern besorgt. Jenny lebte allein, und Selena wohnte mit ihrer Frau Julia zusammen, die an einer Immunschwäche litt. Anfangs war Selena nicht übermäßig besorgt um Julia. Trotz des Problems mit ihrem Immunsystem war sie immer ziemlich gesund gewesen, und die beiden trafen extreme Vorsichtsmaßnahmen, um sich nicht anzustecken. Sie verfolgten regelmäßig die Nachrichten, gingen in Quarantäne, wuschen sich ständig die Hände und trugen in der Öffentlichkeit Masken. Trotzdem spürten beide Schwestern, wie ihr Stressniveau von Tag zu Tag mehr anstieg, und sie machten sich Sorgen um ihre Lieben. Sowohl Jenny als auch Selena litten in dieser Zeit unter zunehmenden Angstzuständen und Panikgefühlen, und ihre Atmung wurde immer flacher.

Trotz aller Vorsichtsmaßnahmen erkrankte Selenas Frau Julia schließlich doch an Corona und musste ins Krankenhaus, wo Selena sie in den darauffolgenden Monaten so oft wie möglich besuchte. In der Zwischenzeit schaute sie Nachrichten und versuchte, sich so gut wie möglich abzulenken, während sie weiterhin in Quarantäne blieb. Da sie durch die Pandemie ängstlich und nervös war, empfand sie den zusätzlichen Stress durch Julias Krankheit fast als unerträglich. Zum ersten Mal in ihrem Leben bekam Selena Panikattacken. Ihr Herz raste, selbst wenn sie ganz still dasaß, und nachts konnte sie kaum noch schlafen.

Selenas zu schnelle Herzfrequenz übermittelte ihrem Gehirn Gefahrensignale, sodass sie zunächst in einen heißeren, sympathikotonen Zustand hineingeriet, der ihr half, innerlich wachsam zu bleiben und aktiv an der Pflege ihrer Frau mitzuwirken. Doch je länger Julia im Krankenhaus lag, umso mehr veränderte sich Selenas emotionale Verfassung – sie schwankte jetzt zwischen der Hitze der Panik und der Kälte eines Shutdowns hin und her. Bei den wenigen Malen, die sie ins Krankenhaus kommen durfte und mit den Ärzten über den Zustand ihrer Frau sprechen konnte – der sich rapide verschlechterte –, steigerte sie sich immer mehr in ihre Gefühle hinein. War sie dann wieder zu Hause, lag sie auf dem Bett und fühlte sich völlig von der Realität abgeschnitten – allein und wie betäubt.

Selena lebte ständig in panischer Angst, und allmählich versetzten diese Gefühle sie in den kalten, dorsal-vagalen Zustand der Erstarrung. An den meisten Tagen war sie trotz ihrer Panik unfähig, zu handeln oder eine Entscheidung zu treffen. Drei Monate nach ihrer Einweisung ins Krankenhaus starb Julia, und Selena versank in eine tiefe Depression. An den meisten Tagen konnte sie sich nicht einmal dazu aufraffen, morgens aufzustehen, geschweige denn, irgendwelche Aufgaben zu erledigen. Gelang es ihr doch einmal, sich zum Aufstehen zu überwinden und eine Besorgung zu machen, fühlte sie sich hinterher schwach und kraftlos.

Als Jenny ihre Schwester endlich besuchen konnte, war Selena nur noch ein Schatten ihrer selbst. Meistens schloss sie sich in ihrem Zimmer ein und erklärte, sie fühle sich vollkommen taub, so als befände sie sich gar nicht mehr in ihrem Körper. Durch Selenas ständige Angstzustände, zu denen nun auch noch das Trauma, ihre Frau zu verlieren, hinzugekommen war, hatte ihr Sollwert sich verändert. Ihr innerer Thermostat war ganz heruntergedreht worden, sodass sie sich in einem kalten, erstarrten, immobilisierten Zustand befand. Apathie, Erschöpfung, Depression und Dissoziation waren zu ihrem neuen Normalzustand geworden.

Jennys Basiswert hatte sich ebenfalls verändert – allerdings in die entgegengesetzte Richtung. Seit Beginn der Pandemie lebte sie in der Hitze des sympathikotonen Zustands. Sie war ständig ängstlich und besorgt. Durch Julias Tod hatte diese Hitze so sehr zugenommen, dass ihre Hände schon schweißnass wurden, wenn ihr Smartphone nur einen Benachrichtigungston von sich gab. Offiziell war die schlimmste Zeit der Pandemie nun zwar vorüber, doch Jennys Umgang mit Menschen hatte sich völlig verändert. War sie früher extrovertiert und gesellig gewesen, fühlte sie sich nun in Gruppen sehr unwohl. Schon ein Treffen mit ein paar Freundinnen war zu viel für sie.

Jennys Körper hatte ihrem Gehirn während der Pandemie ständig Gefahrensignale gesendet. Diese Signale, zu denen dann auch noch die Sorge um die sich immer mehr verschlechternde psychische Verfassung ihrer Schwester hinzukam, hatten Stressreaktionen in Jennys Überlebensgehirn ausgelöst. Mit jeder Bedrohung, die ihr Gehirn wahrnahm, geriet sie weiter in einen heißen, sympathikotonen Zustand hinein. Ihre Vagusbremse löste sich immer mehr, was ihren Blutdruck in die Höhe trieb und sie mit mobilisierender Energie überflutete, die ihre Ängste noch weiter schürte.

In gewisser Hinsicht war das gut, ja sogar notwendig. Denn anfangs schützte es Jenny und gab ihr genügend Mut und Energie, um für ihre Schwester da zu sein – obwohl sie Angst davor hatte, zu reisen und dabei mit so vielen Menschen in Kontakt zu kommen. Langfristig wirkte sich dieser heiße Zustand jedoch weniger positiv auf sie aus.

Entschlossen, ihre Angst- und Panikgefühle in den Griff zu bekommen, ging Jenny zum Arzt, der ihr Blutdrucksenker verschrieb und sie mit dem Rezept nach Hause schickte. Rein biologisch half das Medikament tatsächlich, Jennys Blutdruck sank ein bisschen. Ihre psychischen und sozialen Probleme blieben jedoch ungelöst, weil das Medikament natürlich nichts gegen die Gefühle ausrichten konnte, die die Lösung ihrer Vagusbremse ausgelöst hatte. Sie blieb im Überlebensmodus gefangen.

Jennys und Selenas Geschichte ist ein gutes Beispiel für die untrennbare Verbindung zwischen unserem Nervensystem und unserer körperlichen und seelischen Gesundheit. Chronische Stressoren und Traumata drängen uns über unsere Toleranzgrenze hinaus und halten uns so lange in dieser Zone fest, dass wir unseren Alltag irgendwann als unerträglich empfinden. Bei Menschen, die mit chronischen Depressionen, Burn-out, Reizbarkeit oder Wut zu kämpfen haben, entsteht eine sehr ähnliche Situation. Das gibt uns eine Ahnung, wie unser Gehirn unser Herz beeinflusst, und umgekehrt.

Für beide Frauen könnte ein Training sinnvoll sein, das ihnen dabei hilft, wieder mit ihrem Körper und ihrem näheren Umfeld in Kontakt zu treten. Dadurch könnten sie wieder in ihr Toleranzfenster zurückkehren und sich dort vollständig von ihrem Stress und Trauma erholen. Und wenn es ihnen so gelänge, zu diesem nicht optimalen Sollwert zurückzukehren, könnten sie den Thermostat ihres Nervensystems mithilfe der Strategien, die wir in Teil 2 dieses Buches noch kennenlernen werden, mit der Zeit wieder auf einen optimalen Sollwert einstellen.

Falls Selena und Jenny sich nicht darum bemühen, ihr autonomes Bewusstsein zu stärken und wieder in einen regulierten Zustand zurückzukommen, steigt ihr Risiko, zusätzlich zu dem emotionalen und psychischen Stress, unter dem sie ohnehin schon leiden, auch noch körperliche Beschwerden oder Erkrankungen zu entwickeln. Wenn alles gut läuft, steigt unser Blutdruck, sobald wir in einen heißen Zustand hineingeraten, wodurch es uns oft leichter fällt, uns zu fokussieren, aktiv zu werden und zu tun, was getan werden muss. Sobald die Stresssituation vorbei ist, kehrt unser Blutdruck dann wieder zur Homöostase zurück. Sind wir jedoch chronischem oder traumatischem Stress ausgesetzt, steigt unser Blutdruck dauerhaft an (das heißt, wir entwickeln Bluthochdruck). Das ist die allostatische Last oder der Verschleiß, der sich in unserem Gehirn-Körper-System akkumuliert. Wenn uns hingegen der dorsal-vagale Zustand kollabieren lässt oder vielleicht sogar in einen Shutdown führt, in dem unser System »heruntergefahren« wird, sinkt unser Blutdruck, und unsere Herzfrequenz nimmt ab. Dann können wir uns kaum noch bewegen, fühlen uns schwach und kraftlos und werden total handlungsunfähig. Auch Erschöpfung und Verdauungsprobleme können mit der Zeit entstehen, wenn unser System auf diese Weise zum Stillstand kommt.

Herzfrequenzvariabilität (HFV)

Unser Herzschrittmacher – der Sinusknoten – gibt den Takt für unsere Herzfrequenz vor. Entgegen der landläufigen Meinung schlägt ein gesundes Herz nicht gleichmäßig wie ein Metronom, sondern unser Herzschlag variiert im Gleichklang mit unserer Atmung.[80] Beim Einatmen beschleunigt er sich, weil die Vagusbremse ihre dämpfende Wirkung auf den Herzschrittmacher gelockert hat, beim Ausatmen verlangsamt er sich, weil die Vagusbremse jetzt wieder aktiviert wird. Diese Schwankungen bezeichnet man als Herzfrequenzvariabilität (HFV). Einfach ausgedrückt, ist die HFV der Abstand zwischen unseren Herzschlägen in Millisekunden (ms). Es gibt portable Geräte, die die HFV tracken, doch für klinische Untersuchungen sind 24-Stunden-Aufzeichnungen der HFV der Goldstandard.[81]

Diese HFV-Messwerte können uns eine sehr hilfreiche Momentaufnahme davon liefern, wie effizient unser Vagus arbeitet.[82] Anders als beim Blutdruck gibt es jedoch keinen optimalen HFV-Wert. Die Herzfrequenzvariabilität nimmt mit dem Alter ab, variiert von Individuum zu Individuum und verändert sich von Situation zu Situation. Die beste Methode, deine eigene HFV einzuschätzen, besteht darin, sie über einen längeren Zeitraum hinweg zu beobachten und bei den Ergebnissen auf Trends nach oben oder unten zu achten.

Alles in allem deutet eine hohe HFV auf einen hohen Vagotonus und eine gesunde Vagusbremse hin.[83] Außerdem geht sie mit einer effektiveren Emotionsregulation einher. Eine niedrige HFV hingegen deutet darauf hin, dass die Vagusbremse gelöst worden ist, um die Herzfrequenz zu erhöhen. Das war bei Jenny der Fall, und ihre höhere Herzfrequenz trug nun dazu bei, dass sie noch weiter in ihren aktivierten Zustand hineingeriet. Wenn unsere HFV ständig zu niedrig ist, verlieren wir die Fähigkeit, unsere Vagusbremse nur ein bisschen zu lockern und in müheloser Entspanntheit durchs Leben zu gehen. Stattdessen lassen wir sie völlig los und rasen viel zu schnell bergab. Wir können unser Tempo nicht mehr so anpassen, wie das Leben es erfordert, und verfallen jedes Mal in Angstzustände oder in eine Kampf-oder-Flucht-Reaktion, wenn wir auch nur ein klein wenig aus unserer Komfortzone herauskommen.

Wenn das passiert, ist das Risiko, in einem zu heißen Zustand mit erhöhtem Blutdruck stecken zu bleiben, sehr hoch. Die Forschung hält eine niedrige HFV für einen Vorboten zukünftiger Gesundheitsprobleme, denn sie deutet darauf hin, dass wir weniger belastbar sind und es uns schwerfällt, mit wechselnden Situationen umzugehen.[84] Doch zum Glück können wir etwas gegen eine niedrige HFV tun, indem wir unseren Vagotonus verbessern – und zwar mithilfe des Bioplastizitätstrainings, das du in Teil 2 dieses Buches kennenlernen wirst.

Herzfrequenzvariabilität

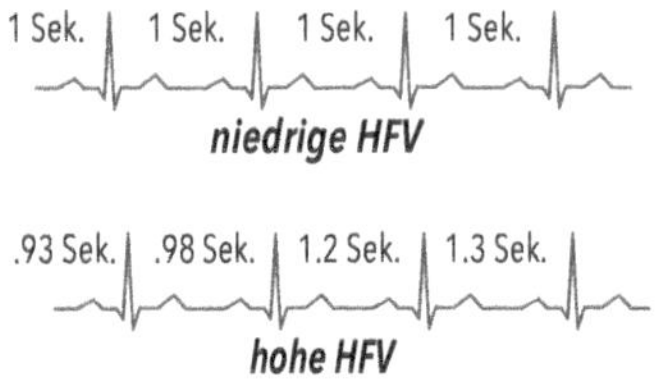

Niedrige HFV	**Hohe HFV**
»Kampf oder Flucht«	hoher Vagotonus
schnell erschöpft	bessere Leistungsfähigkeit
geringe Anpassungsfähigkeit	hohe Anpassungsfähigkeit
schlechtere kognitive Fähigkeiten	bessere kognitive Fähigkeiten

Eine stärkere Vagusbremse verbessert den Vagotonus

Wenn wir unseren Vagotonus stärken, können wir diese Herz-Gehirn-Verbindung besser zu unserem Vorteil nutzen und uns schneller wieder regulieren. Im Idealfall spiegeln sich in unserer Herzfrequenz die Anforderungen des aktuellen Geschehens wider – das bezeichnet man als *vagale Effizienz*.[85] Wenn wir zum Beispiel während eines Tornados in Deckung gehen und unser Herz heftig schlägt, um unsere Muskeln mit sauerstoffreichem Blut zu versorgen, damit wir bei Bedarf schnell handeln können, entspricht das der Dringlichkeit einer Situation, in der es um Leben und Tod geht – das ist vagale Effizienz.

Doch wenn unser Herz genauso stark pocht, nur weil ein anderer Autofahrer uns den Parkplatz wegschnappt, auf den wir gewartet hatten, ist das nicht gut, denn diese Herzfrequenz passt nicht zu den physischen Anforderungen der Situation. Klar, wir ärgern uns vielleicht über das Verhalten dieses Autofahrers (oder es macht uns sogar wütend), aber eine so starke körperliche Reaktion ist trotzdem unverhältnismäßig, da in dieser Situation weder unsere Sicherheit noch unser Leben in Gefahr ist. Wenn du in der Lage bist, in solchen Augenblicken bewusst die Vagusbremse einzuschalten (wie das geht, erfährst du in Kapitel 9), kannst du deine Herzfrequenz senken, deine HFV erhöhen und damit wahrscheinlich auch deine hitzigen Emotionen beruhigen.

Ähnlich verhält es sich, wenn du als Gastgeberin ein Festessen für einen Freund ausrichtest, dich dabei aber desinteressiert, antriebslos oder unbeteiligt fühlst. Dein Nervensystem dann bewusst hochzuregulieren, ist eine gute Methode, um mehr Energie für die sozialen Anforderungen des Augenblicks aufzubringen. Die Atemübung auf Seite 340 ist ein einfaches Hilfsmittel dazu. Je geschickter wir unsere Vagusbremse einsetzen und unser Erregungsniveau an die Erfordernisse der jeweiligen Situation anpassen, umso besser können wir mit den Anforderungen unseres Lebens umgehen. Wir werden resilienter, können mehr leisten und erfolgreicher agieren, wenn wir unter Druck stehen. Und nicht nur das: Wir sind dann sogar in der Lage, Spitzenleistungen zu erbringen.

Bei einer Sportlerin können solche Spitzenleistungen beispielsweise so aussehen, dass sie innerlich ganz ruhig bleibt, während sie mit maximaler körperlicher Energie und Konzentration an einem Wettkampf teilnimmt. Im Alltagsleben könnte eine Spitzenleistung darin bestehen, eine Herausforderung zu meistern –

zum Beispiel ein schwieriges Gespräch zu führen, bei einem Vorstellungsgespräch gut abzuschneiden oder in einer Notsituation schnell und effizient zu handeln.

Ohne gesunde Vagusbremse können wir nicht so leicht in die verschiedenen Zustände unseres Nervensystems hinein- und wieder herauswechseln, sodass wir bei chronischem oder traumatischem Stress eher außerhalb unseres Toleranzfensters verharren. Und zu viel Zeit in diesem Bereich zu verbringen, kann entweder zu Hypertonie (Bluthochdruck) oder zu einer niedrigen HFV führen, wie es bei Menschen mit chronischen Schmerzen und Verdauungsproblemen tatsächlich häufig der Fall ist.[86]

Das menschliche Verdauungssystem

Wenn du über die Anatomie des menschlichen Verdauungssystems genau Bescheid weißt, kannst du diesen Infokasten ruhig überspringen, aber wenn du dir nie genau merken kannst, wo in deinem Bauch welches Organ liegt und was für Aufgaben es erfüllt, ist diese kleine Gedächtnisauffrischung sicherlich hilfreich für dich.

In dem Moment, wo wir etwas zu essen in den Mund stecken, findet die erste Phase des Verdauungsprozesses statt. Wir vermischen die Nahrung mit unserem Speichel, der anfängt, die Stärke aufzuspalten. Beim Schlucken gelangt die Nahrung durch ein Ventil (den oberen *Speiseröhrenschließmuskel,* der sich hinter jedem Bissen wieder schließt) in die *Speiseröhre*. Anschließend passiert die Nahrung ein zweites Ventil, den unteren Speiseröhrenschließmuskel, der sich danach ebenfalls sofort wieder schließt.

Im *Magen* wird die Nahrung mit Salzsäure und anderen Verdauungssekreten versetzt und mithilfe der Magenperistaltik 90 Minuten bis vier Stunden lang durchmischt. Die Salzsäure beginnt, zusammen mit verschiedenen Verdauungsenzymen, die Eiweiße (Proteine) in ihre einzelnen Aminosäuren aufzuspalten.

Sobald die teilweise verdaute Nahrung die richtige Konsistenz erreicht hat, gibt der Magen sie über ein Ventil (den sogenannten Magenpförtner) portionsweise in den Dünndarm ab. Zu diesem Zeitpunkt sind noch kaum Nahrungsbausteine in den Blutkreislauf aufgenommen worden. Der Dünndarm ist sehr lang und stark gefaltet.

Die halb verdaute Nahrung wird nun mit der Galle vermischt, die in der Leber gebildet und in der Gallenblase gespeichert wurde und über den Gallengang in den Darm gelangt. Diese Galle beginnt die Fette aufzuspalten, und Enzyme aus der Bauchspeicheldrüse verdauen sie noch weiter. Die Bauchspeicheldrüse schüttet außerdem Enzyme zur weiteren Aufspaltung von Kohlenhydraten und Proteinen aus, und der Dünndarm selbst steuert ebenfalls Verdauungsenzyme bei.

Im nächsten Dünndarmabschnitt finden 90 Prozent der Nährstoffaufnahme statt: Nährstoffe aller Art werden in den Blutkreislauf aufgenommen und zu Zellen im ganzen Körper transportiert. Der restliche Nahrungsbrei (der jetzt größtenteils aus Wasser und unverdaulichen Ballaststoffen besteht) beginnt sich langsamer durch den Verdauungstrakt zu bewegen, sobald er den letzten Dünndarmabschnitt erreicht. Hier beginnt die Mikroorganismenpopulation unseres Darms - das sogenannte *Darmmikrobiom* - sich allmählich zu vergrößern. Auch hier werden noch ein paar Bestandteile des Nahrungsbreis in den Blutstrom aufgenommen, und dann wandert er schließlich in den Dickdarm.

Der längste Teil unseres Dickdarms, das *Kolon*, spielt für den Verdauungsprozess eine wichtige Rolle. Die verdaute Nahrung braucht bis zu 30 Stunden, um ihn zu durchwandern. Das Kolon resorbiert überschüssiges Wasser aus dem verdauten Speisebrei und wandelt ihn in Stuhl um. Außerdem ist es am dichtesten mit Mikroorganismen besiedelt: Hier ernähren sich die Darmbakterien von den Ballaststoffen, die wir nicht verdauen konnten.

Der *Enddarm* dient als Sammelstelle für die Fäkalien, die sich bis zum nächsten Stuhlgang, der durch den *After* erfolgt, dort ansammeln – und damit ist die Reise unserer Nahrung durch den Verdauungstrakt 24 bis 60 Stunden nach ihrem Verzehr beendet.

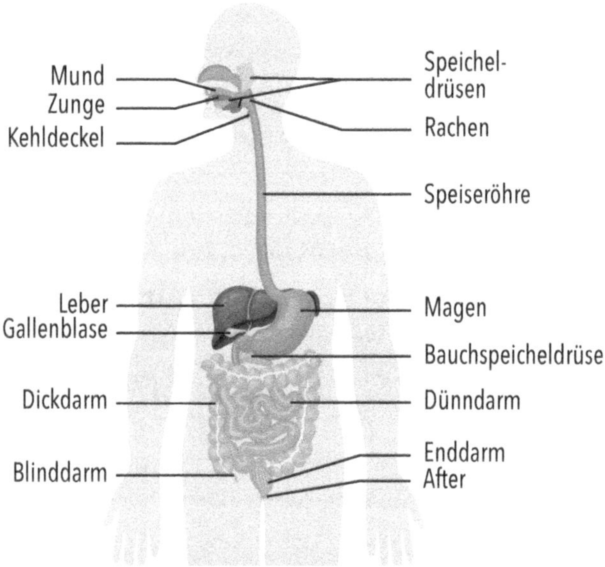

DIE DARM-HIRN-ACHSE

Zu Beginn dieses Buches haben wir darüber gesprochen, dass Nervosität oder Sorgen sich oft in Form körperlicher Empfindungen in unserem Bauch bemerkbar machen: Vielleicht haben wir Schmetterlinge im Bauch, uns ist übel, oder wir müssen ganz schnell auf die Toilette gehen. Das liegt daran, dass der Verdauungstrakt – genau wie unser Herz – besondere Eigenschaften aufweist, die eine ständige wechselseitige Kommunikation mit dem Gehirn ermöglichen.[87]

Die 600 Millionen Neuronen, die für die Funktion unseres Magen-Darm-Trakts zuständig sind, bilden zusammen das enterische Nervensystem: ein maschenartiges Netzwerk, das oft auch als *zweites Gehirn* bezeichnet wird. Diese Neuronen sind für die Übermittlung von Appetit- und Hungersignalen an das Gehirn zuständig. Diese Signale werden in erster Linie über den Vagusnerv übermittelt, sie werden aber auch als hormonelle Signale über den Blutstrom weitergeleitet. Wie viel wir essen, hängt nicht nur davon ab, wie empfindlich wir auf diese Sättigungssignale reagieren, sondern auch von interozeptiven Signalen, etwaigen Stressfaktoren und der sozialen Situation, in der wir uns gerade befinden.[88]

Die neuronalen Schaltkreise dieses enterischen Nervensystems steuern den Blutfluss und die Schleimabsonderung und regulieren sogar die Funktionen unseres Immunsystems und endokrinen (Hormon-)Systems. Das bedeutet, dass unser Darm in gewisser Weise unabhängig vom Gehirn arbeiten kann und es nicht in die tägliche »Drecksarbeit« von Verdauung und Ausscheidung einbeziehen muss – daher trägt er auch den Spitznamen »zweites Gehirn«.

Eine weitere Besonderheit unseres Verdauungssystems sind die Neuropod-Zellen (spezielle Sinneszellen, die die Wände von Magen und Darm auskleiden). Sie nehmen Informationen von den Wänden unserer Verdauungsorgane auf – zum Beispiel die Dehnungsreize, die entstehen, wenn unser Magen voll ist, oder den Druck, den wir manchmal in unserem Darm spüren – und leiten diese Informationen über den Vagus und über hormonelle Signale ans Gehirn weiter.[89] Sobald das Gehirn diese Informationen verarbeitet hat, reagiert es darauf mit »Von-oben-nach-unten«-Signalen, die es an unseren Körper sendet (Empfehlungen zur Stärkung der Darm-Hirn-Achse findest du auf Seite 171).

Der Vagus hilft dem Sympathikus, dem endokrinen System, dem Immunsystem, dem enterischen Nervensystem und dem Darmmikrobiom bei ihrer Zusammenarbeit und Kommunikation mit dem Gehirn, um den so wichtigen Zustand der Homöostase aufrechtzuerhalten. Er schafft aber auch eine Verbindung zwischen den emotionalen und kognitiven Bereichen unseres Gehirns und der Gesundheit unseres Verdauungssystems.[90] Das Gehirn reagiert auch auf Reize aus unserem Verdauungstrakt, indem es bestimmte Körpersysteme und Organe aktiviert.

Genau wie unser Verdauungssystem dem Gehirn Appetit- und Sättigungsgefühle signalisieren kann, kann das Gehirn diesem System wiederum Signale für seine Verdauungsarbeit übermitteln. Im Magen-Darm-Trakt sorgt ein Prozess namens Peristaltik (bei dem sich die Muskeln zusammenziehen und wieder entspannen, um Bewegungen zu erzeugen) dafür, dass der Nahrungsbrei durch das Verdauungssystem befördert wird. Dabei spielt der Vagus eine wichtige Rolle: Nachdem die Nahrung gekaut und geschluckt wurde, kümmert er sich um ihren Transport durch die Speiseröhre. Und wenn der ventrale Zweig des Vagusnervs die beiden Speiseröhrenschließmuskeln (die Ventile zwischen Speiseröhre und Magen) entspannt, gelangt die Nahrung in den Magen.[91]

Dieser Zweig des Vagusnervs entspannt auch unseren Magenpförtner (das Ventil zwischen Magen und Darm), sodass der Speisebrei in den Darm gelangen kann. Vielversprechende neue Forschungsergebnisse zeigen, dass man durch eine Stimulation des Vagusnervs den Prozess der Magenentleerung verbessern kann, weil der Magenpförtner sich dann weiter öffnet.[92]

Unser Darmmikrobiom

Von den Billionen Mikroorganismen (Bakterien, Viren und Pilzen), die friedlich in unserem Körper koexistieren, leben die meisten in unserem Darm. Sie sind klein, doch sie bewirken extrem viel. Selbst die kleinste Mikrobe spielt für unsere Gesundheit und unser Wohlbefinden eine sehr wichtige Rolle. Der Oberbegriff für diese Mikroorganismen lautet, wir haben es weiter oben schon gehört, *Darmmikrobiom*. In den letzten zehn Jahren hat die Anzahl wissenschaftlicher Untersuchungen über dieses Mikrobiom exponentiell zugenommen, weil allmählich immer klarer wird, welch lebenswichtige Rolle es für viele Systeme, auch unser Immunsystem, und für unser emotionales und geistiges Wohlbefinden spielt.

Diese Mikroorganismen in unserem Darm erfüllen viele bedeutende Aufgaben – beispielsweise die Abwehr von Krankheiten. Außerdem produzieren sie Neurotransmitter (chemische Substanzen wie Serotonin, Dopamin und GABA), die Botschaften an das Gehirn übermitteln und unsere Gehirnchemie auf verschiedenen Wegen, unter anderem auch über den Vagus, beeinflussen.[93] Diese Mikroorganismen sind für das reibungslose Funktionieren unseres Körpers so wichtig, dass man das Darmmikrobiom mittlerweile sogar als eigenständiges Organ bezeichnet.

Ähnlich wie unser Nervensystem ist auch unser Mikrobiom – vor allem das Darmmikrobiom – von Individuum zu Individuum verschieden. Obwohl die Grundzusammensetzung des Mikrobioms sich bereits im Alter von zwei Jahren weitgehend gefestigt hat, verändert sie sich im Lauf unseres Lebens immer wieder. Sie ist nämlich ein Produkt verschiedener biopsychosozialer Faktoren, beispielsweise unserer genetischen Veranlagung, unserer Umwelt, unseres Schlafverhaltens, unserer körperlichen Aktivität und der Medikamente, die wir einnehmen. Auch wird sie stark von unserer Ernährung beeinflusst, denn manche Ernährungsformen haben einen höheren Gehalt an gesunden Bakterien (Probiotika) und an Lebensmitteln, die unser Darmmikrobiom ernähren und es möglichst gesund und vielfältig erhalten (Präbiotika). Auf die Zusammenhänge zwischen Ernährung und Mikrobiom werden wir in Kapitel 11 noch näher eingehen.

Ähnlich wie bei anderen Organen können Dysregulationen im Darm auch den Zustand unseres Verdauungssystems stark verändern. Chronischer Stress kann zum Beispiel den pH-Wert in unserem Darm ändern und auch die Motilität und Schleimabsonderung beeinflussen. Und diese Veränderungen wirken sich wiederum auf die Gesundheit unseres Mikrobioms aus.

Die Gehirn-Darm-Mikrobiom-Achse ist nur einer der verschiedenen Wege, auf denen unser Mikrobiom unseren Gesundheitszustand beeinflusst.[94] Wie bei allen Systemen verläuft die Kommunikation auch hier in beide Richtungen. Ebenso wie die Mikroorganismen sich auf unsere Gesundheit und unser Verhalten auswirken können, kann unsere psychische Verfassung auch unsere Darmgesundheit beeinflussen. Deshalb gehen Veränderungen dieser Achse oft mit Magen-Darm-Erkrankungen, Depressionen, Ängsten und einer Abnahme der kognitiven Fähigkeiten einher.[95]

Wenn wir uns nicht um die Gesundheit unseres Verdauungssystems kümmern oder die enge Verbindung zwischen Gehirn und Darm ignorieren, kann unser Darmmikrobiom aus dem Gleichgewicht geraten. Das bezeichnet man als Darmdysbiose.[96] Eine Darmdysbiose kann zu Veränderungen bei den vom Mikrobiom freigesetzten chemischen Substanzen führen, durch die wiederum unerwünschte Immunreaktionen hervorgerufen werden.[97] Eine Dysbiose kann sich auch auf die Art und Weise auswirken, wie der Vagus dem Gehirn Signale übermittelt.

Schlaf, Bewegungsmangel, ungesunde Ernährung und viele andere Faktoren können eine Dysbiose verursachen und Immunreaktionen wie beispielsweise Entzündungen auslösen, was wiederum mit der Entstehung von psychischen Störungen wie Angstzuständen und Depressionen, Magen-Darm-Erkrankungen wie dem Reizdarmsyndrom und chronisch entzündlichen Darmerkrankungen (CED) im Zusammenhang steht.

Wir können uns die Mikroorganismen in unserem Darm wie Samen vorstellen, die in der Erde liegen. Der Schlüssel zur Regulierung unseres Nervensystems liegt darin, den Boden zu verbessern, um etwas für die Gesundheit unseres Darms zu tun und die Darm-Hirn-Achse im positiven Sinn zu verändern. Ebenso wie wir uns mithilfe unserer anderen Körpersysteme selbst regulieren können, können wir auch unser Darmmikrobiom wieder regulieren und ins Gleichgewicht bringen – und zwar durch ein gut ausgebildetes autonomes Bewusstsein und durch Veränderungen unseres alltäglichen Lebensstils, worauf ich in Kapitel 11 noch näher eingehen werde.

Das Immunsystem und der Darm

Früher glaubte man, unser Darm würde lediglich lokale Immunreaktionen auslösen, um Probleme innerhalb seines eigenen Systems zu beheben (also beispielsweise unser Darmgewebe instand zu halten und zu reparieren). Doch das stimmt nicht. Inzwischen gehen die meisten Wissenschaftlerinnen und Wissenschaftler davon aus, dass unser Darmmikrobiom das *gesamte* Immunsystem unseres Körpers beeinflusst. Immerhin befinden sich 70 bis 80 Prozent unserer Immunzellen im Darm.[98] Das Darmmikrobiom spielt für die Formung unseres Immunsystems eine entscheidende Rolle; und dieses Immunsystem wiederum prägt auch unser Darmmikrobiom.[99] Es hat im Lauf der Evolution eine symbiotische Beziehung zu den Mikroorganismen in unserem Darm entwickelt, daher spielt das Darmmikrobiom für unsere Immunfunktion eine zentrale Rolle. Der Vagusnerv trägt dazu bei, das Immunsystem unter Kontrolle zu halten, indem er die Ausschüttung des Neurotransmitters Acetylcholin anregt, der seine Wirkung in unserem ganzen Körper – auch im enterischen Nervensystem – entfaltet. Acetylcholin verlangsamt nach Stresssituationen unseren Herzschlag und hilft, fehlgeleitete Immunzellen in Schach zu halten.[100] Das heißt, es verhindert, dass das Immunsystem auf vermeintliche Bedrohungen überreagiert, wie es bei Allergien und Überempfindlichkeiten und auch bei Autoimmunerkrankungen wie etwa rheumatoider Arthritis der Fall sein kann.

Doch wenn wir uns in einem dysregulierten Zustand befinden und unser Vagotonus abgenommen hat, kann unser Immunsystem womöglich nicht mehr richtig funktionieren und wird dann entweder hyper- oder hyporeaktiv. Leiden wir unter chronischen Ängsten und befinden uns entweder in einem Zustand der Panik oder in einem totalen Shutdown mit Depressionen, können unsere Antikörper (Proteine, die uns schützen, wenn eine unerwünschte Substanz in unseren Körper eindringt) fremde Mikroorganismen nicht mehr so gut erkennen, und unser Immunsystem ist nicht mehr in der Lage, diese Krankheitserreger schnell genug abzuwehren. Das ist der Grund, warum wir nach einer Phase chronischen Stresses oft krank werden. Führt diese Dysregulation dazu, dass unser Immunsystem überreagiert, können Hauterkrankungen und Entzündungen entstehen, und vielleicht werden wir dann auch krankheitsanfälliger.

Stress und dysreguliertes Essverhalten

Dysreguliertes Essverhalten und Stress können – genau wie unsere anderen Systeme – eine Rückkoppelungsschleife bilden. Wenn du schon mal im Stress warst, kennst du dich mit dysreguliertem Essverhalten wahrscheinlich schon ein bisschen aus. Wohl jeder, der schon einmal einen stressigen Arbeitstag hatte, weiß, wie es ist, wenn man seine Hungergefühle nicht mehr richtig wahrnimmt. Hektisch herumzurennen, Aufgaben zu erledigen und E-Mails zu beantworten, hält viele Menschen davon ab, auf diese Signale ihres Körpers zu achten. Wenn uns dann später auffällt, dass wir eigentlich noch gar nichts gegessen haben, erklären wir dieses Versäumnis vielleicht damit, dass wir nicht genügend Zeit dazu hatten. Doch das ist nicht der einzige Grund. Viel wahrscheinlicher ist es, dass unser Gehirn die Hungersignale nicht wahrgenommen hat, als wir uns in diesem Zustand der Übererregtheit befanden.

Wenn wir unter ständigem Stress stehen, gerät der Spiegel der Hunger- und Sättigungshormone Ghrelin und Leptin aus dem Gleichgewicht. Dann schüttet unser Körper *mehr* Ghrelin aus, das einen Heißhunger auf zucker- und fetthaltige Lebensmittel auslöst, und produziert gleichzeitig *weniger* von dem appetitregulierenden Hormon Leptin.[101]

Verändert sich unsere Körperchemie auf diese Weise, verändert sich auch unsere Interozeption, heißt, es fällt unserem Körper schwerer, Sättigung und Hunger zu erkennen. Durch den Verzehr von kalorienreichen Lebensmitteln, auf die wir aufgrund der vermehrten Ausschüttung von Ghrelin jetzt einen richtigen Heißhunger haben, erhalten wir einen Schub des Wohlfühlhormons Dopamin, das uns vorübergehend von unseren Angstgefühlen befreit. Doch das ist eine künstliche Form der Selbstregulation, und weil wir dabei nichts gegen das eigentliche Problem – unser dysreguliertes Nervensystem – tun, kann uns diese »Bewältigungsstrategie« auch nicht in unser Toleranzfenster zurückbringen.

»Trostessen« tröstet uns nicht auf Dauer

Ich möchte hier nicht über die Essgewohnheiten anderer Menschen urteilen – schon gar nicht, wenn sie unter chronischem Stress stehen oder sich in einem Zustand der Dysregulation befinden. Wir alle haben nach einem schlechten Tag schon mal zu

Pommes oder einer Packung Eis gegriffen. Trotzdem sollten wir uns darüber im Klaren sein, dass Essen zur Stressbewältigung auf die Dauer keine nachhaltige oder gesunde Strategie ist.

Der Verzehr von kalorienreichen, fett- und zuckerhaltigen Lebensmitteln, auf die wir, wenn wir dysreguliert sind, oft richtigen Heißhunger haben, ist ein Bewältigungsmechanismus, der lediglich dazu führt, dass dieses gestörte Essverhalten sich verfestigt. Und wenn uns das Schamgefühl überkommt, das mit solchen Essgewohnheiten oft einhergeht, verschlimmern sich die Dysregulation unseres Nervensystems und dieser Teufelskreis dadurch sogar noch.

Methoden zur Kontrolle solchen Essverhaltens, die »von oben nach unten« ablaufen – beispielsweise indem wir uns Ziele setzen oder unsere Willenskraft nutzen –, können zwar hin und wieder helfen, doch wenn die Signale, die »von unten nach oben« (also von unserem Körper zum Gehirn) gesendet werden, uns überwältigen –und genau das passiert normalerweise in einem Zustand der Dysregulation –, werden sie letzten Endes höchstwahrscheinlich gewinnen.

Wir essen, um unsere Gefühle zu bewältigen und unser eigentliches Bedürfnis zu befriedigen, nämlich das Bedürfnis danach, uns sicher und reguliert zu fühlen. Deshalb ist die Regulierung unseres Nervensystems der beste Weg, um dieses Trost- oder Stressessen nachhaltig in den Griff zu bekommen. Indem wir unseren Vagusnerv aktivieren, um unsere Systeme zu beruhigen, können wir uns wieder in unser Toleranzfenster zurückbringen. Und wenn sich unser Hormonspiegel stabilisiert, fällt es uns auch leichter, wieder zu unserem normalen Essverhalten zurückzukehren (siehe Übung auf Seite 171).

Damiens Geschichte: Warum ein reguliertes Verdauungssystem so wichtig ist

Damien war ein gesunder, unternehmungslustiger 36-jähriger Mann, der seinen Beruf liebte. Er arbeitete schon seit seinem Examen vor zehn Jahren in derselben Wirtschaftsprüfungsgesellschaft, verdiente gut, konnte sich ein komfortables Leben leisten und hatte ein sehr großes soziales Netzwerk. Die meisten seiner engeren Freunde hatte er über seinen Job kennengelernt, daher war der Beruf ein wichtiger Bestandteil seiner Identität.

Doch ein paar Monate nach Beginn der Rezession entließ sein Unternehmen 30 Prozent der Belegschaft – und dazu gehörten auch Damien und einige seiner Freunde. Der junge Mann war am Boden zerstört, als er seinen Job verlor, und litt zum ersten Mal in seinem Leben unter Angstzuständen. Er hatte nicht damit gerechnet, entlassen zu werden, und daher auch nicht besonders viel Geld für Notfälle zurückgelegt. Die Abfindung, die er von seiner Firma bekam, würde zwar für ein paar Monate reichen, doch wie er anschließend das Geld für seine Hypothekenzahlungen aufbringen und sein Studiendarlehen zurückzahlen sollte, wusste er nicht. Damien machte sich zwar sofort auf die Suche nach einem neuen Job, doch leider war seine Firma nicht die einzige, die Stellen abbaute. Der Arbeitsmarkt war hart umkämpft, und es gab nicht viele freie Stellen für Wirtschaftsprüfer.

Um möglichst viel Geld zu sparen, verzichtete Damien von nun an auf die geselligen Abende im Freundeskreis und verbrachte seine Wochenenden allein. Er spielte Videospiele oder schaute sich Filme an. Widerwillig kündigte er seine Mitgliedschaft im Fitnessstudio und stornierte auch den Skiurlaub, den er zusammen mit seinem Bruder gebucht hatte. Ungefähr um dieselbe Zeit begann Damien unter Magen-Darm-Beschwerden zu leiden. Das war für ihn ungewöhnlich, da er nichts an seiner Ernährung verändert und bis dahin noch nie unter Verdauungsproblemen oder Bauchschmerzen gelitten hatte. Er fing an, mehr auf seine täglichen Lebensgewohnheiten zu achten, und stellte fest, dass seine Verdauung nicht mehr so gut funktionierte wie früher. Da Damien sich nicht erklären konnte, woher das kam, nahm er sich vor, mehr Wasser zu trinken. Außerdem führte er seine Verstopfung darauf zurück, dass er jetzt weniger aß als vor seiner Kündigung. Er verzichtete zwar nicht bewusst auf Essen, hatte aber einfach weniger Hunger als früher.

Als einer seiner Freunde sich verlobte, plante Damien, ausnahmsweise mal wieder zusammen mit seiner Clique auszugehen. Er konnte es kaum erwarten, all seine Freunde wiederzusehen, doch kaum war er im Pub angekommen, bekam er Blähungen – ihm wurde sogar richtig übel. Er versuchte diese Beschwerden zu ignorieren, aber sie verschwanden einfach nicht. *Ich will mich hier nicht vor all meinen Kumpels übergeben,* dachte er und sah sich vorsichtshalber schon mal nach einer Toilette um. Damien versuchte, den Gesprächen am Tisch weiter zu folgen, doch er konnte sich nicht mehr richtig darauf konzentrieren. Er machte sich Sorgen darüber, dass mit ihm womöglich irgendetwas nicht stimmte. Vielleicht hatte er sich ein Virus eingefangen? Was sollte aus ihm werden, wenn er so krank wurde, dass er sich in den nächsten Monaten nicht um einen neuen Job bemühen konnte?

Von seinen rasenden Gedanken und den schmerzhaften Bauchkrämpfen abgelenkt, entschuldigte Damien sich bei seinen Freunden und ging auf die Suche nach einer Toilette. Zu seiner Enttäuschung konnte er seinen Darm nicht entleeren, spürte aber trotzdem, dass sein Körper sich ein bisschen entspannte. Danach kehrte er zwar wieder an den Tisch seiner Freunde zurück, doch da er nicht aufhören konnte, sich Gedanken darüber zu machen, was mit ihm los war, entschuldigte er sich schließlich und ging nach Hause. Dort angekommen, ging es ihm sofort wieder gut. Er vermutete, dass er in dem Lokal wahrscheinlich irgendetwas gegessen hatte, was ihm nicht bekommen war.

Als Damien in der nächsten Woche auf dem Weg zu einer Verabredung mit einem Freund wieder ein Rumoren im Bauch verspürte, überkam ihn eine Art Déjà-vu-Gefühl. Schon wenige Minuten nach seiner Ankunft in dem Restaurant, in dem er verabredet war, litt er erneut unter Blähungen und Übelkeit. Und obwohl er sich diesmal dazu überwinden konnte, ein bisschen länger zu bleiben, war der Abend für ihn trotzdem gelaufen. Am nächsten Tag ließ er sich einen Termin bei seinem Arzt geben, der vermutete, dass er an Sodbrennen oder vielleicht sogar einem Reizdarmsyndrom litt. Da der Arzt die Ursache seiner Beschwerden nicht genau feststellen konnte, empfahl er Damien, sich auf dem Heimweg in der Apotheke eine Packung Säureblocker zu holen.

Damals war Damien bereits seit fast drei Monaten arbeitslos, und die damit einhergehenden finanziellen Belastungen und sein drastisch eingeschränktes Sozialleben hatten sein Immunsystem geschwächt. Durch die ständigen Ängste und Sorgen um seine Zukunft war sein Nervensystem in einen zu heißen Zustand hineingeraten, und diese Bedrohungssignale hatten auch seinen Darm erreicht, der gehorsam darauf reagierte, indem er in den Überlebensmodus umschaltete. Damiens Darmmotilität hatte sich stark verlangsamt, und er hatte kaum noch Hunger. Sein Magen und seine Därme sonderten weniger Schleim ab, seine Magenentleerung hatte sich verlangsamt, und statt seines Verdauungstrakts wurden jetzt seine Extremitäten stärker durchblutet.

Außerdem hatte sich der chronische Stress zweifellos auch auf Damiens Darmmikrobiom negativ ausgewirkt. Die verlangsamte Darmperistaltik war wahrscheinlich der Grund für seine Verstopfung, und dadurch – und durch sein gestörtes Essverhalten – erhielt sein Mikrobiom nicht mehr die Nährstoffe, die es brauchte, um gut zu funktionieren. Mit der Zeit wurden Verstopfung,

Bauchschmerzen und Blähungen zu den interozeptiven Signalen, die sein eingebautes Bedrohungserkennungssystem in Alarm versetzten.[102] Nachdem sein Gehirn die Nachricht erhalten hatte, dass irgendetwas nicht stimmte, kam es (durch den Prozess der Neurozeption) zu dem Schluss, dass diese Annahme zutraf, und löste daraufhin Stressreaktionen aus, die Damiens rasende Gedanken noch verschlimmerten, wodurch er wiederum in eine noch stärkere Stressreaktion hineingeriet.

Damiens gestörtes Essverhalten ist ein klassisches Symptom von chronischem Stress, denn Veränderungen in der Interozeption können dazu führen, dass innere Signale entweder als »zu leise« oder »zu laut« wahrgenommen werden. Weil er sich bereits seit längerer Zeit in diesem heißeren Zustand erhöhter Sympathikusaktivierung befand, der außerhalb seines Toleranzfensters lag, nahm er seine Hungersignale nicht mehr wahr und hatte daher auch kein Interesse mehr am Essen. Wenn unsere Hungerreize so schwach sind, dass wir sie mit unserem Interozeptionssystem nicht mehr wahrnehmen, lassen wir vielleicht Mahlzeiten aus, ohne es zu merken, und fühlen uns dann irgendwie »hibbelig« oder sogar schwindelig und benommen. In solchen Situationen können uns äußere Signale – zum Beispiel, wenn wir sehen, dass andere Menschen zu Mittag essen, oder wenn uns auffällt, dass gerade Mittagszeit ist – daran erinnern, dass wir eigentlich etwas essen sollten, doch wir verspüren dann trotzdem nicht unbedingt ein Hungergefühl.

Manchmal passiert auch das Gegenteil: Wenn unsere Hungersignale zu laut sind, reagieren wir übersensibel auf diese Signale, empfinden sie womöglich sogar als überwältigend, oder sie machen uns nervös. Das kann dann dazu führen, dass wir uns überessen. Das Gute ist: Wir können mit diesem System zusammenarbeiten, um unsere interozeptive Wahrnehmung zu präzisieren.

Hätte Damiens schwierige Lebensphase ihn in einen kalten oder dorsal-vagalen Zustand versetzt, dann wären seine Symptome vielleicht ganz anders ausgefallen. Wäre sein System beispielsweise kollabiert, hätte das Überlebensgehirn seinem Darm den Befehl übermittelt, sich zu entleeren, und anstelle von Verstopfung hätte er dann also Durchfall bekommen. Aus evolutionärer Sicht kann so eine Darmentleerung durchaus eine sinnvolle Reaktion sein, denn indem wir dadurch ein bisschen überschüssiges Gewicht loswerden, können wir uns schneller bewegen und der drohenden Gefahr entrinnen.[103]

Wenn nicht therapeutisch in diesen Prozess eingegriffen wird, verändert sich die Rückkoppelungsschleife zwischen Damiens Körper und Gehirn, wodurch er sich vom Zustand der Homöostase entfernt – ein gutes Beispiel für Bioplastizität. Sein Gehirn und sein Darm reagieren dadurch empfindlicher auf Stress, und seine Schmerz- und Angstschwelle sinkt. Sein Überlebensgehirn »lernt« daraus, in Zukunft auf ähnliche Situationen wieder mit den gleichen Angstsymptomen und mit einer verringerten Darmmotilität zu reagieren.

Das bedeutet, dass es Damien an einem Abend mit Freunden selbst dann übel werden könnte, wenn er diesen ganzen Stress längst hinter sich hat. Er wird dann vielleicht nervös und macht sich Sorgen darüber, dass ihm in der Öffentlichkeit schlecht werden könnte, sodass er schnell eine Toilette finden müsste, oder dass seine Schmerzen sich verschlimmern könnten.

Durch eine treffsichere Interozeption und einen adäquaten Einsatz der richtigen Strategien können wir dieser chronischen Fehlreaktion vorbeugen. Das bedeutet natürlich nicht, dass man Damiens Schmerzen als bloße Einbildung abtun sollte. Es sind echte Schmerzen, und man sollte sie als Teil eines größeren Puzzles betrachten. Durch eine Erhöhung seines Vagotonus und Verbesserung seiner interozeptiven Treffsicherheit könnte Damien seine

Gedanken und Emotionen leichter von seinen körperlichen Signalen entkoppeln, durch die seine Beschwerden und seine Dysregulation sich noch verschlimmern.[104]

Rückkehr in einen regulierten Zustand

Damiens Geschichte veranschaulicht die enge Verbindung zwischen Darm und Gehirn. Allerdings dürfen wir seine körperlichen Schmerzen und sonstigen Beschwerden nicht als isoliertes Phänomen betrachten, weil uns dies den Blick auf die großen Zusammenhänge versperren würde. Um diese Zusammenhänge zu erkennen, müssen wir einen biopsychosozialen Therapieansatz wählen und auch die anderen Faktoren berücksichtigen, die zu Damiens gesundheitlichen Problemen beitragen: seine genetische Veranlagung, die psychische Verfassung, in der er sich vor seinen Beschwerden befunden hat, seinen Zugang zu Unterstützung, seine Arbeitssituation und die Gesundheit seiner sozialen Beziehungen. Denn all diese Variablen können auf unseren Sollwert und auf diese Art der Dysregulation Einfluss haben.

Wissenschaftliche Untersuchungen zeigen, dass Magen-Darm-Erkrankungen häufig mit einer Dysregulation des Nervensystems einhergehen. Außerdem weiß man, dass solche Erkrankungen – und auch das Reizdarmsyndrom – bei Menschen mit Angstzuständen viermal so häufig vorkommen wie bei Menschen ohne Angstzustände und dass Angstzustände bei Reizdarmsyndrom-Patienten wiederum fünfmal so häufig sind wie bei Menschen ohne diese Erkrankung.[105] Hätte Damiens Arzt seinen Fall aus einer biopsychosozialen Perspektive betrachtet und ihm mehr Fragen zu seinen aktuellen Lebensumständen, seiner emotionalen Verfassung und seinen Ängsten gestellt, wäre Damien der wahren Ursache seiner Beschwerden vielleicht eher auf die Spur gekommen.

Ebenso wenn Damien ein stärker ausgeprägtes autonomes Bewusstsein besessen und Interozeptionsübungen wie diejenigen auf Seite 171 dieses Buches gekannt hätte. Dann wäre es ihm vielleicht gelungen, sein Nervensystem wieder in den Bereich seines Toleranzfensters zurückzubringen, bevor er in einen dysregulierten Zustand hineinrutschte. Wäre er in einer ruhigeren inneren Verfassung gewesen, hätte sein Gehirn die Hungersignale seines Verdauungssystems besser wahrnehmen und richtig interpretieren können. Das hätte ihn zum Essen motiviert und wahrscheinlich einigen der Probleme vorgebeugt, mit denen er später zu kämpfen hatte.

Doch leider spiegelte Damiens psychischer Gesundheitszustand sich in seiner Organfunktion wider und umgekehrt – ein sehr gutes (aber trauriges) Beispiel für die Rückkoppelungsschleife zwischen Darm und Gehirn, die wir hier in Aktion erleben. Wäre Damien noch sehr viel länger außerhalb seines Toleranzfensters geblieben, hätte sein Immunsystem sich womöglich dauerhaft verändert, und das hätte sich negativ auf seine Fähigkeit ausgewirkt, Viren und Infektionen abzuwehren.

Um wieder in einen regulierten Zustand zurückzukehren, baute Damien sein autonomes Bewusstsein durch regelmäßiges Interozeptionstraining »von unten nach oben« auf. Dieses Training zielte darauf ab, dass er lernte, genauer zu erkennen, was in seinem Körper wirklich vor sich ging. Er begann, bewusster auf seine körperlichen Empfindungen zu achten, um Hungergefühle wahrzunehmen und sich darüber klar zu werden, wie er sich nach dem Verzehr verschiedener Lebensmittel in körperlicher und psychischer Hinsicht fühlte. Er fing an, bewusst in seinen Verdauungstrakt »hineinzuhören« und zu bemerken, wie er auf verschiedene Reize reagierte. Außerdem setzte er gezielte Strategien ein, um wieder aus seinem »zu heißen« Zustand herauszukommen, wenn er sich Sorgen über seine berufliche Situation machte. Dadurch stärkte er seinen Vagotonus und entwickelte ein immer besseres Gespür dafür, wann er im Begriff war, die Grenzen seines

Toleranzfensters zu überschreiten. Auf diese Weise lernte Damien, sich selbst zu regulieren, bevor seine psychische und körperliche Verfassung allzu stark außer Kontrolle geriet.

Auch wenn Damien nicht gleich wieder eine feste Stellung fand, gelang es ihm immerhin, einen einjährigen Arbeitsvertrag mit einer Firma auszuhandeln, der ihn zumindest teilweise von seinem finanziellen Druck befreite. Die Aussicht, womöglich bald wieder arbeitslos zu sein, beunruhigte ihn zwar immer noch, doch er fing an, regelmäßig Atemübungen zu machen, um sich zu beruhigen, und ging außerdem ein paarmal pro Woche schwimmen. Dadurch fiel es ihm leichter, seine Angstenergie abzubauen und den logischen Bereich seines Denkgehirns einzuschalten, der wusste, dass er schon irgendwann einen neuen Job finden würde, wenn er sich nur konsequent darum bemühte.

Die Atemübungen und der Abbau seiner überschüssigen Energie durch sanfte körperliche Aktivität signalisierten seinem Überlebensgehirn, dass er nicht in Gefahr war. Als Reaktion darauf teilte das Gehirn seinen Organen (in diesem Fall seinem Darm) mit, dass sie sich ruhig entspannen durften. Und sobald Damien sich wieder innerhalb seines Toleranzfensters befand, normalisierte sich auch seine Darmmotilität. Studien haben gezeigt, dass bei manchen Reizdarmpatienten Beschwerden wie Bauchschmerzen, Blähungen und Übelkeit durch ein solches »Von unten nach oben«-Training, bei dem man die Signale verändert, die der Körper ans Gehirn sendet, um bis zu 70 Prozent abnehmen.[106] Genau diese Erfahrung machte auch Damien: Nach dreimonatiger konsequenter und gezielter Arbeit an seinem Nervensystem waren seine Beschwerden verschwunden, und er fühlte sich so wohl wie schon seit Langem nicht mehr.

Dank seiner Aktivitäten zur Stärkung seines Vagotonus war Damien nun in der Lage, bei Bedarf regulierend auf seine Darm-Hirn-Achse einzuwirken. Außerdem konnte er dadurch endlich die eigentliche Ursache seines Problems angehen, nämlich die Dysregulation seines Nervensystems. Und wie wir bereits gesehen haben, ist das eine Arbeit, die sich wirklich lohnt, denn wenn wir die Verbindung zwischen Darm und Gehirn bewusster wahrnehmen, verbessert sich unsere körperliche Funktionsfähigkeit gleich in mehreren wichtigen Bereichen, bei der:

- Darmmotilität,
- Darmperistaltik,
- Sekretion von Verdauungssäften,
- Magenentleerung und
- im Immunsystem.

Übung: Die Darm-Hirn-Achse und Dysregulation

Denke einmal über die unten stehenden Fragen nach und schreibe die Antworten darauf in dein Notiz- oder Tagebuch. Deine Antworten könnten möglicherweise darauf hindeuten, dass physiologische Veränderungen bei dir vorliegen, wie sie für eine längere Phase der Dysregulation symptomatisch sind.

- Fällt es dir leicht oder schwer, Sättigungs- und Hungergefühle wahrzunehmen?
- Isst du oft über längere Zeiträume nichts, ohne dass dir das auffällt?
- Fühlst du dich oft zum Verzehr kalorienreicher Lebensmittel verleitet?
- Greifst du oft zu einer bestimmten Art von Lebensmitteln, wenn du dich gestresst fühlst?
- Reagierst du auf Bauchschmerzen oder Übelkeit manchmal mit rasenden Gedanken?
- Fällt dir auf, dass du bei unangenehmen Empfindungen im Bauchraum oft in autonome Reaktionen verfällst: zum

Beispiel in Ängste, Sorgen und Grübeleien darüber, womöglich etwas Falsches gegessen zu haben? Oder hast du dann das Gefühl, in einem Shutdown festzustecken, und es quälen dich Hoffnungslosigkeit und Gedanken wie: *Das wird nie besser werden?*

- Leidest du an einem Reizdarmsyndrom, einer entzündlichen Darmerkrankung oder anderen Problemen im Darmbereich?
- Leidest du regelmäßig unter Verstopfung oder Durchfall, oder treten solche Beschwerden bei dir immer nur in bestimmten Lebenssituationen auf?
- Leidest du häufig unter Bauchschmerzen? Blähungen?
- Erkennst du irgendwelche Zusammenhänge zwischen deinen Beschwerden und dem Thermostat deines Nervensystems?

FASZIEN UND UNSER NERVENSYSTEM

Das faserige Gewebenetz, das unsere Muskeln, Blutgefäße und Nerven umgibt und miteinander verbindet, bezeichnet man als *Faszien*. Faszien erstrecken sich in sämtliche Strukturen und Systeme unseres Körpers hinein und weisen ungefähr 250 Millionen Nervenenden auf, was sie zu einem unserer größten Sinnesorgane macht.[107] Somit sind Faszien ein wichtiger Bestandteil unseres Gehirn-Körper-Systems und transportieren viele wichtige Informationen zum und vom Gehirn. Trotzdem wissen viele Menschen nicht, was Faszien sind und warum sie eine so wichtige Rolle spielen.

Faszien halten unsere Organe und andere Strukturen unseres Körpers an Ort und Stelle. Sie können sich aber auch dehnen und sanft hin und her gleiten, um uns Bewegungsfreiheit zu erlauben. Es gibt mehrere verschiedene Arten von Faszien, die teilweise in den oberflächlichen Gewebeschichten direkt unter der Haut, teilweise aber auch in den tieferen Schichten liegen, die unsere Knochen, Muskeln und Organe umhüllen.[108] Die unter der Haut liegende oberflächliche Faszienschicht ist mit den gleichen Rezeptoren ausgestattet wie unsere Haut. Die tiefe Faszie, die Organe wie Herz, Lunge und Verdauungssystem umhüllt, enthält viele Nerven unseres autonomen Nervensystems, daher spielt sie eine wichtige Rolle für die Interozeption.[109] Sie beeinflusst unsere Fähigkeit, Hormone – beispielsweise Adrenalin im heißen Zustand und Oxytocin (das Bindungshormon) im »Genau richtig«-Zustand – und Neurotransmitter wie Serotonin, Dopamin, GABA und Acetylcholin durch unseren Körper hindurchzuleiten. Die tiefe Faszie spielt aber auch eine Rolle bei der Propriozeption – jenem sechsten Sinn, der uns sagt, wo sich unser Körper im Raum befindet.[110]

Während Faszien sich in ihrem natürlichen Zustand synchron mit unseren alltäglichen Bewegungen ausdehnen und wieder zusammenziehen, sind wir bei einer körperlichen Verletzung oder einem emotionalen Trauma (zum Beispiel, wenn wir unter Schock stehen, kollabieren oder in eine Erstarrungsreaktion verfallen) in unserer Bewegung eingeschränkt. Das sichert in einer akuten Gefahrensituation zwar unser Überleben, doch wenn wir längerfristig in der Erstarrung bleiben oder uns von unserem Körper abkoppeln, wirkt sich dieser Bewegungsmangel – in Kombination mit emotionalem Stress, körperlichen Verletzungen und Traumata aus der Vergangenheit – offenbar negativ auf die Faszien aus.[111] Es sind allerdings erst noch weitere Untersuchungen erforderlich, bevor die Wissenschaft mit Sicherheit sagen kann, welchen Einfluss Stress und Traumata auf unsere Faszien haben.

Der Forschung zufolge sind Menschen, die sich, bedingt durch ein Kindheitstrauma, längere Zeit in einem Zustand der Über-

oder Untererregtheit (Hyperarousal oder Hypoarousal) befunden haben, oft besonders schmerzempfindlich.[112]

Faszien und chronische Schmerzen

Das Gehirn wertet ständig Botschaften von den sensorischen Nervenendigungen (Nozizeptoren) in unserer Haut und unseren Faszien aus, denn diese Organe nehmen Reize von beschädigtem (oder *möglicherweise* beschädigtem) Gewebe zuallererst wahr. Wenn das Gehirn unter Berücksichtigung von Gedanken, Umwelteinflüssen und früheren Erfahrungen zu dem Schluss kommt, dass tatsächlich eine körperliche Gefahr besteht, löst es eine Schmerzempfindung aus.

Schmerz ist ein Schutzmechanismus unseres Gehirns, der uns davor bewahrt, uns noch weiter zu schädigen – also wirklich ein ganz erstaunliches Phänomen. In akuten Verletzungssituationen ist dieses Schmerzsignal auch völlig angemessen. Wenn das Gehirn jedoch darüber hinaus in diesem Schutzzustand verharrt, können die Nozizeptoren mit der Zeit empfindlicher werden und uns anfälliger für Schmerzen, Angstzustände, Depressionen und eine Vielzahl anderer Beschwerden und Erkrankungen machen.

Wie wir Schmerzen erleben, ist individuell sehr verschieden. Ebenso wie Traumata sind auch Schmerzen etwas äußerst Subjektives. Ein Gefühl, das von einer Person als schmerzhaft wahrgenommen wird, kann jemand anders als unangenehm, nicht schmerzhaft oder vielleicht sogar angenehm empfinden. Zum Beispiel können zwei Menschen zu einer Massage bei ein und derselben Therapeutin gehen, und der eine findet den Druck schmerzhaft und zu stark, während die andere diese Massage als unglaublich entspannend und heilsam wahrnimmt.

Ebenso wie wir unsere Neurozeption als inneres System zur Erkennung von Bedrohungen haben, das vorhersagt, in welchen

Zustand wir demnächst überwechseln werden, spielt auch der Bedrohungswert von Schmerzinformationen eine wichtige Rolle – es hängt immer vom Kontext ab.[113] Auch Erfahrungen prägen unser Schmerzempfinden.[114] Unsere Emotionen können das Schmerzerlebnis unangenehmer machen, und unsere Gedanken, Erwartungen, Bewertungen und unsere Aufmerksamkeit können unser Schmerzempfinden verringern oder verstärken.[115] Deshalb kannst du körperliche Schmerzen und den Aktivierungszustand deines Nervensystems direkt beeinflussen, indem du ein besseres Verständnis für dein Gehirn-Körper-System entwickelst.

Es gibt nicht nur eine Hirnregion, die für Schmerzen zuständig ist. Unser Schmerzempfinden ist in neuronalen Netzwerken angesiedelt, die mehrere verschiedene Areale unseres Gehirns umfassen. Das Gleiche gilt übrigens auch für unsere Emotionen. Diese Gehirnareale bezeichnet man als Schmerznetzwerk beziehungsweise interozeptives Netzwerk (siehe Seite 182). Das Schmerznetzwerk liegt innerhalb des interozeptiven Netzwerks.

Die interozeptiven Signale und Schmerzsignale deines Körpers wandern über dieselben afferenten Bahnen (Rückenmark und Vagus) zum Stammhirn und dann weiter zum übrigen Gehirn. Während dein Körper mit deinem Gehirn kommuniziert, findet ein »Crosstalk« zwischen den Neuronen statt, und sie beeinflussen sich dabei gegenseitig. Du kannst dir diese Neuronen wie Flugzeuge vorstellen, die alle zum selben Flughafen unterwegs sind und deren Piloten sich gegenseitig über ihren Standort und den Zeitpunkt ihrer Landung informieren. Aufgrund dieses Netzwerks entscheiden die Flugzeuge, die von unseren Organen, Muskeln und Gelenken her einfliegen, und die Flugzeuge, die an unseren Gedanken, Überzeugungen und Erwartungen beteiligt sind, darüber, wie wir unsere Gefühle und unsere Schmerzen erleben.

Übung: Visualisiere deine Faszien

Um ein besseres Verständnis für den Zusammenhang zwischen Faszien und chronischen Schmerzen zu entwickeln, balle nun bitte eine deiner beiden Hände zur Faust. Stell dir vor, wie sich dabei alle Muskeln in deinen Fingern und Armen anspannen, wie es jedes Mal (unbewusst) geschieht, wenn unser Nervensystem in den sympathikotonen Kampf-oder-Flucht-Zustand umschaltet und wir unsere Muskulatur auf den Umgang mit einer Bedrohung vorbereiten. Genau das passiert mit unseren Faszien, wenn wir auf der Hut und bereit sind, uns einer Bedrohung zu stellen oder vor ihr zu fliehen. Man kann sich leicht vorstellen, dass eine solche Anspannung im ganzen Körper, wenn sie monate- oder gar jahrelang anhält, zu Schmerzen und sonstigen Problemen führen kann.

Und nun wollen wir einmal etwas anderes ausprobieren: Lass deine Hand völlig schlaff werden und stell dir vor, wie sich diese Schlaffheit auf sämtliche Muskeln deines Körpers ausbreitet. Genau das passiert mit deinen Faszien, wenn du dich im kalten dorsal-vagalen Zustand befindest. Stell dir einmal vor, wie schwierig es in diesem schlaffen, kollabierten dorsal-vagalen Zustand wäre, deinen Alltag zu bewältigen – Besorgungen zu machen, Freunde zu treffen, die Kinder von der Schule abzuholen.

Warum es so wichtig ist, mit den Faszien zu arbeiten

Um uns so wohl wie möglich zu fühlen, müssen wir wieder eine Beziehung zu unserem Körper aufbauen. Das Wissen, wo unser Körper sich im Raum befindet, trägt dazu bei, ihn wieder zu regulieren. Wenn unser Körper sich in einem Zustand der Erstarrung oder Anspannung befindet und wir in der Lage sind, ihn aus seiner Starre zu befreien oder ihm nach einem Kollaps seine Struktur zurückzugeben, kann uns das helfen, uns selbst zu regulieren.

Die Arbeit mit unseren Faszien öffnet uns eine Tür zu unserem gesamten autonomen Nervensystem – und das hilft uns nicht nur körperlich, sondern auch seelisch wieder auf die Beine.[116]

Wir können die Verbindung zwischen unserem autonomen Nervensystem und unseren Faszien wieder aufbauen und unser Gehirn-Körper-System positiv beeinflussen. Dabei hilft uns zweierlei: zum einen Bioplastizitätstools, die auf die Faszien abzielen, und zum anderen unsere Aufmerksamkeit, wenn wir sie auf unsere Muskeln, Organe und unsere Herzfrequenz richten (Propriozeption + Interozeption). Wenn wir tief durchatmen, unseren Körper dehnen, verschiedene Sinnesrezeptoren unseres Körpers berühren und Druck auf sie ausüben und wenn wir gleichzeitig noch die in Kapitel 11 und 12 beschriebenen Techniken und Strategien einsetzen, können wir diese Verbindung zwischen Gehirn und Körper wiederherstellen und stärken. Zunächst sollten wir uns jedoch vor Augen halten, wie unser Gehirn unseren Körper wahrnimmt.

Karte des sensorischen Kortex unseres Gehirns

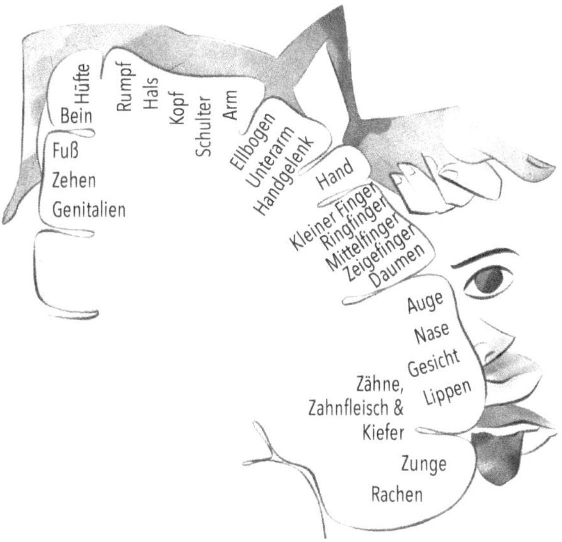

Ich weiß, dass dieses Diagramm ein bisschen komisch aussieht, aber es veranschaulicht ziemlich gut, wie die einzelnen Körperteile in unserem Gehirn »kartiert« sind. Anhand dieser »Landkarte« vermittelt uns das Gehirn eine Vorstellung davon, wo unser Körper sich im Raum befindet. Die obige Abbildung zeigt einen Querschnitt der Gehirn-Landkarte, die sich von der Oberseite deines Kopfes bis zum Ohr hinunter erstreckt. Daraus geht auch hervor, dass die sensibleren Körperteile am meisten Platz einnehmen. Lippen und Zunge beanspruchen in dieser Zeichnung beispielsweise mehr Platz als Kopf und Schultern. Das liegt daran, dass wir Empfindungen in diesen Körperbereichen leichter wahrnehmen als im Rumpf oder in den Schultern.

Auch an der Repräsentation der Hände kann man genau ablesen, wie viele sensorische Informationen sie für das Gehirn sammeln – die Karte zeigt dem Gehirn genau, wo unsere Hände sind und was sie gerade tun. Zum Beispiel erkennen wir, ob sie berührt werden oder ob sie gerade selbst irgendetwas berühren. Und dank unserer Fähigkeit, unsere Finger präzise zu bewegen, können wir komplizierte Aufgaben wie etwa Operationen ausführen oder ein Michelin-Sterne-Gericht zubereiten. Durch unsere Lebenserfahrungen verändert sich diese Karte ständig. Zum Beispiel nehmen Finger und Hände auf der Gehirnkarte eines Geigers sehr wahrscheinlich noch mehr Platz ein als bei einem Durchschnittsmenschen. Das ist ein weiteres Beispiel dafür, wie die Bioplastizität uns im Lauf unseres Lebens formt.

Phantomschmerzen (bei denen man Schmerzen in einem Körperteil empfindet, der gar mehr nicht existiert) können uns eine Menge über das Schmerznetzwerk in unserem Gehirn und darüber verraten, wie Körperteile auf unserer Gehirnkarte dargestellt sind.[117] Selbst wenn jemand nur noch ein Bein hat, ist das andere Bein mitsamt seiner Beziehung zum Rest des Körpers immer noch auf der Gehirnkarte präsent. Eigentlich unglaublich, dass jemand, der ohne Arme und Beine geboren wurde, trotzdem Phantomschmerzen darin haben kann. In unserem Gehirn existiert also von Geburt an eine sensorische Karte für unsere Gliedmaßen. Für das Gehirn sind diese nicht existierenden Gliedmaßen – und somit auch die Schmerzen, die sie verursachen – völlig real. Und mehr noch: Phantomschmerzen fühlen sich nicht nur real an – sie können sich bei Stress sogar verschlimmern.[118]

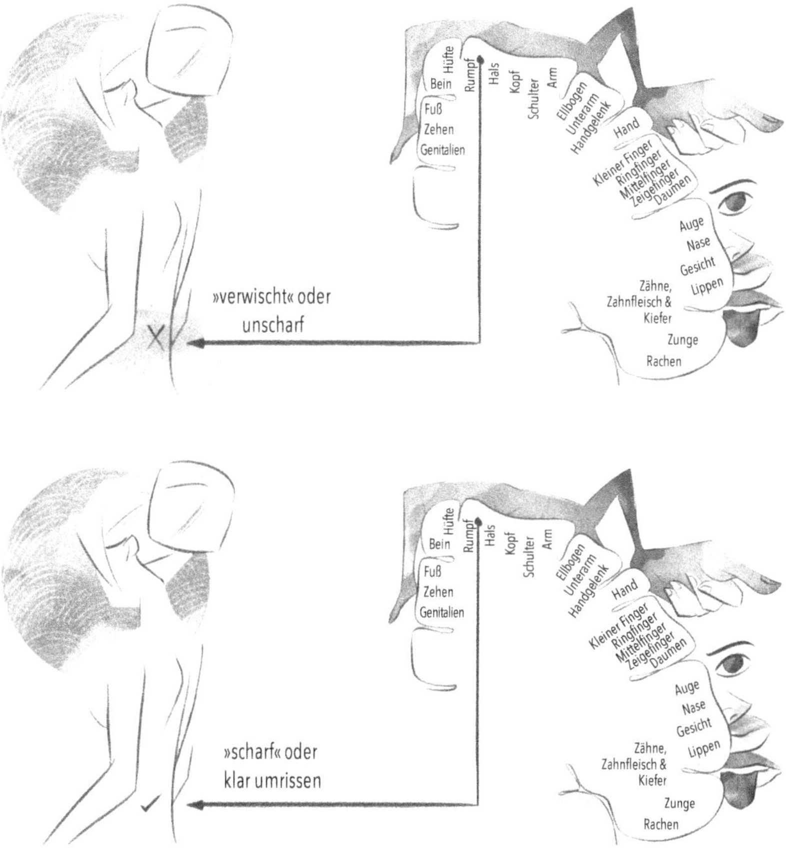

Der Bereich, der den fehlenden Körperteil repräsentiert, erscheint in der Gehirnkarte wie ein »verwischter Fleck«. Man geht davon aus, dass die Körperwahrnehmung (Interozeption) sich dadurch verschlechtert. Das untere Bild zeigt ein intaktes – »scharfes« – Körperschema.

Bildgebende Untersuchungen des Gehirns haben allerdings gezeigt, dass diese Gehirn-Landkarte bei Phantomschmerzen deutlich verändert ist. Die Karte ist dann nicht nur insgesamt weniger klar, sondern der Bereich, der das fehlende Glied repräsentiert, ist auch weniger scharf abgegrenzt und kann wie ein verwischter »Fleck« erscheinen. Der Schmerz, der aus diesem Bereich kommt, kann auch in anderen Körperregionen – beispielsweise dem Gesicht – spürbar sein.

Dieses »Verwischungsphänomen« ist anscheinend auch bei vielen Menschen zu beobachten, die unter chronischen Schmerzen wie beispielsweise Fibromyalgie leiden. Der Fachbegriff dafür lautet »zentrale Sensibilisierung«. Sie kann dazu führen, dass die Schmerzmeldungen unseres Körpers verschwommen und unklar werden, sodass es unserem Gehirn schwerer fällt zu erkennen, welcher Körperbereich geschützt werden muss.

Angenommen, du brichst dir den Zeigefinger der linken Hand und musst ihn für vier Wochen mit einem Tapeverband am Mittelfinger befestigen, damit der Bruch abheilen kann. Im Lauf dieser Zeit wird sich die Darstellung deiner linken Hand im Gehirn verändern und an die Tatsache anpassen, dass die beiden Finger zusammengeklebt sind. Kurzfristig kann dieser Schutzmechanismus sehr sinnvoll sein, denn er sorgt dafür, dass du den verletzten Finger während des Heilungsprozesses nicht überlastest. Sobald du den Tapeverband entfernst, ist der Finger im Idealfall schmerzfrei, du kannst deine Hand wieder normal benutzen – und nach ein paar Stunden wird auch deine Gehirnkarte wieder genauso aussehen wie vorher.

Wenn du jedoch nach dem Entfernen des Verbands immer noch Schmerzen im Zeigefinger hast und diesen Finger daher weiterhin kaum bewegst, könnte dein Gehirn zu dem Schluss kommen, dass diese beiden Finger zusätzlichen Schutz brauchen, und benachbarten Teilen deiner Hand das Kommando geben, ihre Aufgabe zu übernehmen. In so einem Fall wird die Gehirnkarte nach der Entfernung des Tapes nicht wieder genauso aussehen wie vorher. Sie kann sich sogar noch weiter verändern, wenn diese Bewegungseinschränkung lange genug andauert. Dann kann es passieren, dass wir gar nicht mehr in der Lage sind, den einen Finger vom anderen zu unterscheiden oder sie beide präzise oder unabhängig voneinander zu benutzen. Der Schmerz in diesem einen Finger kann sogar auf andere Bereiche der Hand und auf andere Körperteile übergreifen.[119]

Ein biopsychosozialer Ansatz zur Schmerztherapie

Wenn wir besser verstehen, wie sich das Gehirn bei Menschen mit chronischen Schmerzen verändert, steigen unsere Chancen, diese Schmerzen mithilfe eines biopsychosozialen Ansatzes wirksam zu behandeln. Statt nach der Ursache für solche anhaltenden Schmerzen (beispielsweise einer Verletzung) zu suchen, ist es oft besser, einen integrativen Ansatz zu wählen – und uns dabei von medizinischen Experten und Expertinnen helfen zu lassen.

Empfindungen – egal, ob es sich dabei um starke körperliche Signale, seelische Nöte, körperliche Schmerzen oder gar sozialen Schmerz wie beispielsweise Ablehnung handelt – verändern das interozeptive Netzwerk unseres Gehirns und die Art und Weise, wie wir Signale verarbeiten, die »von unten nach oben« oder »von oben nach unten« gesendet werden.[120] Wenn das »Verwischungsphänomen« auftritt, ist das häufig nicht auf eine konkrete Verletzung, sondern auf eine Verstärkung der Schmerzsignale im Gehirn zurückzuführen. Auch Reaktionen unseres Immunsystems können Schmerzen verursachen. In solchen Fällen kann alles, was das Immunsystem beruhigt, gleichzeitig auch gegen diese Schmerzen helfen. Wie wir in Kapitel 11 noch näher erläutern werden, sollten wir uns dafür innerhalb unseres Toleranzfensters aufhalten, unser Darmmikrobiom stärken und uns genügend körperliche Aktivität und Schlaf gönnen.

Integration sämtlicher Gehirn-Körper-Systeme

Während meiner Ausbildung als Physiotherapeutin studierte ich Lehrbücher mit farbigen Diagrammen, in denen die verschiedenen Körpersysteme sehr genau beschrieben waren. Dieses Wissen hat mir viele Jahre lang gute Dienste geleistet. Doch erst als ich mehr über den Vagusnerv und unser Nervensystem erfuhr, fügten sich alle Puzzleteile zu einem großen Ganzen zusammen.

Das war für mich das entscheidende »Aha«-Erlebnis. Es war, als würden sich alle 2D-Diagramme, die ich angesehen hatte, plötzlich übereinanderlegen und zu einer dreidimensionalen Darstellung werden. Denn dadurch wurde mir klar, dass alle unsere Systeme - vom Gehirn über den Darm bis hin zu Faszien und Nerven - zusammen ein einziges, sensibles, eng miteinander verflochtenes System bilden. Das ist die Quintessenz der ganzheitlichen Medizin.

Nachdem diese verschiedenen Elemente für mich zu einer Einheit verschmolzen waren, konnte ich sie nie wieder mit den gleichen Augen sehen wie vorher. Es ergab für mich einfach keinen Sinn mehr, Probleme isoliert voneinander zu betrachten, obwohl die Auswirkungen, die unsere Entscheidungen, frühe-ren Erfahrungen, Verhaltensweisen und Probleme auf unseren Gesundheitszustand haben, doch so klar auf der Hand liegen. Wenn du erkennst, dass dein interozeptives Netzwerk das Fundament für einen Großteil deiner physiologischen Funktionen bildet, lässt es sich nicht mehr bestreiten, dass man alle erlernten Muster auch wieder *ver*lernen kann - und das ist wirklich sehr spannend.

Denk noch einmal an das Bild mit den vielen verschiedenen Flughäfen, die es überall in deinem Gehirn-Körper-System gibt.

In diesen Flughäfen befinden sich Ansammlungen von Neuronen, die jeweils eine bestimmte Funktion erfüllen.

Unser Verdauungssystem beinhaltet zum Beispiel das enterische Nervensystem, das auch als unser »zweites Gehirn« bezeichnet wird.

Botschaften (Flugzeuge), die vom Körper zum Gehirn gelangen, können entweder über Nerven (vor allem über den Vagusnerv und das Rückenmark) oder über hormonelle oder immunologische Signale transportiert werden.

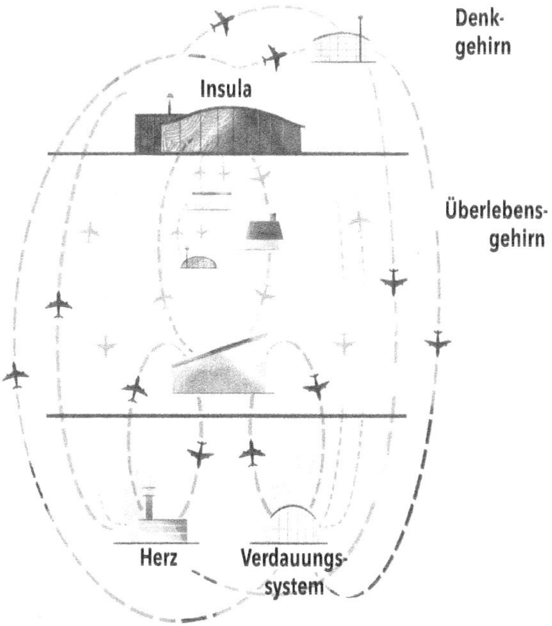

Innerhalb des Gehirns können Flugzeuge auf »Flughäfen« in den unteren Hirnregionen, beispielsweise im Stammhirn, landen. Durch diese Flüge und ihre »Rückflüge« zum Körper erhalten sie die Homöostase aufrecht. Auch wenn uns ein Großteil dieser Informationen gar nicht bewusst wird, schaffen sie doch eine Rückkoppelungsschleife, die unser inneres Gleichgewicht und unsere Stabilität aufrechterhält. Du kannst dir das so vorstellen, als würdest du in eine Stadt und dann wieder nach Hause fliegen und in dein normales Leben zurückkehren.

Einige Signale unseres Körpers dringen aber doch in unser Bewusstsein, vor allem wenn sie auf einem der größten Flughäfen (der Insula) landen. Das können wir uns so ähnlich wie den Flughafen Heathrow vorstellen (einen der verkehrsreichsten Flughäfen der Welt). Heathrow bietet nicht nur Rückflüge zu unserem Körper an, sondern auch Anschlussflüge zu anderen Flughäfen im Gehirn, die sich darauf auswirken, wie wir Emotionen, Schmerzen oder Stress erleben.

Dieses Diagramm zeigt die wichtigsten »Flughäfen«:

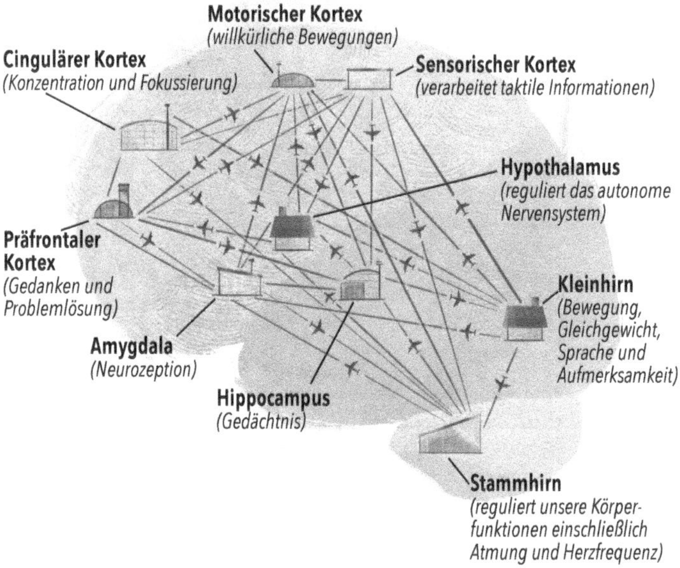

Während Flugzeuge von der Insula zum Frontallappen fliegen, haben unsere Gedanken, unsere Sprache und unsere Überzeugungen Auswirkungen darauf, welchen Bereich unseres Körpers die Flugzeuge als Nächstes ansteuern. Machen wir uns Sorgen und hören sich unsere Gedanken und Überzeugungen so ähnlich an wie: *Es wird bestimmt alles den Bach runtergehen*, kann das Flugzeug, das in unseren Körper zurückfliegt, die regulierende Wirkung der Vagusbremse auf unser Herz hemmen, sodass wir in Angstzustände und einen Kampf-oder-Flucht-Modus verfallen.

Das ist nicht das Gleiche wie der Versuch, unsere körperlichen Empfindungen mithilfe von Flugzeugen unter Kontrolle zu bringen, die »von oben nach unten« fliegen, also durch verharmlosende Gedanken *(So schlimm ist das doch gar nicht)*, Glaubenssätze, die unser wahres Befinden leugnen *(Mir geht's gut)*, oder indem wir das, was gerade passiert, einfach ignorieren oder verdrängen.

Solche Versuche sind kontraproduktiv. Denn um eine Regulierung »von oben nach unten« in Gang zu setzen, müssen wir uns bewusst machen, was gerade geschieht und in was für einem Zustand wir uns befinden. Das gibt uns eine Chance, die Situation neu zu bewerten. Und dann sehen wir die Realität so, wie sie ist, und arbeiten mit unserem Nervensystem zusammen. Das ist etwas ganz anderes als ein Management von oben nach unten, das die Sachverhalte unter Kontrolle zu bringen, zu leugnen und zu ignorieren versucht.

Wir wissen auch, dass Empfindungen, die vom Körper zum Gehirn geleitet werden, dort mit früheren Erfahrungen verglichen werden und dass diese Körpererinnerungen uns triggern können. Dann nimmt der Rückflug genau den gleichen Weg wie zuvor, weil unser Gehirn vorhersagt, dass diese Situation genauso ist wie die in der Vergangenheit.

Wenn wir dagegen Neuroplastizität praktizieren (was wir in Teil 2 dieses Buches tun werden), ändern wir die Route unseres Flugzeugs und den Einfluss, den es auf dieses Netzwerk hat. Neuroplastizität ist die erstaunliche Fähigkeit der neuronalen Netzwerke in unserem Gehirn und Nervensystem, sich durch Wachstum und Umstrukturierung zu verändern.[121]

Es ist hilfreich, uns daran zu erinnern, dass dieses Netzwerk, das die Homöostase aufrechterhält, auch unsere Emotionen und den Zustand unseres Nervensystems ständig beeinflusst.

INTEROZEPTIONSTRAINING FÜR DIE GEHIRN-KÖRPER-RÜCKKOPPELUNGSSCHLEIFE

Wollen wir Veränderungen herbeiführen, müssen unsere Lernprozesse empirisch und in unserem Körper verwurzelt sein. Deshalb möchte ich dich nun zu einer Interozeptionsübung einladen. Wenn du diese Übung einmal durchgearbeitet und im Lauf der Zeit mehrfach wiederholt hast, wirst du feststellen, dass du sie in deinem Alltag problemlos dazu nutzen kannst, die Kommunikation innerhalb deiner Darm-Hirn-Achse zu verbessern.

Höre zunächst einmal in dich hinein, um herauszufinden, wie du dich gerade fühlst. Wenn du befürchtest, dich in einem heißeren, sympathikotonen Zustand – ängstlich, nervös, gereizt und so weiter – zu befinden, solltest du dich bequem in einem Sessel zurücklehnen oder vielleicht sogar hinlegen, bevor du diese Übung fortsetzt. Befindest du dich eher in einem unbeweglichen, kalten dorsal-vagalen Zustand und fühlst dich schwach und antriebslos oder emotionslos, dann versuche, aufrecht dazusitzen oder dich hinzustellen, um dein Nervensystem hochzuregulieren. Solltest du dich dagegen bereits ruhig und entspannt fühlen, ist eine sitzende Position genau das Richtige für dich. Stelle deinen Blick »unscharf« und lass ihn auf einem Punkt ruhen, der ungefähr einen Meter vor deinen Füßen liegt. Richte deine Aufmerksamkeit und dein Bewusstsein nach innen.

Übung: Stimme dich auf deine Körpersignale ein

Beginne mit den oben beschriebenen Vorbereitungen.

1. Nimm zunächst die Empfindungen wahr, die von deinen Augen ausgehen - vor allem von den kleinen Muskeln in den Augen und um die Augen herum. Versuche dich auf diese körperlichen Signale einzustimmen. Vielleicht verspürst du ein Kribbeln in deiner Augenpartie. Oder sie fühlen sich angespannt an? Achte auf alle Empfindungen in dieser Region deines Körpers.
2. Lass deine Aufmerksamkeit nun langsam zu deinem Mund hinwandern. Welche Empfindungen spürst du auf deinen Lippen? Deiner Zunge? Von dort wandere weiter mit deiner Aufmerksamkeit zu deiner Kieferpartie. Ist sie entspannt oder angespannt? Falls es dir schwerfallen sollte, dich auf deine körperlichen Signale einzustellen, kannst du deinen Mund ein paarmal öffnen und wieder schließen, um den sensorischen Input zu verstärken.
3. Richte deine Aufmerksamkeit nun auf deinen Hals und sei neugierig auf alle Empfindungen, die du dort spürst.
4. Arbeite dich jetzt langsam in deinem Körper nach unten und lenke die Aufmerksamkeit dabei immer tiefer nach innen. Selbst die kleinsten Gefühle oder Empfindungen sind es wert, wahrgenommen zu werden. Bei dieser Übung geht es vor allem darum, dich auf die wichtigsten Bereiche der Körper-Gehirn-Rückkoppelungsschleife zu konzentrieren -

also stell dir vor, wie du Schritt für Schritt durch dein inneres System hindurchwanderst.

5. Während du immer weiter nach innen gehst, nimm bitte die Empfindungen rund um dein Brustbein (das die Rippen miteinander verbindet), deine Wirbelsäule und deine Rippen wahr - eine nach der anderen. Achte darauf, ob du deinen Herzschlag spüren kannst. Bleibe eine Zeit lang in dieser Körperregion. Wenn du deinen Herzschlag nicht wahrnehmen kannst, spürst du vielleicht einfach Empfindungen in der Herzgegend.

   Lass deine Aufmerksamkeit nun wieder nach außen zum Brustkorb, zu den Schultern und Rippen wandern und nimm diesmal auch deine Muskeln und Faszien wahr. Spürst du dort ein Gefühl der Steifheit, Verspannung oder Anspannung? Fühlt dein Oberkörper sich schwer und in sich zusammengesunken an, als wäre es anstrengend, den Kopf aufrecht zu halten? Achte darauf, ob es dir leichtfällt, mit diesen Körperregionen in Kontakt zu treten, oder ob du dich wie betäubt oder von einem dieser Körperteile abgekoppelt fühlst.

   Vielleicht driftest du in Geschichten darüber ab, was diese Körperempfindungen bedeuten könnten - oder du bemerkst einfach, dass du unterschiedliche Empfindungen gleichzeitig spürst. Verlangsame dein Tempo ein bisschen und versuche, diese Gedanken und Emotionen zu durchforsten und zu identifizieren oder die damit einhergehenden Körpersignale wahrzunehmen. Womöglich fühlt es sich unangenehm an, sich so intensiv auf diesen Bereich zu konzentrieren, doch wenn du kannst, verweile dort und achte darauf, wie die Signale sich verändern.

6. Lass deinen Fokus nun nach unten, in die Region unterhalb deines Zwerchfells, wandern. Fällt es dir leicht, mit den dor-

tigen Körpersignalen in Kontakt zu kommen, oder fühlen sie sich weit weg, vage oder unscharf an?

7. Sobald du bei deinem Bauch angelangt bist, nimm die Empfindungen wahr, die du dort hast. Sind sie leicht und deutlich spürbar, oder fühlt sich dieser Bereich wie taub an? Lege eine Hand auf deinen Bauch und lass, während du atmest, deine Handfläche ganz locker und entspannt dort liegen. Spüre die Wärme deines Bauches an deiner Hand. Hilft dir die Berührung dieses Körperteils, mit den körperlichen Signalen in dieser Region in Kontakt zu kommen?

   Auch hier nimmst du vielleicht eine Mischung aus Empfindungen oder Emotionen wahr. Schaffst du es, deine interozeptive selektive Aufmerksamkeit nur auf die Körpersignale in deinem Bauch zu richten? Vielleicht steigen dabei auch Gedanken und Gefühle in dir auf. Das ist vollkommen in Ordnung. Schau, ob du sie in den Hintergrund treten lassen kannst, während du deine Aufmerksamkeit weiterhin auf die Signale deines Körpers richtest.

   Verankere deine Aufmerksamkeit im Bauch und stell dir vor, dass die Wärme deiner Hand ein Gefühl der Ruhe und Gelassenheit ausstrahlt, das sich unter deiner Bauchhaut ausbreitet. Stell dir vor, wie diese Wärme und Beständigkeit sich durch deinen ganzen Verdauungstrakt hindurchzieht. Richte deine Aufmerksamkeit nun bewusst auf alle Gefühle von Wärme, Ruhe und Leichtigkeit, die du jetzt vielleicht spürst. Dabei sendest du gezielt Signale von unten (deinem Körper) an dein Gehirn.

   Auch jetzt werden vielleicht wieder Gedanken, Geschichten oder Gefühle in dir aufsteigen; halte deine Aufmerksamkeit trotzdem weiterhin auf die interozeptiven Signale aus deinem Bauchraum gerichtet und auf die Wärme, Ruhe und Leichtigkeit, die von deiner Hand ausgehen. Bleibe in diesem Bereich und nimm wahr, wie sich dabei vielleicht etwas an deinem Nervensystem verändert.

8. Sobald du innerlich bereit dazu bist, öffne langsam die Augen und kehre in den Raum zurück, in dem du dich befindest.

Was hat dir diese Interozeptionsübung gezeigt?

Nach dieser Interozeptionsübung solltest du dir ein paar Minuten Zeit nehmen, um über die unten stehenden Fragen nachzudenken. Wenn du deine Antworten in ein Notizbuch oder Tagebuch schreiben kannst – umso besser. So kannst du dir diese Antworten zu einem späteren Zeitpunkt, wenn du mehr Erfahrung mit den Übungen hast, noch einmal anschauen – sie werden dir gute Hinweise darauf geben, wie deine Interozeptionsfähigkeiten sich inzwischen weiterentwickelt haben.

- Wie hat es sich angefühlt, deine Aufmerksamkeit von einem Körperbereich zum nächsten zu bewegen?
- Fiel es dir bei manchen Körperregionen schwerer, mit ihnen in Verbindung zu treten, als bei anderen? Wenn ja: Was für Körperregionen waren das?
- Welche Gefühle sind bei der Fokussierung auf die Körperregionen in dir aufgestiegen, mit denen du nur schwer in Kontakt treten konntest?
- Welche Geschichten sind dir in den Sinn gekommen, als du dich auf die Bereiche konzentriert hast, mit denen du nur schwer in Kontakt treten konntest?
- Hattest du bestimmte Gedanken oder Überzeugungen im Hinblick auf deine körperlichen Empfindungen, zum Beispiel: »Meine Schulter ist gebrochen«?
- Welche Empfindungen hattest du in den Bereichen deines Körpers, mit denen du leicht in Kontakt treten konntest?

- Als du deinen Körper gescannt und deine Aufmerksamkeit auf verschiedene Körperteile gelenkt hast – spürtest du dabei irgendwelche körperliche Reaktionen? Wenn ja: Was waren das für Reaktionen?
- Was für Gefühle sind in dir aufgestiegen, als du deine Aufmerksamkeit auf deinen Bauch gerichtet hast?
- Ist es dir schwergefallen, mit deinem Bauch in Kontakt zu treten? Falls ja: Wie hat sich das angefühlt?
- Welche Gedanken sind bei dieser Übung in dir aufgestiegen und aufgetaucht?
- Wie fühlt sich deine Energie jetzt an, nachdem du diese Übung gemacht hast? Ist sie gleich geblieben? Oder hat sie sich verändert? Wenn ja: inwiefern?

Diese Übung ist ein hilfreiches Alltagsinstrument für das Interozeptionstraining. Du kannst sie aber auch als eigenständige Methode nutzen, um dein autonomes Bewusstsein in Augenblicken der Dysregulation oder des Schmerzes aufzubauen und zu stärken. Wenn wir unserem Körper mehr Aufmerksamkeit schenken, können wir unser Nervensystem leichter regulieren, und dadurch werden viele biologische Prozesse in unserem Körper besser ablaufen.

Bisher ging es vor allem darum, dir ein besseres Verständnis deines eigenen Nervensystems zu vermitteln und wie der Vagusnerv mit einigen unserer wichtigsten Systeme und Organe in Verbindung steht. All das zu verstehen und zu lernen, wie wir unser Nervensystem neu kalibrieren können, ist absolut notwendig, wenn wir unser Leben verändern möchten. Aber es ist genauso wichtig, uns klarzumachen, wie Freundinnen und Freunde, Kollegen oder sogar völlig fremde Menschen den Zustand unseres Nervensystems ebenfalls regulieren – oder eben leider auch dysregulieren – können.

Im nächsten Kapitel werden wir auf das dritte Element des biopsycho*sozialen* Modells eingehen: unsere Beziehung zu anderen Menschen. Denn als soziale Lebewesen, die sich im Umfeld einer Gruppe entwickelt haben, sind wir von Geburt an auf die Verbindung mit unseren Mitmenschen ausgerichtet. Ohne diese Verbindung leiden wir.

6

Social-Engagement-System und Co-Regulation

Unser System für soziale Verbundenheit – in der Polyvagal-Theorie als »Social-Engagement-System« bezeichnet – besteht in erster Linie aus Ästen des Vagusnervs, die eine Verbindung zwischen Gesicht, Stimme und Herz herstellen. Wie alle anderen Systeme, über die wir bisher gesprochen haben, sendet und empfängt auch dieses System ständig Informationen, die sich darauf auswirken, wie sicher wir uns fühlen und wie gut wir mit den Menschen um uns herum verbunden sein können. Wenn du eine Hand auf dein Herz und die andere auf deine Wange legst, kannst du dir ungefähr vorstellen, wo dein Social-Engagement-System verläuft, zusammen mit anderen Verbindungen zu Nerven, die Gesicht und Mittelohr versorgen. Diese drei Körperregionen kommunizieren in einer ständigen Rückkoppelungsschleife miteinander, und die Signale dieser Schleife werden auch ans Gehirn weitergeleitet und können uns entweder regulieren oder Richtung Dysregulation bringen.[122]

Wenn wir mit einem Menschen zusammen sind, der gerade ein hohes Maß an Stressaktivierung erlebt, können Tonfall und Tonhöhe seiner Stimme – in Kombination mit seiner Mimik, Gestik und Körpersprache – die »Resonanzkreise« in unserem eigenen Gehirn-Körper-System in Erregung versetzen.[123] Diese Resonanzkreise bringen uns mithilfe biologischer Mechanismen dazu, die gleichen Emotionen zu empfinden wie unser Gegenüber. Nähern wir uns jemandem in der Absicht, mit ihm in Kontakt zu treten, doch diese Person reagiert abweisend, passen sich unsere neuronalen Schaltkreise ihrem Verhalten an.

Das Social-Engagement-System ist in unserer evolutionären Vorgeschichte verwurzelt. Die ersten Menschen, die unseren Planeten besiedelten, brauchten sich gegenseitig, um zu überleben; daher hat sich unser Social-Engagement-System im Zuge der Evolution so entwickelt, dass es unbewusst Sicherheits- oder Gefahrensignale aufnimmt, die von den Stimmen, dem Gesichtsausdruck und der Körpersprache anderer Menschen ausgehen. Diese Signale helfen uns, möglichst schnell zu erkennen, ob eine Begegnung oder eine Situation gefährlich oder ungefährlich ist. So können wir vor Gefahren fliehen, entspannte Verbindungen herstellen und auf diese Weise letztendlich überleben.[124]

Alle drei Komponenten unseres Social-Engagement-Systems – Gesicht, Stimme und Herz – übermitteln unseren Mitmenschen mithilfe von Signalen wie einem Neigen des Kopfes, dem Tonfall, einem Sanfterwerden des Blicks und vielen anderen unbewussten Verhaltensweisen »Wärme« oder Herzlichkeit. Wärme suggeriert Sicherheit und signalisiert unserem Gehirn, dass wir auf unser Gegenüber zugehen und mit ihm Kontakt aufnehmen können. Ein Mangel an Wärme signalisiert uns genau das Gegenteil. Daher ist die wahrgenommene Wärme oder Herzlichkeit der bestimmende Faktor, wenn es darum geht, wie wir auf andere Menschen reagieren und wie diese auf uns.

Dieses Social-Engagement-System bietet eine weitere Möglichkeit, unseren Vagotonus zu erhöhen. Wir können es als Werkzeug nutzen, um Sicherheits- oder Gefahrensignale an unser Gehirn-Körper-System zu senden. Unsere Fähigkeit, uns mit anderen zu verbinden, Hinweise auf Sicherheit oder Bedrohung zu registrieren und uns auf andere Menschen in unserem Umfeld einzustimmen, hängt davon ab, wie gut unser Vagusnerv funktioniert. Unser Social-Engagement-System reagiert auf jede Veränderung in unserem Nervensystem, und umgekehrt.

CO-REGULATION

Beziehungen zu anderen Menschen spielen für unser Wohlbefinden eine wichtige Rolle – und das nicht nur in emotionaler und psychischer Hinsicht, sondern auch aus biologischer Sicht sind sie für uns unverzichtbar. Falls du dich also fragen solltest, ob dein Wunsch nach Freundschaft, Liebe und Unterstützung dich zu einem bedürftigen, abhängigen, emotionalen oder übersensiblen Menschen macht – keine Sorge, das ist nicht der Fall. Ganz im Gegenteil: Das Gefühl, dazuzugehören und Beziehungen zu haben, in denen du dich wirklich gesehen und gehalten fühlst, ist einer der wichtigsten Prädiktoren für die Qualität und Länge deines Lebens.[125]

Die Menschen in deinem Umfeld gehören zu den stärksten Einflussfaktoren auf dein Nervensystem. Deine Interaktionen mit ihnen wirken sich nämlich auf deine Emotionen, deine Gedanken und deine Physiologie aus, und zwar so, dass du dich dadurch entweder innerlich gestärkt oder ausgelaugt fühlst. Wenn wir uns einsam oder isoliert fühlen, bedeutet das für unser Nervensystem Stress. Außerdem geraten wir ohne gesunde Beziehungen in eine defensive oder konfrontative Energie hinein; oder wir verfallen in einen Shutdown und ziehen uns komplett zurück.[126] Das soll aber nicht heißen, dass du nicht ab und zu ein bisschen Zeit mit dir allein verbringen und diese Augenblicke auch genießen solltest.

Ausgrenzung, Marginalisierung, fehlende soziale Unterstützung, Einsamkeit und Armut können die oben beschriebenen

Überlebensreaktionen hervorrufen. Und wenn man diese Reaktionen nicht unter Kontrolle bekommt, können sie zu Ängsten, Depressionen, Dysregulation, Herz-Kreislauf-Erkrankungen, Entzündungen, chronischen Schmerzen, Verdauungsstörungen und Problemen mit dem Immunsystem führen.[127] Umgekehrt können Beziehungen, die uns innerlich stärken, dazu beitragen, unser Nervensystem wieder in einen Zustand der Sicherheit zu versetzen, vor allem nach einem traumatischen Erlebnis.

Wenn wir uns in der Nähe von Menschen aufhalten, die uns nahestehen und sich in einem regulierten Zustand befinden, fällt es uns leichter, ebenfalls in einen Zustand der Sicherheit und Zugehörigkeit zu gelangen. In diesem ventral-vagalen »Genau richtig«-Zustand kann unser Gehirn-Körper-System zur Ruhe kommen und sich erholen. Wissenschaftliche Untersuchungen zeigen, dass ein unterstützendes soziales Netzwerk uns sogar vor Krankheiten schützen kann.[128] Dein eigenes Beziehungsnetz zu stärken und auch andere Menschen in *ihrem* Beziehungsnetz zu unterstützen, trägt zum Aufbau gesunder Gemeinschaften bei und macht dich resilienter. Wohlbefinden ist kein Soloakt.[129]

DIE MACHT DER CO-REGULATION

Wenn wir die Sicherheitssignale unserer Mitmenschen dazu nutzen, um wieder ins Gleichgewicht zu kommen, bezeichnet man das als »Co-Regulation« – ein Begriff, der beschreibt, wie unser Nervensystem sich in Abhängigkeit von anderen Menschen verändert und anpasst.[130] Wie gut wir uns im Erwachsenenalter selbst regulieren können, hängt davon ab, von welcher Qualität die Beziehungen zu den Menschen waren, die in unserer Kindheit und Jugend für uns gesorgt haben.[131]

Der Prozess der Co-Regulation findet automatisch statt, wenn Eltern oder Bezugspersonen sich stets gut um die Bedürfnisse des Kindes kümmern. Wenn ein Baby zum Beispiel weint, antizipieren die Betreuungspersonen sein Bedürfnis, reagieren darauf und geben ihm Wärme, Nahrung und/oder körperliche und emotionale Zuwendung. Hat ein Kind Kummer oder befindet es sich in einem dysregulierten Zustand, reicht es normalerweise schon aus, ruhig mit ihm zu sprechen und ihm Zuneigung zu schenken, um sein Bedürfnis nach Sicherheit und Geborgenheit zu erfüllen. Der »Gewinn« ist übrigens beidseitig: Der Kummer des Kindes bereitet nämlich auch den Eltern oft seelischen Schmerz.[132] Dieser Vorgang mag uns zwar wie etwas rein Instinktives erscheinen, hat aber tatsächlich langfristige Auswirkungen darauf, wie sich das Kind im Lauf der Zeit entwickeln wird.[133]

Co-Regulation ist eine wichtige Grundlage, die es anderen Systemen erlaubt, gut zu funktionieren. Ebenso wie man für die Installation von Sanitär- und Elektroanlagen ein Haus mit stabilen Böden und Wänden braucht, sind das autonome Nervensystem und die Hirnregionen, die für Regulation und soziale Bindungen zuständig sind, weniger stabil, wenn in der Kindheit kein solides emotionales Fundament dafür gelegt wurde.[134]

Doch selbst wenn die ersten Beziehungen in unserem Leben nicht sicher oder gesund waren, können wir durch Training in diesem Bereich besser werden, denn nicht alle prägenden Co-Regulationen finden in der Kindheit statt. Der Prozess der Co-Regulation läuft jeden Tag aufs Neue ab – oft sogar in Gesellschaft fremder Menschen und ohne dass wir uns dessen bewusst sind. Ein Lächeln von einem Fremden oder ein Kompliment von einer Nachbarin kann unser Nervensystem ebenso schnell regulieren, wie wir durch einen missbilligenden Blick von einem Kollegen in die Dysregulation hineingeraten können.

Wenn wir uns innerlich auf einen anderen Menschen einlassen – wenn wir zulassen, dass unser eigener innerer Zustand mit seinem ausgeglichenen Zustand in Resonanz geht und diesen widerspiegelt –, co-regulieren wir uns. Die Fähigkeit zur Co-Regulation ist eine der wichtigsten Funktionen unseres Social-Engagement-Systems, denn im regulierten Zustand sind wir am gesündesten und können am besten lernen, arbeiten und etwas erschaffen.

Die Grundlage für unsere Fähigkeit zur Selbstregulation ist die Co-Regulation.

Auch wenn wir gern allein sind, streben wir von unserer Biologie her nach Verbindung und möchten mit den Menschen um uns herum in Beziehung treten. Wenn du dazu neigst, dich in schwierigen Zeiten von deinen Mitmenschen abzukapseln, kann der Prozess der Co-Regulation dir helfen, wieder den Weg nach Hause zu finden.

Natürlich haben besonders die wichtigen Beziehungen in unserem Leben die Macht, unser Nervensystem zu regulieren oder zu dysregulieren. Die Zeit, die wir mit einem Freund oder einer Freundin verbringen, kann uns ein Gefühl von Sicherheit und Wärme vermitteln und unser Nervensystem aktiv beeinflussen. Und wenn wir die Wärme solcher uns nahestehenden Menschen spüren, senden wir wiederum Signale der Sicherheit und Wärme zurück. Selbstverständlich trifft auch das Gegenteil zu: Eine negative Erfahrung mit einem Freund oder geliebten Menschen, die uns Bedrohungssignale übermittelt, kann uns (wie wir noch sehen werden) in einen dysregulierten Zustand stürzen.

Empirische Untersuchungen haben gezeigt, dass Führungskräfte und Manager starke Welleneffekte in ihr soziales Umfeld aussenden und großen Einfluss darauf haben, wie reguliert oder dysreguliert die Nervensysteme anderer Menschen sind.[135] Außerdem gibt es immer mehr Studien, denen zufolge das Wohlbefinden von Führungskräften als »Nervenzentrum« für ganze Teams fungieren kann. Durch Stress und emotionale Ansteckung können Führungskräfte ihren eigenen Stress auf ihre Mitarbeiterinnen und Mitarbeiter übertragen. So laufen Firmen und andere Organisationen Gefahr, einen »Dominoeffekt« der Stressentstehung in ihrer Belegschaft auszulösen.

Co-Regulation unterscheidet sich von Co-Abhängigkeit dadurch, dass wir beim Prozess der Co-Regulation noch ein Selbstgefühl haben. Im Zustand der Co-Abhängigkeit dagegen verlieren wir möglicherweise unser interozeptives Bewusstsein und den Kontakt zu unserer inneren Welt und fixieren uns völlig nach außen. Wenn wir keine Verbindung zu unserer inneren Welt mehr haben, kommt unser Selbstgefühl (die Antwort auf die Frage, wie es uns geht) nur noch von außen.[136] Bei Co-Abhängigkeit beziehen wir unser Gefühl der Sicherheit aus einer Quelle, die außerhalb unserer selbst liegt.

Übung: Wege zur Co-Regulation

In dieser Übung sollst du herausfinden, über welche Möglichkeiten der Co-Regulation du zurzeit verfügst und wie du diese weiter ausbauen kannst. Schreibe deine Antworten auf die folgenden Fragen in dein Notiz- oder Tagebuch:

Wer vermittelt dir ein Gefühl der Zugehörigkeit?

Das kann zum Beispiel eine Freundin sein, ein Verwandter, eine Trainerin, ein Lehrer, Bibliothekar, eine Barista, Friseurin, ein Arzt oder Therapeut, aber auch eine Ladenbesitzerin, ein Mentor oder Klassenkamerad, ein Mitglied deines Fitnessstudios oder eine Arbeits- oder Teamkollegin.

Falls du dich nirgends zugehörig fühlst oder nicht viele Kontakte zu anderen Menschen hast - was könntest du tun, um ein stärkeres Gefühl der Verbundenheit und Zugehörigkeit zu entwickeln?

- Sprich neue Kollegen oder Kolleginnen an und frage sie, ob sie mit dir zu Mittag essen wollen.
- Engagiere dich ehrenamtlich in deiner Gemeinde (zum Beispiel in einem Tierheim oder Krankenhaus).
- Melde dich für einen Kunstkurs in deiner Stadt an.

Wenn du dich am liebsten von anderen Menschen abkapseln und zurückziehen würdest - was müsstest du tun, um leichter mit deinen Mitmenschen in Kontakt zu kommen?

- Besuche einen Park oder Strand, wo Menschen sind.
- Mach einen Bummel durch ein Einkaufszentrum.
- Nimm einen Job in einem belebten Café oder einer Bibliothek an.

Co-Regulation in Aktion

Um eine bessere Vorstellung davon zu bekommen, wie dieses Phänomen in der Realität aussieht, stelle dir bitte einmal die unten beschriebenen Szenarien vor.

Angenommen, du musstest in deinem Job den ganzen Tag von einem Projekt zum nächsten hetzen, weil die Abgabetermine miteinander kollidierten. Wegen eines kritischen Feedbacks von deinem Chef warst du so nervös, dass du gar nicht richtig zu Mittag gegessen hast. Jetzt ist es fünf Uhr nachmittags, du bist fix und fertig und kannst es kaum erwarten, endlich aus dem Büro wegzukommen. Doch statt direkt nach Hause zu gehen, triffst du dich noch mit einer Freundin auf einen Drink, um ein bisschen mit ihr zu plaudern.

Welches Szenario wäre dir lieber?

- **Szenario A:** Du kommst in die Kneipe und siehst deine Freundin an einem Tisch sitzen. Sie steht auf und umarmt dich, weicht deinem Blick jedoch aus. Du holst dir etwas zu trinken und setzt dich zu ihr, um dich mit ihr zu unterhalten. Während du ihr von deinem furchtbaren Tag erzählst, stößt sie ein paar tiefe Seufzer aus. Ihre Schultern sind nach vorn gebeugt, und sie geht eigentlich gar nicht richtig auf deinen Bericht ein, sondern heftet den Blick nur auf die Speisekarte, die auf dem Tisch liegt. Die Stunde, die du in der Kneipe bleibst, schaut deine Freundin kaum auf, und den größten Teil der Unterhaltung musst du allein bestreiten. Während des gesamten Treffens wirkt deine Freundin völlig in sich gekehrt.
- **Szenario B:** Du betrittst dieselbe Kneipe und siehst, wie deine Freundin dir mit einem strahlenden Lächeln zuwinkt. Du gehst auf sie zu, und sie umarmt dich, stellt Blickkontakt zu dir her und fordert dich auf, dich neben sie zu setzen – sie kann es kaum erwarten, von deinem Albtraumtag zu erfahren. Als du dich über deinen Chef beklagst, nickt sie zustimmend und reagiert mitfühlend, was deinen Stress wegen der beiden miteinander konkurrierenden Deadlines angeht. »Aber jetzt vergiss es!«, sagt sie und greift nach deiner Hand. »Du bist sowieso viel zu gut für diese Firma!« Bei diesen Worten müsst ihr beide lachen.

Es liegt auf der Hand, dass du dich in Szenario A am Ende des Treffens missmutig, traurig und noch gestresster fühlen wirst als vorher, während du dich in Szenario B zentrierter, optimistischer und entspannter fühlst und in aufgeschlossenerer Stimmung bist. *Mir* wäre Option B jedenfalls hundertmal lieber!

Lass uns noch zwei weitere Szenarien miteinander vergleichen:

1. Du triffst auf der Straße eine Freundin, die du schon lange nicht mehr gesehen hast, und rufst ihren Namen. Der Tonfall deiner Stimme wird ein bisschen höher, als ihr euch begrüßt und du sie umarmst. Du schaust sie an, lächelst und unterhältst dich mit ihr.
2. Auf derselben Straße fällt dir ein betrunkener Fremder auf, der alle Passanten anschreit und genau auf dich zusteuert. Unbewusst vermeidest du den Blickkontakt mit ihm, straffst deinen Oberkörper und ziehst die Schultern hoch.

Beide Beispiele zeigen, wie schnell andere Menschen unser Gehirn-Körper-System und damit auch unseren Vagusnerv beeinflussen und den Zustand unserer inneren Systeme verändern können. Wenn wir verstehen, wie sich das Verhalten anderer Menschen auf unsere Gefühle und Handlungen auswirkt und wie auch unsere Körper aufeinander reagieren, können wir leichter wieder ins Gleichgewicht kommen. Wir können mehr Empathie für unsere Mitmenschen aufbringen und sogar befriedigendere Beziehungen aufbauen.

Autonomes Bewusstsein und Co-Regulation

Je stärker unser autonomes Bewusstsein ist, umso besser sind wir darin, wahrzunehmen, wie bestimmte Menschen auf uns wirken. Anhand dieser Informationen können wir dann bewusst entscheiden, mit wem wir zusammen sein möchten und wo unsere sozialen Grenzen liegen. Das bedeutet nicht, dass du anderen Menschen aus dem Weg gehen oder sie aus deinem Leben ausschließen sollst, nur weil sie gerade eine schwierige Lebensphase durchmachen. Zwischenmenschliche Beziehungen sind wichtig für unser körperliches und seelisches Wohlbefinden, *und* sie können manchmal ganz schön schwierig sein. Wenn dir jedoch auffällt, dass es in einer deiner Beziehungen oft an Verbundenheit und wechselseitigem Geben und Nehmen mangelt oder du dich durch den Kontakt mit einer Person überfordert oder ausgelaugt fühlst, kann das ein Zeichen dafür sein, dass du ein bisschen mehr auf Distanz zu ihr gehen oder ihr Grenzen setzen solltest.

Wenn wir wissen, wo unsere neurobiologischen Grenzen liegen, entwickeln wir ein feineres Gespür dafür, wann wir diese Grenzen erreicht haben. Und dann fällt es uns auch leichter, andere Menschen auf diese Grenzen hinzuweisen und dadurch unsere Nerven zu schonen. Wenn Beziehungen in die Brüche gehen (was etwas völlig Normales ist und zum Leben dazugehört), können wir diese Brüche reparieren, indem wir unser Social-Engagement-System nutzen, um der anderen Person »warme« Signale zu senden und die Kommunikationskanäle wieder zu öffnen.

Die Qualität und Quantität unserer Beziehungen hängen davon ab, wie gut unser physischer Körper funktioniert, und das wiederum kann sich auch auf unsere emotionale Gesundheit auswirken. Aus diesem Grund können wir, wenn wir ein ausgeprägtes autonomes Bewusstsein haben, unsere Beziehungen zu anderen Menschen besser einschätzen und beurteilen, ob es in unserem Leben genügend *richtige* Beziehungen gibt.

Biologische Unhöflichkeit

Ein Aspekt der Co-Regulation im Erwachsenenalter, über den nicht häufig gesprochen wird, ist die »biologische Unhöflichkeit«. Dieses Konzept wurde von Dr. Stephen Porges entwickelt und besagt: Wenn unsere Körpersprache und unser Verhalten unhöflich sind (wir unseren Mitmenschen also einen Eindruck von Kälte oder Gleichgültigkeit vermitteln), kann das zu einem Bruch in der Beziehung führen. Biologische Unhöflichkeit ist zwar nicht immer beabsichtigt, aber es ist wichtig, uns dieses

Verhalten bewusst zu machen, weil es bei anderen Menschen Bedrohungsreaktionen auslösen und zu Problemen in unseren Beziehungen führen kann.

Angenommen, du gehst nach einem anstrengenden Arbeitstag mit deinem Partner abends essen. Du hast dich auf diesen gemeinsamen Abend gefreut, insbesondere weil eine Meinungsverschiedenheit, die du Anfang der Woche mit deiner besten Freundin hattest, dich immer noch sehr belastet. Du bist gespannt auf die Sichtweise und den Rat deines Partners zu dieser Sache.

Als du ihm den Streit schilderst, fühlst du dich sehr verletzlich, denn du warst schuld daran und weißt genau, dass deine Freundin zu Recht wütend auf dich geworden ist. Mitten in deiner Erzählung leuchtet das Smartphone-Display deines Partners auf, weil er eine SMS bekommen hat. Er wirft einen kurzen Blick darauf, wendet sich dir dann aber gleich wieder zu und sagt: »Erzähl weiter, ich höre zu.« Du weißt, dass er nicht auf sein Handy geschaut hat, um dich zu verletzen, doch dieser kurze »Bruch« löst eine reflexartige Reaktion in deinem Nervensystem aus.

Deine emotionale Reaktion erfolgt sofort und kommt so tief aus deinem Inneren, dass sie sich fast instinktiv anfühlt. Das liegt daran, dass dein Nervensystem sich nicht annähernd so viel um die Absichten deines Partners schert wie um seine Körpersprache und sein Verhalten. Wenn du in diesem Augenblick in einen heißeren, sympathikotonen Zustand überwechselst, kann es passieren, dass dein Körper sich versteift und du abwehrend die Arme vor der Brust verschränkst oder deinen Partner für sein Verhalten kritisierst und vielleicht sogar wütend auf ihn wirst. Wenn du dagegen in einen kälteren dorsal-vagalen Zustand hineingerätst, spürst du womöglich einen Anflug von Scham und denkst, dass dein Partner deine Gefühle oder deine Geschichte wohl nicht für besonders wichtig hält. Dann sackt dein Körper vielleicht in sich zusammen, oder du fühlst dich antriebslos und apathisch, ziehst dich in dein Schneckenhaus zurück oder blockst ab und willst das Gespräch nicht mehr fortsetzen.

Co-Regulation und der Zustand unseres Nervensystems

Da Co-Regulation einen sehr tiefgreifenden Einfluss auf unser Gehirn-Körper-System hat, wollen wir uns nun einmal überlegen, wie sich die Menschen in unserem näheren Umfeld auf die verschiedenen Zustände unseres Nervensystems auswirken. Wenn wir verstehen, wie wir Signale der Sicherheit oder Gefahr empfangen und an unsere Mitmenschen weitergeben (oft ohne uns dessen bewusst zu sein), können wir eine aktivere Rolle beim Aufbau und bei der Pflege sicherer, gesunder zwischenmenschlicher Beziehungen spielen. Die unten beschriebenen Interaktionen zwischen Jane und ihrer Mutter veranschaulichen, wie Co-Regulation und Dysregulation in der Praxis aussehen.

Szenario 1

Jane hat eine ziemlich stressige Woche hinter sich, freut sich aber darüber, dass jetzt endlich Samstag ist. Ihr einziger Plan für den Tag besteht darin, sich mit ihrer Mutter in der Stadt zu treffen und mit ihr eine Tasse Kaffee zu trinken – was die beiden regelmäßig tun und was ihnen großen Spaß macht. Als Jane das Café betritt, hat der Zustand, in dem sich die jeweiligen Nervensysteme der beiden Frauen befinden, großen Einfluss darauf, wie sicher sie sich fühlen und wie ihre Interaktion abläuft …

	Neurozeptive Wahrnehmung von Sicherheit	Neurozeptive Wahrnehmung von Bedrohung
Zustand des Nervensystems	Jane (»genau richtig«) + ihre Mutter (»genau richtig«)	Jane (»genau richtig«) + ihre Mutter (»zu heiß«)
Erste Eindrücke	Die Mutter begrüßt Jane im Café mit weit geöffneten Armen und einem Lächeln. Während Jane ihr erzählt, wie ihre Woche verlaufen ist, neigt ihre Mutter interessiert den Kopf, hört zu und nickt zu den Berichten ihrer Tochter. Sowohl Jane als auch ihre Mutter haben ihr Social-Engagement-System eingeschaltet, und es programmiert sie beide auf ein Gefühl der Verbundenheit.	Als Jane das Café betritt, macht ihre Mutter einen ziemlich wütenden Eindruck. Sie begrüßt Jane nicht, bleibt sitzen und schaut ihrer Tochter nicht in die Augen. Kaum hat Jane sich zu ihr an den Tisch gesetzt, schreit die Mutter sie auch schon wütend an – sie ärgert sich darüber, dass Jane letzte Woche versäumt hat, ihr zum Geburtstag zu gratulieren.
Ergebnis	Jane empfängt von ihrer Mutter Signale der Sicherheit (Lächeln, geneigter Kopf, Zuhören), sodass sie sich noch fester im »Genau richtig«-Zustand verankern und die Gesellschaft ihrer Mutter genießen kann. Die beiden erzählen sich etwas und lachen miteinander, und Jane fühlt sich ruhig und zentriert, als sie das Café verlässt. In diesem Zustand schüttet Janes Körper Oxytocin aus, und sie verspürt ein warmes Gefühl der Verbundenheit und Zugehörigkeit.	Weil Janes Nervensystem sich gerade in einem ruhigen »Genau richtig«-Zustand befindet, weiß sie, dass sie ihr Social-Engagement-System einsetzen kann, indem sie in ruhigem Ton mit ihrer Mutter spricht und Blickkontakt zu ihr herstellt. Als die Mutter ihr erklärt, warum sie so aufgebracht ist, nickt sie, entschuldigt sich, greift nach der Hand der Mutter und hält sie fest. Am Ende des Gesprächs hat ihre Mutter sich wieder beruhigt und ist nicht mehr wütend.
Beziehungsdynamik	Die gesunde Beziehungsdynamik der beiden Frauen zeigt, dass zwischen ihnen ein intensives beiderseitiges Geben und Nehmen herrscht. Sie wechseln sich in ihren Erzählungen ab; beide hören einander gleichermaßen aufmerksam zu und bringen einander die gleiche Liebe und Fürsorge entgegen. Infolgedessen wirkt sich diese Interaktion auf das Nervensystem beider Frauen positiv aus.	Durch liebevolles Eingehen auf ihre Mutter, Herzlichkeit und einen guten Zugang zu ihrem eigenen Social-Engagement-System konnte Jane das Nervensystem der Mutter mit sanfter Überzeugungskraft dazu bewegen, wieder in einen regulierten Zustand zurückzukehren. Leider ist so etwas nicht immer möglich.

Szenario 2

Jane freut sich darauf, sich mit ihrer Mutter zum Kaffee zu treffen. Sie kann es kaum erwarten, ihr von ihren fantastischen Neuigkeiten zu erzählen: Letzte Woche wurde sie befördert, und außerdem hat sie sich mit ihrem langjährigen Partner verlobt.

	Neurozeptive Wahrnehmung von Sicherheit	**Neurozeptive Wahrnehmung von Bedrohung**
Zustand des Nervensystems	Jane (gemischter Spielzustand) + ihre Mutter (»genau richtig«)	Jane (gemischter Spielzustand) + ihre Mutter (»zu heiß«)
Erste Eindrücke	Jane läuft im Café auf ihre Mutter zu und platzt sofort mit ihren großartigen Neuigkeiten heraus. Die beiden umarmen sich, hüpfen sogar ein bisschen herum und gestikulieren aufgeregt mit den Händen. Janes Mutter stößt einen leisen Freudenschrei aus und strahlt über das ganze Gesicht.	Jane läuft im Café auf ihre Mutter zu und platzt sofort mit ihren großartigen Neuigkeiten heraus. Zu ihrer großen Verwunderung wird die Mutter furchtbar wütend, weil Jane ihr das nicht schon früher erzählt hat. Ihre Stimme klingt kalt und monoton. Sie verschränkt die Arme vor der Brust und wirft der Tochter vor, ihr etwas verschwiegen zu haben.
Ergebnis	Jane empfängt von ihrer Mutter Sicherheitssignale (Lächeln, Herzlichkeit, Bewegungen und freudige Erregung). Außerdem befindet sie sich im Spielzustand – einem Zustand des sympathischen Nervensystems, in dem sie mobilisiert, voller Energie und freudiger Erregung ist und der ihr ebenfalls ein Gefühl der Sicherheit gibt. Dieser Zustand wird durch die ventralvagale Energie im Zaum gehalten.	Janes Spiegelneuronen »spiegeln« die Reaktion ihrer Mutter bereits, ehe sie Zeit hat, das Geschehen zu verarbeiten. Dadurch gerät sie in einen reaktiven Zustand: Statt sich mit ihrer Mutter verbunden zu fühlen, hat sie das Bedürfnis, sich vor ihr zu schützen. In diesem aktivierten Zustand gelingt es Jane nicht, sich so weit zu beruhigen, dass sie ihr Social-Engagement-System einschalten kann.
Beziehungsdynamik	Jane hat sich aufgrund der freudigen Erregung über ihre positiven Nachrichten bereits im Spielzustand befunden, und ihre Mutter wechselte im Lauf des Treffens ebenfalls in diesen Zustand über.	Jane hatte bereits zu Beginn des Treffens ein hohes Maß an mobilisierender sympathikotoner Energie und empfand die Reaktion ihrer Mutter als bedrohlich, sodass sie in den Kampf-oder-Flucht-Modus verfallen ist.

Szenario 3

Jane ist von ihren Aktivitäten in der vorangegangenen Woche total erschöpft. Sie hat sich mit Freunden getroffen, und einer von ihnen hat sie kritisiert, weil sie sich so selten bei ihm meldet. Darüber war sie ziemlich beschämt. Dieser Freund hat sie daraufhin auch nicht zu einer weiteren gemeinsamen Unternehmung eingeladen, und Jane fühlt sich dadurch von der Gruppe isoliert und ausgeschlossen. Doch trotz ihrer Erschöpfung hat sie eingewilligt, sich mit ihrer Mutter auf eine Tasse Kaffee zu treffen, weil sie es nicht versäumen möchte, sich mit der Mutter über die wichtigsten Neuigkeiten auszutauschen.

	Neurozeptive Wahrnehmung von Sicherheit	**Neurozeptive Wahrnehmung von Bedrohung**
Zustand des Nervensystems	Jane (»zu kalt«) + ihre Mutter (»genau richtig«)	Jane (»zu kalt«) + ihre Mutter (»zu kalt«)
Erste Eindrücke	Jane setzt sich mit ihrer Mutter zusammen, und die beiden erzählen einander, was bei ihnen in der Woche so alles passiert ist. Janes Mutter, die immer der beruhigende Pol in Janes Leben ist, bemerkt voller Mitgefühl, dass die Tochter von den vielen gesellschaftlichen Verpflichtungen doch bestimmt furchtbar erschöpft ist. Sie streicht ihrer Tochter übers Haar, stellt immer wieder Blickkontakt her, drückt ihre Hand und streichelt liebevoll ihren Rücken.	Als die beiden sich an einen Tisch setzen, fällt Jane auf, dass ihre Mutter einen unglücklichen Eindruck macht. Sie hat die Arme vor der Brust verschränkt und meidet den Blickkontakt mit Jane. Nach ein paar Minuten peinlichen Schweigens erklärt die Mutter, wie sehr sie sich darüber ärgert, dass Jane sie die ganze Woche über nicht angerufen hat. Sie sagt, sie habe sich einsam gefühlt, und wirft Jane vor, immer zu viel zu tun zu haben und sich nicht um sie zu kümmern.

	Neurozeptive Wahrnehmung von Sicherheit	Neurozeptive Wahrnehmung von Bedrohung
Ergebnis	Als Jane wieder nach Hause geht, ist sie müde, aber entspannt und braucht erst mal ein langes Nickerchen. In ihrem kalten dorsal-vagalen Zustand konnte Jane ein Gefühl der Sicherheit aus der Energie und Körpersprache ihrer Mutter beziehen. Infolgedessen wechselte auch ihr Nervensystem langsam wieder in einen regulierten Zustand zurück. Am Ende des Gesprächs war Jane zwar noch nicht wieder ganz in ihr Toleranzfenster zurückgekehrt, ist diesem aber zumindest ein ganzes Stück näher gekommen und in den gemischten Zustand der »Stille« eingetreten, der mit Ruhe und Regeneration einhergeht. Infolgedessen fühlt Jane sich nach diesem Treffen wohl, aber schläfrig.	Jane nimmt die Körpersprache und den enttäuschten Tonfall ihrer Mutter als Bedrohung wahr. Da sie sich ohnehin bereits im energiesparenden dorsal-vagalen Zustand befindet, gerät sie angesichts dieser Bedrohung in eine Abwärtsspirale der Scham, die sie noch weiter in ihren kälteren Zustand hineintreibt. Sie fühlt sich verletzbar, kapselt sich emotional ab und verliert dadurch den Zugang zu ihrem Social-Engagement-System. Infolgedessen findet so gut wie gar keine Kommunikation zwischen Jane und ihrer Mutter statt. Janes Körperhaltung verändert sich, sie sitzt während des ganzen restlichen Gesprächs in sich zusammengesunken und mit gesenktem Blick da. Sie versucht ihrer Mutter zuzuhören, ist aber nicht in der Lage, auf ihre Vorwürfe zu reagieren.
Beziehungs-dynamik	Die liebevollen Berührungen ihrer Mutter und die dadurch entstandene Verbundenheit befreiten Jane von ihrer Scham und dem Gefühl, nicht dazuzugehören, das durch den dorsal-vagalen Zustand entstehen kann.	Jane fühlte sich ohnehin schon isoliert und abgelehnt, und dann kam auch noch das negative Verhalten ihrer Mutter dazu. Dadurch geriet sie noch tiefer in das Gefühl hinein, von sich selbst und ihren Mitmenschen abgekoppelt zu sein.

In jeder der oben beschriebenen Situationen hat der Zustand des Nervensystems, in dem Jane sich befindet, *bevor* sie ihre Mutter sieht, Einfluss darauf, wie sie auf die Sicherheitssignale beziehungsweise Bedrohungssignale ihrer Mutter reagiert. Wenn wir erkennen, aus welchem Zustand unseres Nervensystems heraus wir reagieren, gelingt es uns vielleicht, langsamer und anders auf unsere Mitmenschen zuzugehen und deren Reaktionen womöglich sogar ein bisschen besser zu verstehen. Unseren eigenen Zustand klar zu sehen, hilft uns auch, leichter herausfinden, welche Verbindungen zu anderen Menschen wir in diesem Moment brauchen (oder nicht brauchen). Das Ziel besteht natürlich darin, dass wir lernen, unser Social-Engagement-System auf eine gesunde, regulierte Art und Weise einzusetzen, um leicht und mühelos mit Sicherheits- und Bedrohungssignalen umzugehen.

Welche Faktoren erschweren uns die neurozeptive Wahrnehmung von Sicherheitssignalen?

1. Eine posttraumatische Belastungsstörung (PTBS) kann uns den Zugang zu unserem Social-Engagement-System erschweren und unsere Fähigkeit beeinträchtigen, uns selbst und andere Menschen in Situationen der Gefahr (oder sogar auch der Sicherheit) zu regulieren.
2. Neurodivergenten Menschen fällt es möglicherweise schwerer als neurotypischen Menschen, das Social-Engagement-System zu ihrem Vorteil zu nutzen.
3. Menschen mit auditiven Überempfindlichkeiten oder Verarbeitungsschwierigkeiten und ähnlichen Erkrankungen finden es möglicherweise nicht so leicht wie andere Menschen, neurozeptive Sicherheitssignale wahrzunehmen.

In vielen Fällen kann unsere Fähigkeit, auf unser System und auf neurozeptive Signale zuzugreifen, sich durch ein gezieltes Training im Lauf der Zeit verbessern. Wenn wir, vor allem in Einzeltherapiesitzungen, mit solchen Strategien arbeiten - und zwar dann, wenn wir uns innerhalb unseres Toleranzfensters befinden, in dem wir uns sicher fühlen -, ist das eine gute Methode, unser Social-Engagement-System zu »trainieren«.

Nun, da du weißt, wie dein Nervensystem funktioniert, in welche Zustände es dich hineinziehen und durch welche Faktoren es beeinflusst werden kann, bist du bereit für Teil 2 dieses Buches. Darin wirst du lernen, wie du dein Nervensystem resettest, indem du eine aktivere Rolle bei den Botschaften spielst, die es aussendet.

TEIL 2
DER RESET DEINES NERVENSYSTEMS

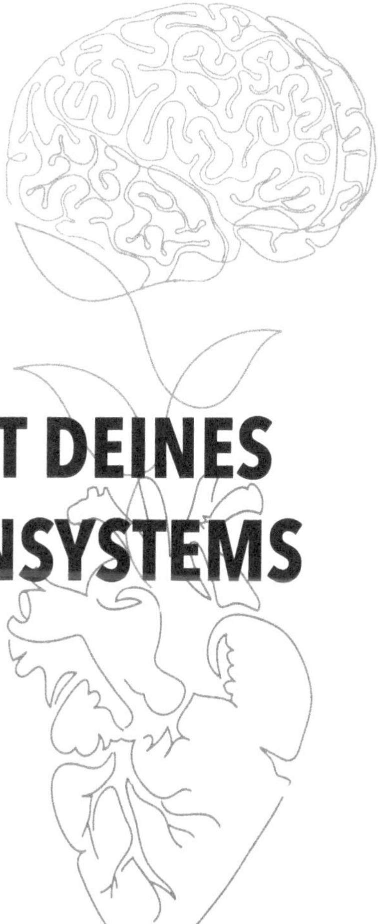

WIE DER NEUSTART DEINES NERVENSYSTEMS IN DER PRAXIS ABLÄUFT

In diesem Teil des Buches möchte ich dir die Strategien und Hilfsmittel an die Hand geben, die du brauchst, um deine interozeptive Treffsicherheit zu erhöhen und etwas an der Art und Weise zu verändern, wie dein Gehirn Informationen auf neurozeptivem Weg aufnimmt. Jedes Mal, wenn du in dich hineinhörst oder eine der von mir beschriebenen Techniken praktizierst, trainierst du dein Gehirn-Körper-System neu, und zwar so, dass es genau auf die jetzige Situation reagiert. So wie dieses System in der Vergangenheit mit zu starken oder zu schwachen Bewältigungsmechanismen operiert hat, kann es nun lernen, im Hier und Jetzt zu leben. Du wirst Strategien für eine bewusste interozeptive Wahrnehmung kennenlernen, damit du erkennst, in welchem der drei inneren Zustände – »heiß«, »genau richtig« oder »kalt« – du dich gerade befindest, und dich in Zusammenarbeit mit deinem Nervensystem wieder besser regulieren kannst.

Zur Erinnerung: 80 Prozent der Nachrichten, die über deinen Vagusnerv, diesen wichtigen Bestandteil deines interozeptiven Netzwerks, laufen, werden *vom Körper ans Gehirn* gesendet.[137] Durch Übungen, die mit deiner Atmung, deiner Körperhaltung und mit Berührungen arbeiten, wirst du lernen, wie du deinem Gehirn mithilfe deines Körpers die Botschaften senden kannst, die es empfangen soll. Man weiß, dass Signale von unten nach oben (also vom Körper zum Gehirn) die Neurozeption beeinflussen, die in den Zuständigkeitsbereich unseres Überlebensgehirns fällt. Der Einfachheit halber habe ich die Werkzeuge und Strategien, die du in diesem zweiten Teil erlernen wirst, nach dem gewünschten Ergebnis unterteilt:

- **Werkzeugkasten 1** (Kapitel 9) enthält Übungen, die dich aus dem sympathikotonen Zustand herausführen. 🔥
- **Werkzeugkasten 2** (Kapitel 10) enthält Übungen, die dich aus dem dorsal-vagalen Zustand herausführen. ❄

Diese Einteilung habe ich absichtlich gewählt, damit du die Übungen, die sich für deinen Zustand am besten eignen, problemlos finden kannst.

Neuroplastizität

Bei der Arbeit mit diesen Übungen wirst du dir eines der wichtigsten Phänomene für Umlern- und Neustartprozesse aller Art zunutze machen: die *Neuroplastizität*. Damit ist die Fähigkeit der Neuronen in deinem Nervensystem – vor allem im Gehirn – gemeint, neue Reaktionen zu erlernen. Wenn wir eine neue Erfahrung immer wieder machen (so wie beim Training mit diesen Übungen), werden unsere Neuronen dazu angeregt, etwas an ihrer Struktur, ihren Funktionen und den Verbindungen zu ändern, die sie miteinander eingehen, und dadurch werden sie sich neu – und im Idealfall besser – organisieren.[138]

Das Phänomen der Neuroplastizität zeigt sich am deutlichsten in unserer Kindheit und Jugend – einer Zeit, in der neue Neuronen schnell wachsen und wir uns viele neue Fähigkeiten aneignen. Durch die Erfahrungen, die wir in diesen ersten Lebensjahren machen, und die Beziehungen, die wir in dieser Zeit eingehen, prägen sich bestimmte Bahnen in unser Nervensystem ein, und es entstehen bestimmte Reaktionsmuster, die dann im Erwachsenenalter früher oder später automatisch ablaufen. Wenn du als Kind wütende Eltern hattest, die dich viel angeschrien haben, reagierst du vielleicht verängstigt oder regst dich auf, wenn andere Menschen in deiner Nähe ihre

Stimme erheben. Doch an solchen Reaktionen lässt sich etwas ändern.

Die Wissenschaft ist sich erst vor relativ kurzer Zeit darüber klar geworden, dass der Prozess der Neuroplastizität nicht aufhört, wenn wir erwachsen werden. Wir können unser Gehirn und unser Nervensystem ein Leben lang verändern! Das gelingt mithilfe unserer Denkmuster, Erwartungen und Überzeugungen. Wenn du schon mal etwas vom Placeboeffekt gehört hast, dann weißt du: Wenn wir etwas für wahr halten und bestimmte Ergebnisse erwarten, kann sich die Physiologie unseres Körpers dadurch tatsächlich verändern.[139]

In den vorangegangenen Kapiteln haben wir uns mit der negativen oder »dunkleren« Seite der Bioplastizität befasst, die zum Tragen kommt, wenn es unseren Körpersystemen allmählich immer besser gelingt, uns zu schützen, sie es mit dieser Schutzfunktion aber so sehr übertreiben, dass wir im Lauf der Zeit überempfindlich auf Gefahrensituationen reagieren und eine falsche Neurozeption entwickeln. Wenn das passiert, geraten wir in einen extremeren Zustand hinein, und dann bleiben unsere lebenswichtigen Bewältigungssysteme – beispielsweise unser emotionales, kognitives, endokrines und autonomes System und unser Immunsystem – womöglich für längere Zeit eingeschaltet. Wie wir an den Fallbeispielen von Sophia (Seite 66) und Tom (Seite 69) und auch an meiner eigenen Geschichte (Seite 71) gesehen haben, geschieht das normalerweise aus Versehen – als Nebenprodukt der schwierigen Situation oder der schwierigen Lebensumstände, in denen wir uns gerade befinden.

Doch genauso wie wir unsere Selbstschutzmaßnahmen manchmal versehentlich übertreiben, haben wir auch die Möglichkeit, durch bewusstes Handeln wieder ins Gleichgewicht zu kommen. In einer sehr spannenden Studie über Fahrer der legendären schwarzen Londoner Taxis haben Gehirnscans gezeigt, dass die für das räumliche Gedächtnis zuständige Hirnregion (der Hippocampus im Denkgehirn) bei diesen Taxifahrern im Vergleich zur Durchschnittsbevölkerung auffallend groß ist. Diese Menschen sind aber nicht mit einer so großen Hirnregion für das räumliche Gedächtnis auf die Welt gekommen, sondern das betreffende Hirnareal hat sich erst durch die geistigen Anforderungen ihres Jobs vergrößert.[140]

Um den begehrten Führerschein für schwarze Taxis zu erhalten, müssen Fahrer eine Prüfung ablegen, die man »das Wissen« nennt. Dafür müssen sie ein enzyklopädisches Wissen über mehr als 25 000 Londoner Straßen (plus Hunderte von Touristenattraktionen) nachweisen, und sie müssen auch wissen, wie man diese Straßen und Sehenswürdigkeiten von jedem Punkt der Stadt aus am besten erreicht. Um sich dieses Wissen anzueignen, üben die Fahrer drei oder vier Jahre lang. Sie lernen Karten und Routen auswendig, verbringen aber auch viel Zeit damit, durch die Stadt zu fahren und sich das so wichtige »Erfahrungswissen« anzueignen. Durch diesen Prozess verändern sich ihre Neuronen, und die neuen Informationen werden in ihr Gedächtnis eingebettet und sind dort automatisch abrufbar. Das ist Neuroplastizität in Aktion. Der Hippocampus vergrößert sich, um Platz für diese neuen Informationen zu schaffen.

Bioplastizität

Der Begriff »Bioplastizität« wurde von dem Physiotherapeuten Lorimer Moseley für das Phänomen der körperlichen Veränderungen geprägt, die sich vollziehen, wenn wir etwas Neues lernen.[141] Egal, ob wir lernen, Gewichte zu heben oder ein neues Musikinstrument zu spielen – unsere Neuronen verändern sich dabei, damit wir uns die Bewegungsmuster aneignen können, die für das Kreuzheben oder das Spielen einer bestimmten Notenfolge oder eines Akkords erforderlich sind. Doch während dieses Prozesses adaptieren sich auch andere Teile unseres Körpers und lernen etwas dazu. Jede Kniebeuge stärkt die Knochen und verändert im Lauf der Zeit etwas an unseren muskulären Ungleichgewichten. Durch die Abende, an denen wir Gitarrespielen üben, werden unsere Hände stärker, und es entstehen Schwielen an den Fingerspitzen, damit wir die Saiten besser greifen können. Wenn wir lange genug geübt haben, läuft die Platzierung unserer Finger auf den Saiten automatisch ab, weil sich im Lauf des Lernprozesses neue Nervenbahnen gebildet haben. Das Wissen darüber, wie man diese Bewegungen aktiviert, entsteht durch das Phänomen der *Neuro*plastizität. Man sieht dann sogar, wie die Darstellung der Hand auf der sensorischen Gehirnkarte (siehe Seite 177) durch dieses Training größer wird. Die damit einhergehenden körperlichen Veränderungen sind jedoch auf das Phänomen der *Bio*plastizität zurückzuführen.

Während meiner Tätigkeit als Physiotherapeutin habe ich diesen Prozessen die beglückendsten Erfahrungen mit meinen Patientinnen und Patienten zu verdanken. Zum Beispiel habe ich erlebt, wie ein Patient in fortgeschrittenem Alter nach einem schweren Schlaganfall durch Wiederholung und Training wieder lebenswichtige Fähigkeiten erlernt hat– Gehen, Sprechen und den Gebrauch der zuvor gelähmten Gliedmaßen. Als ich Kinder bekam, hat die Plastizität eine wichtigere Rolle in meinem Leben gespielt, als ich je für möglich gehalten hätte. Meine Tochter hatte einen schwierigen Start ins Leben und musste während ihrer ersten Lebensmonate immer wieder ins Krankenhaus. Nun, da sie zu Hause ist, führe ich jeden Tag Übungen mit ihr durch und staune darüber, wie schnell ihr Körper die Nervenbahnen ausbildet, die sie braucht, um sich diese Übungen einzuprägen. Kleine Bewegungen, die sie ein paar Wochen zuvor noch nicht konnte, fallen ihr immer leichter, bis ich irgendwann feststelle, dass sie ihr zur zweiten Natur geworden sind. Die ersten Lebensjahre von Kindern gelten als die »goldenen Jahre« der Neuroplastizität, weil sie in dieser Zeit immer wieder neue Neuronen ausbilden und überflüssige Nervenverbindungen gekappt werden – ihr Gehirn ist äußerst anpassungsfähig.[142]

Obwohl bestimmte Schädigungen des zentralen Nervensystems wie ein Schlaganfall, ein Schädel-Hirn-Trauma oder Rückenmarksverletzungen langfristige Behinderungen verursachen, können unser Gehirn und unser Körper sich in Kooperation miteinander doch auf erstaunliche Weise neu organisieren und verändern. Das ist eine unserer großartigsten Fähigkeiten. Genau wie unsere Muskeln und Knochen durch Training stärker werden, können wir unser Nervensystem so trainieren, dass es flexibler, anpassungsfähiger und resilienter wird. Vielleicht haben deine Lebensumstände dich auf bestimmte Reaktionsmuster programmiert; doch das bedeutet nicht, dass du für immer und ewig auf diese Programmierung festgelegt bleibst. Dank dem Phänomen der Bioplastizität kannst du ein dysreguliertes und überprotektives Nervensystem neu kalibrieren und wieder ausgewogenere und besser regulierte Reaktionen auf das Leben erlernen.

Und dieses Training deines Nervensystems ist auch gar nicht kompliziert. Die Übungen, die ich in den nächsten Kapiteln beschreiben werde, sind leicht und schnell erlernbar. Wenn du sie regelmäßig machst, regulieren sie dein Nervensystem auf sanfte Weise, sodass es lernt, darauf zu reagieren, was im gegenwärtigen Augenblick tatsächlich passiert, statt immer wieder automatisch in übertriebene Schutzreaktionen zu verfallen, die eigentlich nur in Zeiten von chronischem oder traumatischem Stress angemessen sind.

Echtes Lernen ist kein passiver Prozess, sondern wir lernen durch *Tun*. Deshalb reicht es nicht aus, wenn die Londoner Taxifahrer einen Stadtplan auswendig können – sie müssen so lange durch die Straßen fahren, bis die Routen und Orientierungspunkte fest in ihrem Gedächtnis verankert sind. Wenn du eine neue Sprache lernen willst, reicht es ebenfalls nicht aus, einfach nur Vokabelhefte zu lesen. Du musst die Aussprache der neuen Wörter immer wieder üben, damit deine Zunge lernt, wie sie sich zu bewegen hat, um die richtigen Laute hervorzubringen.

Dieses erfahrungsbasierte Lernen findet jedes Mal statt, wenn du die Übungen in den folgenden Kapiteln dieses Buches machst. Sie sind die beste Methode, um dein Nervensystem zu resetten, und der einzige Weg, um dein Toleranzfenster zu erweitern, deinen Vagotonus zu erhöhen und dein Gehirn neu zu trainieren.

Vier Voraussetzungen für einen erfolgreichen Reset deines Nervensystems

Aufgrund der Prinzipien der Plastizität können wir unserem Gehirn-Körper-System durch eine überzeugende, verkörperte neue Erfahrung beibringen, dass es Stress tatsächlich bewältigen kann. Um eine Fähigkeit zu meistern – sei es eine neue Sprache zu sprechen oder Skifahren zu lernen –, sind vier Aspekte entscheidend. Für den Reset unseres Nervensystems gelten sie ebenso. Die Rede ist von: Spezifität, Wiederholung, Intensität und Zeit. Stellst du fest, dass bei deinem Selbstregulationstraining eine oder mehrere dieser »Zutaten« fehlen, solltest du dir überlegen, wie du sie in deine Übungen integrieren kannst.

1. Spezifität

Die Methoden, mit deren Hilfe wir die Verbindung zwischen Gehirn und Körper regulieren, sollten stets auf den aktuellen Zustand unseres Nervensystems zugeschnitten sein. Oder anders gesagt: Die Methode, die wir zu unserer Heilung und Transformation einsetzen, muss auf die spezifischen Anforderungen unseres Nervensystems in der jeweiligen Situation abgestimmt sein. Wenn es um körperliche Fitness geht, besteht der erste Schritt, bevor man mit einem Training beginnt, normalerweise darin, sich klare Ziele zu setzen. Statt einfach nur zu sagen: »Ich möchte mehr Muskelkraft aufbauen«, könntest du dir zum Beispiel vornehmen, deine unteren Trapezmuskeln zu stärken, um deine Schulterhaltung zu verbessern. Wenn das dein Ziel ist, sollten die Übungen, die du machst, genau auf diese Muskeln abzielen. Ähnlich konkret sollte deine Zielsetzung sein, wenn du in einem kalten Zustand festgefahren bist. Dann solltest du dich auf die spezifischen Übungen und Tools konzentrieren, die dich wieder aus diesem kalten Zustand herausholen und in dein Toleranzfenster zurückbringen.

Als ich feststellte, dass ich ständig zwischen dem »heißen« und »kalten« Zustand hin und her schwankte, erkannte ich dank der Interozeptionsfähigkeiten, die ich damals gerade entwickelte, dass ich die meiste Zeit im dorsal-vagalen Zustand feststeckte. Also setzte ich an diesem Punkt an und konzentrierte mich darauf, welche Strategien und Werkzeuge ich brauchte, um wieder aus diesem Zustand herauszukommen. Dabei machte ich eine interessante Entdeckung: Immer wenn ich beim besten Willen nicht in der Lage war, mich zu irgendetwas zu motivieren oder aufzuraffen, konnte ich mich durch Bewegung (zum Beispiel durch einen Spaziergang oder Bummel im Stadtpark) aus eigener Kraft wieder aus diesem dorsal-vagalen Zustand herausholen. Dadurch stiegen nämlich meine Herzfrequenz und mein Blutdruck, und das gab mir die Energiespritze, die ich so dringend brauchte. Je öfter ich diese Strategie praktizierte, umso leichter fiel es mir, mich aus diesem kalten Zustand zu befreien, bevor ich mich allzu sehr darin verlor. Im sympathikotonen Zustand dagegen hätte diese Strategie vielleicht nicht funktioniert, weil sie nicht auf die Besonderheiten dieses Zustands abgestimmt war.

Beim Thema Spezifität geht es aber nicht nur um die Strategie, die wir einsetzen, sondern auch um die Fähigkeit, unsere Gedanken und Gefühle genauer zu erfassen. Wenn wir unsere interozeptiven Fähigkeiten und unser autonomes Bewusstsein verbessern, können wir über vage Beschreibungen hinausgehen und auch subtilere Empfindungen, Gefühle und Muster wahrnehmen. Statt dich einfach nur »unwohl« zu fühlen, bemerkst du dann vielleicht, dass es in deinem Magen gurgelt und dein Gesicht erhitzt oder gerötet ist. Je genauer du die Signale deines Körpers benennen kannst, desto höher ist die Wahrscheinlichkeit, dass du auch die richtige Strategie findest, um dein Nervensystem wieder zu regulieren.

2. Wiederholung

Neue Fähigkeiten zu entwickeln und neue Nervenbahnen zu schaffen, erfordert Wiederholung – und zwar am besten täglich. Ein Fußballspieler, der jeden Tag eine Stunde lang Bälle auf ein Tor schießt, baut mit höherer Wahrscheinlichkeit ein tiefes Muskelgedächtnis auf (was wiederum dazu führt, dass ihm am Spieltag unter Druck eher ein Tor gelingt) als seine Mannschaftskameraden, die nur ein paarmal pro Woche trainieren. Ganz ähnlich ist es, wenn du dich täglich auf deinen Körper einstimmst, indem du eine beruhigende Atemübung oder -meditation machst. Dann ist es sehr viel wahrscheinlicher, dass du auch in Situationen, in denen du Ruhe brauchst, automatisch auf diese Übung zurückgreifen wirst. Im Eifer des Gefechts ist es sinnvoll, hilfreiche Bewältigungsstrategien vorher schon »geprobt« zu haben.

3. Intensität

Die Trainingsintensität erhöhen

Wiederholungen sind zwar wichtig, um neue Nervenbahnen zu schaffen, doch alles, was wir regelmäßig tun, wird irgendwann

Routine. Um uns weiterzuentwickeln, müssen wir unser System also stärker »fordern«, indem wir die gleiche Übung in einer schwierigeren oder anspruchsvolleren Variante ausführen. Eine Läuferin, die ihre Ausdauer verbessern möchte, könnte ihr System zum Beispiel fordern, indem sie Hügel hinaufläuft, statt ihr Lauftraining auf einer ebenen Bahn zu absolvieren. Um deinen Vagusnerv zu stärken und deinen Vagotonus zu erhöhen, könntest du dein Nervensystem beispielsweise fordern, indem du die erlernten Übungen sowohl in der akuten Situation (wenn du wütend, durcheinander, traurig oder kollabiert bist) als auch während deines ganz normalen Trainings (wenn du dich in einem regulierten Zustand befindest) praktiziert. Das erhöht die Intensität der Übungen und bringt dich in deine »Stretch-Zone«. Bedenke dabei, dass diese Stretch-Zone nicht außerhalb, sondern *am Rande* deines Toleranzfensters liegt.

Emotionale Intensität

Wie viel dein Training dir bringt und wie viel sich dadurch in deinem Gehirn-Körper-System verändert, hängt davon ab, was dieses Training für dich bedeutet – also gewissermaßen von deinem *Warum*. Das liegt daran, dass Emotionen sowohl die Trainingsintensität als auch die Gedächtniskonsolidierung beeinflussen können. Einfach ausgedrückt: Du erinnerst dich eher an Dinge, die dir wichtig sind – vor allem, wenn dein Nervensystem bereits überlastet ist. Ein Kind, das sich gerne draußen in der freien Natur aufhält, lernt vielleicht an einem einzigen Tag, wie man ein Zelt aufbaut und ein Lagerfeuer macht, braucht womöglich aber Wochen, um eine einfache Tonleiter auf dem Klavier zu lernen, weil es kein besonderes Bedürfnis danach hat, ein Musikinstrument zu spielen.

Ein Schlaganfallpatient, der die Kraft in einem Arm verloren hat, verspürt vielleicht eine starke Motivation, diese Kraft wiederzugewinnen, damit er wieder nach Haushaltsgeräten greifen und gemeinsam mit seiner Familie kochen kann. Der Wunsch, zusammen mit Menschen, die ihm wichtig sind, ein geliebtes Hobby wieder aufnehmen zu können, kann den Patienten dazu bringen, sich bei der Rehabilitation besonders anzustrengen. Wenn er das tut, wird er durch die emotionale Intensität der Situation wahrscheinlich große Entschlossenheit entwickeln. Dadurch werden sein Gehirn und sein Körper das für bestimmte Bewegungen erforderliche Muskelgedächtnis schneller vertiefen als ein Patient, der *keine* emotionale Motivation dafür hat.

Wie ich bereits zu Beginn dieses Buches erwähnt habe, spielen deine Absichten und Ziele – dein *Warum?* – beim Reset deines Nervensystems eine ganz entscheidende Rolle. Wenn du eine echte, dauerhafte Veränderung erreichen möchtest, muss dein Ziel dir wichtig sein.

4. Zeit

Wir leben in einer Welt der sofortigen Bedürfnisbefriedigung. Doch ebenso wie es Zeit kostet, Muskeln aufzubauen, abzunehmen oder eine bestimmte Sportart gut zu beherrschen, müssen wir auch akzeptieren und uns daran erinnern, dass Plastizität kein einmaliges Ereignis ist, das wir schnell von unserer To-do-Liste abhaken können, sondern ein Vorgang, der sich über längere Zeit erstreckt. Ob wir damit Erfolg haben oder nicht, ist also eine Frage der Konsequenz, Geduld und Zeit.

Auf dem Weg zu einer gesunden Interozeption

In Kapitel 7 werden wir gemeinsam deine »Interozeptionsmuskeln« aufbauen, damit du eher bemerkst, wenn du wütend oder ängstlich wirst, kollabierst oder in einen Shutdown hineingerätst. Diese bewusste Wahrnehmung gibt dir die Möglichkeit, deine

Emotionen zu steuern, indem du gezielte Maßnahmen ergreifst, sodass du gar nicht erst in einem dysregulierten Zustand landest.

Mithilfe einer gesunden Interozeption können wir Entscheidungen auf der Basis von Logik und Emotionen treffen.

Ohne gesunde Interozeption müssten wir in allen Situationen jede mögliche Reaktion und jedes mögliche Ergebnis genau durchdenken. Entscheidungen einzig und allein auf der Basis von Logik zu treffen, ist extrem anstrengend und überlastet uns mit der Zeit. Es trägt zu Grübeleien, Ängsten und Depressionen bei und kann dazu führen, dass wir einen Shutdown oder Nervenzusammenbruch erleiden. Unsere interozeptiven Fähigkeiten zu stärken, hat also viele Vorteile. Eine bessere interozeptive Wahrnehmung bringt dir:

- ausgewogene Informationen darüber, was im jetzigen Augenblick gerade passiert,
- Informationen, von denen du dich in deinem derzeitigen Leben leiten lassen kannst,
- ein tiefes inneres Wissen, das dein Selbstvertrauen stärkt,
- ein größeres Vertrauen in deine Fähigkeiten (auch wenn du dich außerhalb deiner Komfortzone befindest),
- die Einsicht, dass du nicht perfekt zu sein brauchst, sondern nur dein Bestes geben musst,
- die Kraft, Nein zu sagen und dich um deine eigenen Bedürfnisse zu kümmern,
- Klarheit hinsichtlich der Realität einer bestimmten Situation und deiner Absichten,
- das Wissen, wo du im Hinblick auf deine Grenzen gerade stehst und ob du sie nicht womöglich überschreitest,
- Kontrolle und Handlungsfähigkeit.

Theorien und kognitives Lernen sind wichtig; aber genauso wichtig – wenn nicht sogar noch wichtiger – ist es, *in* unserem Körper zu sein. Wissenschaftliche Untersuchungen deuten allerdings darauf hin, dass zu viel interozeptive Selbstwahrnehmung, wenn wir dysreguliert sind, Ängste und Depressionen verschlimmern kann.[143] Also richte dein Streben stattdessen lieber auf etwas anderes:

Das Ziel besteht darin, einen Zustand zu erreichen, in dem wir uns in der Fähigkeit der Interozeption üben und auf unser eigenes Inneres einstimmen können, dann aber in einem fließenden Übergang auf den Prozess der Exterozeption umschalten, um unsere Empfindungen in einen Kontext einzubetten. Dann können wir entweder reagieren oder uns selbst regulieren.

Je leichter es uns gelingt, in unser Toleranzfenster zurückzukehren, umso besser wird unser Körper in der Lage sein, einen Teil des durch den Stress des Lebens entstehenden Verschleißes abzumildern. So kehren wir in unser natürliches Gleichgewicht zurück, und unsere Systeme werden wieder besser funktionieren.

7

Beginne da, wo du gerade stehst: Kartierung der Zustände deines Nervensystems

Viele Informationen über die verschiedenen Zustände unseres Nervensystems und die Art, wie wir ständig zwischen ihnen hin und her pendeln, sind sehr abstrakt und akademisch. Und obwohl Wissen etwas Großartiges ist, haben wir ja bereits festgestellt, dass es nicht ausreicht, um sinnvolle Veränderungen zu bewirken. Dazu müssen wir das, was wir wissen, in unserer täglichen Lebensrealität *anwenden*. Nur durch erfahrungsbasiertes Lernen können wir unser Nervensystem resetten, unser Toleranzfenster erweitern und in unsere Mitte zurückkehren. Mit anderen Worten: Wir müssen *spüren*, wie es sich anfühlt, in jedem dieser Zustände zu sein und dann wieder zu unserem Sollwert zurückzukehren. Auf diese Weise können wir einen Basiswert festlegen und ein autonomes Bewusstsein für die Funktionen unseres inneren Nervensystems entwickeln. Wir können diesen Prozess als »Kartierung der Zustände unseres Nervensystems« bezeichnen.

Der erste Schritt in diesem Prozess besteht darin, mithilfe deiner interozeptiven Fähigkeiten zu interpretieren, was gerade in dir vorgeht und in was für einem Zustand du dich befindest. Du weißt sicherlich, wie gut es sich anfühlt, wenn jemand versteht, wie du dich fühlst. Aber du kannst dir dieses Gefühl der Geborgenheit und Zugehörigkeit auch selbst vermitteln, indem du dich darauf einstimmst, was in deinem Inneren vorgeht.

Ebenso wie ein Fingerabdruck ist auch dein Nervensystem etwas Einzigartiges. Bevor du versuchst, es neu zu starten, musst du es erst einmal kennenlernen. Je besser du auf dieses mit sich selbst kommunizierende System zu hören lernst, umso leichter kannst du die Botschaften, die es aussendet, richtig interpretieren. Das ist sehr wichtig, denn dann bist du in der Lage, besser zwischen *echten* und *vermeintlichen* Bedrohungen zu unterscheiden.

Wenn es dir schwerfällt, in dich hineinzuhören

Unsere Fähigkeit, uns in Situationen, in denen es ums Überleben geht, über unser Bauchgefühl hinwegzusetzen oder körperliche Signale auszublenden, ist eine hervorragende Anpassungsleistung. Doch wenn wir uns längere Zeit über diese Signale hinwegsetzen - zum Beispiel, um eine Krisensituation in den Griff zu bekommen -, können unsere interozeptiven Fähigkeiten dadurch so sehr abstumpfen, dass es uns in Zukunft schwerer fällt, diese Signale wahrzunehmen.

Wenn du dich über längere Zeit innerlich von deinem Körper abgekoppelt hast, kann es einige Zeit dauern, bis du dieses innere Einstimmen wieder lernst. Und wir wollen diesen Prozess auf traumasensible Art und Weise angehen. Also fange klein an und versuche nur dann in dich hineinzuhören, wenn du dich gerade innerhalb deines Toleranzfensters befindest. Dabei kann es auch sinnvoll sein, exterozeptive Strategien wie Klopfen oder Berührungen einzusetzen, da die sensorischen Informationen, die von unserer Haut kommen, weniger überwältigend sind als die Informationen von unseren Organen, die uns und unser Überlebensgehirn förmlich mit Emotionen überfluten. Wir können auch dazu übergehen, Empfindungen in Bereichen unseres Körpers wahrzunehmen, die sich angenehm oder neutral anfühlen (beispielsweise in Händen und Füßen).

Neurodivergente Menschen empfinden körperliche Signale häufig als »zu laut« oder »zu leise«. Daher kann es für sie schwierig sein, diese Signale zu interpretieren. Falls das bei dir der Fall sein sollte, kannst du mithilfe von Berührungen und Bewegung mit diesen Signalen in Kontakt treten. (Zum Beispiel fällt es dir möglicherweise leicht, dich beim Bergaufgehen mit den Schlägen deines Herzens zu verbinden.) Die Übungen in diesem Kapitel sind ein guter Anfang dafür. Du kannst dabei auch mit dem Prozess der Co-Regulation arbeiten oder dir von einer Ärztin oder einem Therapeuten beim Einstieg in dieses Übungsprogramm helfen lassen.

KARTIERE DEINEN »GENAU RICHTIG«-ZUSTAND

Zunächst einmal wollen wir dein Toleranzfenster – den »Genau richtig«-Zustand – kartieren. Erforsche, wie dir zumute ist, wenn du dich am wohlsten fühlst und in deinem Sollwertbereich befindest. Das gibt dir einen Basiswert oder Bezugsrahmen, von dem aus du die beiden anderen Zustände überblicken kannst. Wenn du dein Nervensystem bisher noch nie auf diese Weise untersucht oder beurteilt hast, dann setze dich dabei nicht unter Druck. Ein autonomes Bewusstsein zu entwickeln, ist zwar wichtig, aber es ist kein Prozess, den man überstürzen sollte. Du kannst die Übungen auf den nächsten Seiten so oft wiederholen, wie du möchtest, um deine interozeptiven Fähigkeiten zu stärken und die Botschaften deines Körpers besser erkennen und interpretieren zu lernen.

Wenn wir Interozeption praktizieren, verbessert sich dadurch auch unsere Handlungsfähigkeit, und uns fällt schneller auf, wenn wir unsere physiologischen Fähigkeiten und Grenzen überschritten haben. Ignorieren wir diese Signale und machen trotzdem weiter, setzen wir uns über unsere neurobiologischen Grenzen hinweg, und dann funktioniert der Prozess der Allostase nicht mehr richtig, weil wir nicht zu unserem Basiswert zurückkehren. Das ist ein typisches Merkmal einer Dysregulation.

Wenn dir beim Kartieren eines bestimmten Zustands deines Nervensystems auffällt, dass deine Herzfrequenz ansteigt oder deine Angstzustände sich verschlimmern, bedeutet das nicht, dass du die Übung falsch machst oder dass mit dir irgendetwas nicht stimmt. Für Menschen mit einer Trauma-Vergangenheit kann es sich verunsichernd anfühlen, einfach nur still dazusitzen. Rein theoretisch mag einem das seltsam vorkommen, doch aus biologischer Sicht betrachtet, ist das durchaus plausibel. Denn falls dieser Zustand der Stille die Art ist, wie dein Körper deinem Gehirn mitteilt, dass du verletzlich oder angreifbar bist, wird dein Gehirn zwangsläufig mit einem lauten Entsetzensschrei darauf reagieren: »Wir müssen fliehen!« Zwingst du dich in so einem Moment dazu, still sitzen zu bleiben, um den aktuellen Zustand deines Nervensystems zu kartieren, wird dir das nicht gelingen, sondern erzeugt nur noch mehr Panik und Unruhe. Nutze diese Signale als Anhaltspunkt, um eine Vorgehensweise zu finden, die besser zu dir passt. Falls es dir zu schwer fällt, gleich mit Interozeptionsübungen zu beginnen, solltest du dabei vielleicht mit einem Therapeuten oder einer Therapeutin zusammenarbeiten, die sich in Traumatherapie auskennen. Das könnte ein Psychologe oder eine Psychotherapeutin sein, aber auch ein Physiotherapeut, eine Osteopathin, Chiropraktikerin oder ein Massagetherapeut, der dir mithilfe von Haltungskorrekturen oder manueller Therapie hilft, wieder mit deinem Körper in Kontakt zu kommen. Du kannst dich zunächst aber auch damit begnügen, die Haltungen, in die dein Körper sich begibt, einfach nur wahrzunehmen (also propriozeptive Informationen in dich aufzunehmen).

Übung: Finde dein Toleranzfenster

Nimm dein Notiz- oder Tagebuch zur Hand und arbeite die unten beschriebenen neun Übungsschritte durch.

1. Ordne die Zustände deines Nervensystems richtig zu

Zeichne auf ein leeres Blatt Papier drei hohe waagerechte Zeilen, wobei die mittlere Zeile am höchsten sein sollte. Sie stellt dein Toleranzfenster dar, also beschrifte sie mit »genau richtig«. Die obere Zeile beschriftest du mit »zu heiß« und die untere mit »zu kalt«.

Während du die Übungen auf den nächsten Seiten durcharbeitest, notiere dir bitte alles, was du in diesen drei Zuständen fühlst und was dir dabei auffällt. Alle Veränderungen deiner körperlichen Empfindungen, deiner Emotionen, Bewegungen und Gedanken, deiner Körperhaltung und deiner Gestik sind es wert, dokumentiert zu werden. Wenn in einem bestimmten Zustand deines Nervensystems innere Geschichten in dir aufsteigen, dann bringe sie ebenfalls zu Papier. All diese Informationen gehören zur ganz persönlichen Landkarte deines Nervensystems.

2. Verkörpere deinen »Genau richtig«-Zustand

Da du gerade liest und dabei wahrscheinlich still sitzt, befindest du dich hoffentlich schon innerhalb deines Toleranzfensters und fühlst dich ruhig, entspannt und wohl. Falls nicht, wollen wir nun einmal versuchen, diesen Zustand zu erreichen. Suche dir zunächst eine bequeme Position – lege dich hin oder sitze in einer Haltung da, in der du dich entspannen kannst. Stelle dir als Nächstes eine Zeit oder Lebensphase vor, in der du ein starkes Gefühl von Sicherheit, Vertrauen und Verbundenheit gespürt hast. Vergegenwärtige dir dieses Szenario ein paar Minuten lang so genau wie möglich, denn dein Körper braucht ein bisschen Zeit, um in diesem inneren Bild anzukommen. Falls dir keine solche positive Situation oder Episode aus deinem Leben einfällt, nutze eine der unten stehenden Anregungen, um dir ein detailliertes Bild ins Gedächtnis zu rufen:

- ein Spaziergang mit einer Freundin oder einem geliebten Menschen,
- ein Gespräch, bei dem du dich wirklich gesehen und gehört fühltest,
- eine Wanderung durch den Wald, ein Tag am Strand, schwereloses Dahintreiben in einem See oder ein Besuch an einem Ort, an dem du ein tiefes Gefühl der Verbundenheit verspürt hast,
- der Abschluss eines Projekts, bei dem du dich in deinem Selbstgefühl bestätigt gefühlt hast.

3. Reflektiere deine körperlichen Empfindungen

Nun lenke den Fokus deiner Aufmerksamkeit weg von dem Bild und hin zu deinem Körper. Beginne an einem Punkt in deinem Körper und mache eine gedankliche Bestandsaufnahme deiner physischen Reaktionen auf diesen »Genau richtig«-Zustand. Überlege dir Antworten auf folgende Fragen:

- Sind deine Atemzüge tief und mühelos?
- Schlägt dein Herz langsam oder schnell?
- Wie fühlt sich deine Kieferpartie an?
- Wie fühlt sich die Zunge in deinem Mund an?
- Ist deine Bauchdecke weich und entspannt?

4. Denke über deine Emotionen nach

Nimm dir ein bisschen Zeit, um wahrzunehmen, was du gerade empfindest, und schreibe es dann in die breiteste Zeile deines Notizzettels. Manche Menschen beschreiben diese Gefühle folgendermaßen:

- verbunden
- warm
- geräumig
- überschwänglich
- sicher
- geborgen
- ruhig

5. Schätze den Zustand deiner Energie ein

Nimm wahr, ob sich die Energie deines Körpers eher lebendig oder immobil anfühlt. Die Anzeichen dafür können ganz subtil sein:

- Nervosität
- leichte Gereiztheit
- tagträumerischer Nebel
- Schläfrigkeit

Sie können aber auch sehr stark sein:

- ängstlich
- innerlich aufgewühlt
- übermäßig wachsam
- zusammengesunken
- erschöpft
- apathisch

6. Werde dir deiner Körperhaltung bewusst

- Ist deine Körperhaltung offen oder geschlossen? Schau, falls du deine Arme vielleicht vor der Brust verschränkt hast und sich deine Knie berühren oder deine Oberschenkelmuskeln angespannt sind, ob du deine Hände locker in den Schoß legen kannst. Lass deinen Körper dann entspannt in den Stuhl oder Sessel hineinsinken, auf dem du gerade sitzt.
- Ist deine Schultermuskulatur weich oder angespannt? Wenn du in diesem Bereich deines Rückens Verspannungen spürst, hebe deine Schultern ganz langsam an und lass sie dann noch langsamer wieder nach unten sinken. Konzentriere dich auf die kinästhetischen Informationen, die du bei diesem langsamen Weichwerden deiner Schultermuskeln empfängst. Du könntest dir dabei zum Beispiel vorstellen, wie Eis schmilzt und zu Wasser wird.
- Ist deine Wirbelsäule angespannt und aufgerichtet oder in sich zusammengesunken? Falls du Anspannung im Rücken verspürst, drehe deine Wirbelsäule von links nach rechts und drücke sie dann gegen die Stuhllehne. Sitzt du in dich zusammengesunken da, versuche eine Haltung einzunehmen, in der du wach und entspannt zugleich sein kannst. Ein kleines zusammengerolltes Handtuch unter den Sitzbeinhöckern an der Hinterseite deines Beckens kann deiner Wirbelsäule helfen, sich aufrichten. Die Haltung von Schultern und Wirbelsäule spielt eine besonders wichtige Rolle für deine Atmung, die sich ebenfalls auf dein Nervensystem auswirkt.

7. Geh noch tiefer in den »Genau richtig«-Zustand hinein

Übertreibe die leichten körperlichen Veränderungen, die dir gerade aufgefallen sind, damit du *spürst*, wie es ist, wenn du noch tiefer in deinen »Genau richtig«-Zustand hineingehst. Ist deine Kieferpartie in diesem Zustand weicher und entspannter geworden, dann lockere deine Kiefermuskeln noch mehr. Hängen deine Schultern jetzt locker nach unten, dann versuche, sie noch ein bisschen mehr zu entspannen. Und wenn du in dem Moment, als du die Position deiner Wirbelsäule korrigiertest, das Gefühl hattest, in deinem Körper anzukommen, dann konzentriere dich auch weiterhin auf dieses gute Gefühl. Diese Körperbotschaften signalisieren deinem Überlebensgehirn, dass alles in Ordnung ist und du in Sicherheit bist. Dadurch kannst du noch weiter in einen regulierten Zustand hineingleiten.

8. Beobachte deine Gedanken

Vielleicht ist es hilfreich, dir die Situation, in der du dich sicher und verbunden gefühlt hast, noch einmal vorzustellen. Geh noch einmal ganz tief hinein und nimm dir ein oder zwei Minuten Zeit, die Gedanken, die dir dabei durch den Kopf gehen, wahrzunehmen und aufzuschreiben. Falls du dir nicht sicher bist, wo du anfangen sollst, beantworte einfach folgende Fragen:

- Sind deine Gedanken überschaubar und nicht überwältigend?
- Verlangsamt sich das Tempo deiner Gedanken?
- Werden sie optimistischer, oder vermitteln sie dir vielleicht sogar ein Gefühl der Erleichterung?
- Lösen sich deine Sorgen oder inneren Geschichten, die mit Schamgefühlen einhergehen, allmählich in nichts auf?

- Falls du dich vorher wie »benebelt« und vom gegenwärtigen Moment abgekoppelt gefühlt hast – werden deine Gedanken jetzt klarer?

9. Beschreibe diesen Zustand ganz genau

Nun, da du dich innerhalb deines Toleranzfensters befindest und von einem Ort der Ruhe und Verbundenheit aus agierst, notiere dir bitte auf einem separaten Blatt Papier, wie du dich emotional und körperlich fühlst. Achte auf deine Atmung und Herzfrequenz und beschreibe so genau wie möglich, wie es sich für dich anfühlt, ruhig und zentriert zu sein. Versieh diese Beschreibung mit der Überschrift »Tool zur Zentrierung« und ergänze diese Auflistung, wenn du in Zukunft noch weitere Informationen über diesen Zustand sammelst.

Versuche den ganzen Tag über auf die Körperempfindungen zu achten, die du hast, wenn du dich in deinem Toleranzfenster befindest, und arbeite an deiner Fähigkeit, verschiedene Empfindungen möglichst genau wahrzunehmen und zu benennen. Spürst du ein Gefühl der Wärme, wenn du deinen Barista anlächelst oder deine Nachbarin grüßt? Dann notiere dir das. Steigt ein Gefühl der Verbundenheit oder Zugehörigkeit in dir auf, wenn du mit irgendjemandem im Büro plauderst? Dann mache dir ebenfalls eine Notiz dazu und nutze diese Information, um dich beim nächsten Mal, wenn du dich einsam fühlst, wieder deinem Sollwert anzunähern.

Wenn du diese winzig kleinen Schritte unternimmst, die dich wieder regulieren, kann das dauerhaft positive Auswirkungen auf dein Nervensystem haben. Je geübter du darin wirst, zu erkennen und zu beschreiben, wie dein Körper in deinem »Genau richtig«-Zustand funktioniert, umso leichter wirst du wieder dorthin zurückfinden, wenn du dich zu lange in einem zu heißen oder zu kalten Zustand befunden hast.

Von der Interozeption zur Exterozeption: Der Schlüssel zum Training deines Nervensystems

Man kann es nicht oft genug sagen: Eines der Hauptziele unseres Nervensystemtrainings besteht darin, dass wir lernen, dynamisch zwischen Interozeption und Exterozeption hin und her zu wechseln, wann immer wir das wollen.[144] Ein Beispiel für eine solche Situation könnte ein Konflikt mit jemandem sein, der sich in einem dysregulierten Zustand befindet: Wir nehmen wahr, was mit diesem Menschen los ist, und treten dann wieder mit unserem eigenen inneren Erleben in Kontakt - das kann uns helfen, zentriert zu bleiben. Wenn der Konflikt eskaliert und wir kurz davor sind, in Wut zu geraten und auszuflippen, können wir zum Beispiel das Zimmer verlassen und uns auf Dinge konzentrieren, die wir mit unseren nach außen gerichteten Sinnen wahrnehmen: Was sehen, hören oder riechen wir? Welche Stellen unseres Körpers kommen mit unserer Umgebung oder mit dem Stuhl in Berührung, auf dem wir sitzen? Dank der Kartierung der verschiedenen Zustände deines Nervensystems erkennst du frühzeitig, in was für einer emotionalen Verfassung du dich befindest, und kannst deine Gefühlslage auf diese Weise aktiv steuern. Ohne diese Fähigkeit würde dir vielleicht gar nicht auffallen, dass deine Gereiztheit allmählich in Wut übergeht - und dann sagst oder tust du womöglich etwas, was du gar nicht so gemeint hast.

Das Gleiche wollen wir jetzt noch einmal versuchen, und zwar diesmal in einem heißeren, aktiveren Zustand.

KARTIERE DEINEN »ZU HEISS«-ZUSTAND

Nachdem du nun deinen Sollwert (also den »Genau richtig«-Zustand) kartiert hast, wollen wir uns in turbulentere Gefilde begeben. Unsere Körpersysteme sind untrennbar miteinander verbunden. Es ist daher völlig normal, dass du körperliche Reaktionen verspürst, wenn du in einen zu heißen Sympathikuszustand hineingerätst.

Übung: Finde deinen »Zu heiß«-Zustand

1. Verkörpere deinen »Zu heiß«-Zustand

Nehmen wir an, du befindest dich gerade noch nicht in diesem zu heißen Zustand. Lass uns versuchen, ihn nun zu verkörpern. Erinnere dich dafür an eine Situation, in der du gemerkt hast, dass diese heißere Seite deines Wesens aktiviert wurde. Wähle für diese Übung ein Erlebnis, das dir zwar Angst gemacht oder dich geärgert, dich aber nicht überwältigt hat. Es bringt dir nichts, diese Übung mit einem traumatischen Erlebnis durchzuführen - wir brauchen etwas, womit wir arbeiten können, um diesen Zustand kennenzulernen. Vielleicht hast du dich vor Kurzem für eine Sache eingesetzt, die dich innerlich sehr bewegt, oder du hast eine stressige Situation erlebt, in der du wütend oder streitlustig wurdest.

Sobald dir eine passende Episode aus deinem Leben eingefallen ist, nimm dir ein bisschen Zeit, um dir diese Erinnerung so genau wie möglich ins Gedächtnis zu rufen. Erinnere dich an alle Details, damit du dich gut in dieses Szenario hineinversetzen kannst. Wenn dir nichts einfällt, dann denke an bevorstehende Ereignisse oder Situationen. Egal, was für eine Situation du für diese Übung auswählst - versetze dich in sie hinein und verkörpere so gut wie möglich die Gefühle, die sie in dir weckt.

2. Denke über deine körperlichen Empfindungen nach

Scanne deinen Körper, um herauszufinden, wie er auf diesen vermeintlichen Stress reagiert. Schreibe alles, was dir auffällt, in die oberste Zeile deiner Tabelle - oberhalb der Notizen, die du dir vorhin über deinen »Genau richtig«-Zustand gemacht hast. Nutze dabei die unten stehenden Fragen als Denkanstöße:

- Sind deine Zähne zusammengebissen?
- Ist deine Stirn gerunzelt?
- Kneifst du die Augen zusammen?
- Schlägt dein Herz schneller?
- Spürst du ein Hitze- oder Engegefühl in der Brust?
- Ist dein Oberkörper verkrampft?
- Wie fühlt sich deine Atmung an?
- Sind deine Hüften und Beine angespannt?
- Verspürst du einen inneren Druck oder Bewegungsdrang, sodass es dir schwerfällt, still zu sitzen?

3. Denke über deine Emotionen nach

Und nun nimm dir ein bisschen Zeit, um die Emotionen wahrzunehmen, die in dir aufsteigen. Versenke dich in diese Gefühle und benenne sie so genau wie möglich. Schreibe deine Beobachtungen in die oberste Zeile deines Notizzettels. Welche der unten aufgelisteten Emotionen sind jetzt, als du dich in diesen Zustand hineinversetzt hast, am ausgeprägtesten?

- Gereiztheit
- Nervosität
- Aufregung
- Ängstlichkeit
- Furcht

- Ärger
- Wut
- Gehässigkeit
- Widerspenstigkeit
- Bosheit

Oft versuchen wir, solche starken Emotionen zu verdrängen. Widerstehe diesem Impuls und lass deine Gefühle einfach zu! Der Zweck dieser Übung besteht nämlich nicht darin, dass du dich *noch* unwohler in deiner Haut fühlst, sondern ganz im Gegenteil: Du sollst dadurch resilienter werden. Indem wir lernen, uns von unangenehmen Reizen nicht abzuwenden, verbessern wir dadurch die Funktionsfähigkeit unseres Überlebensgehirns bei intensiven Emotionen und stressbedingter innerer Erregung. Wenn du solche Signale frühzeitig wahrnimmst, kannst du Schritte unternehmen, um etwas an deinem Leben zu verändern.

Aber denke daran, dies auf traumasensible Weise zu tun. Höre auf deinen Körper und lass dir von ihm sagen, wann es an der Zeit ist, aufzuhören.

4. Schätze den Zustand deiner Energie ein

Im sympathikotonen Zustand unseres Nervensystems ist unsere Energie mobilisiert. Frage dich, ob eine der unten stehenden Beschreibungen auf den Aktivierungszustand deines Nervensystems zutrifft:

- stark überdreht
- hyperaktiv
- überstimuliert
- aufgewühlt
- unfähig, still zu sitzen
- zappelig

5. Werde dir deiner Körperhaltung gewahr

Manchmal bemerken wir die reflexartigen Veränderungen gar nicht, die in unserem Körper ablaufen, wenn wir in den Kampf-oder-Flucht-Modus umschalten. Beobachte deine Körperhaltung einmal ganz genau und denke dabei über folgende Fragen nach:

- Bist du angespannt?
- Läufst du unruhig im Zimmer auf und ab, oder verspürst du einen inneren Drang, das zu tun?
- Fühlt sich dein Nacken steif an?
- Sind deine Schultern hochgezogen?
- Spürst du eine Anspannung im Brustkorb?
- Sind deine Hände zu Fäusten geballt?
- Verspürst du ein Engegefühl oder eine Anspannung in der Bauchgegend?

6. Komm noch tiefer in den »Zu heiß«-Zustand hinein

Und nun sollst du dich in einige der körperlichen Reaktionen, die dir bei dieser Übung aufgefallen sind, noch ein bisschen mehr hineinsteigern. Gib einfach den Impulsen deines Körpers nach und übertreibe die Körperhaltung, die du während dieses Umschaltens in einen »Zu heiß«-Zustand eingenommen hast, noch ein bisschen mehr, um deine Gehirn-Körper-Verbindung dadurch zu stärken. Beiße die Zähne noch fester zusammen, spanne deine Schultern noch stärker an, balle die Hände noch fester oder schlinge die Arme noch enger um deinen Oberkörper.

Schließe die Augen oder stelle deinen Blick unscharf und schau nach unten. Konzentriere dich dabei auf die stressige Situation, die du dir gerade ausmalst, und denke dabei über folgende Fragen nach:

- Verspürst du einen Drang, zu kämpfen oder deine Wut zum Ausdruck zu bringen?
- Möchtest du am liebsten weglaufen oder auf irgendetwas zulaufen?
- Was möchte dein Körper tun, um dem Geschehen Ausdruck zu verleihen?

Einige körperliche Reaktionen werden dir besonders stark auffallen, doch auch subtile Veränderungen sind es wert, notiert zu werden. Während du deine Aufmerksamkeit auf diese Empfindungen konzentrierst, solltest du eine Hand auf die Stelle deines Körpers legen, an der du sie spürst. Denn durch die Berührung lenkst du deine Aufmerksamkeit noch stärker auf diesen Punkt. Das kann dazu beitragen, deine interozeptive Wahrnehmung körperlicher Empfindungen zu verbessern.

7. Beobachte deine Gedanken

Während du dir diese stressige Situation weiterhin ausmalst, vergegenwärtige dir ein paar Details:

- Mit wem bist du in dieser Situation zusammen?
- Was tust du gerade?

Halte an dem Punkt deiner Situation, den du als besonders schwierig oder belastend empfindest, kurz inne. Du kannst ihn sogar laut oder im Flüsterton beschreiben.

- Was glaube ich?
- Welche Geschichten erzähle ich mir über mich selbst? Glaube ich an diese Geschichten?
- Wenn ich an diesen Gedanken oder dieses Narrativ glaube, welche Veränderungen spüre ich dann in meinem Körper?

8. Beschreibe diesen Zustand ganz genau

Wenn du mit der Analyse deiner Gedanken fertig bist, nimm dein Notizbuch oder Tagebuch zur Hand und schreibe auf eine neue Seite ein paar Sätze darüber, wie es sich für dich anfühlt, in diesem zu heißen Zustand zu sein (am besten in der Nähe der Liste deiner Tools zur Zentrierung).

Ergänze diese Sätze und deine Karte jedes Mal, wenn du neue Situationen erlebst, die dich in den »Zu kalt«-Zustand versetzen. Je mehr Details du in deine Karte der verschiedenen Zustände deines Nervensystems einbauen kannst, umso besser.

Nach dieser Übung wird es dir vielleicht guttun, einen flotten Spaziergang zu machen, um die mobilisierende Energie abzubauen, die du mit ihr in dein Nervensystem hineingebracht hast. Irgendeine körperliche Aktivität, die deine Herzfrequenz für die nächsten zehn Minuten in die Höhe treibt, kann schon ausreichen - die Hormone deines neuroendokrinen Systems haben nämlich soeben die Freisetzung von Glukose zum Zweck der Energiegewinnung angeregt. Daher kann es sinnvoll sein, einen Teil dieser Glukose zu verbrennen, um wieder in einen regulierten Zustand zurückzukehren. Wie du bald noch feststellen wirst, ist Bewegung eine der wirksamsten »Von unten nach oben«-Regulationsmethoden.

KARTIERE DEINEN »ZU KALT«-ZUSTAND

Nun ist es an der Zeit, deinen zu kalten dorsal-vagalen Zustand zu kartieren. Vielleicht hast du herausgefunden, dass dieser Zustand bei dir häufig auftritt; dann ist es wichtig für dich, zu wissen, wie er sich anfühlt.

Übung: Finde deinen »Zu kalt«-Zustand

1. Verkörpere deinen »Zu kalt«-Zustand

Denke, um deinen zu kalten Zustand zu erleben, an eine Situation zurück, die vielleicht erst vor Kurzem stattgefunden hat und in der du dich hilflos und hoffnungslos gefühlt hast. Vielleicht sind in dieser Situation Schamgefühle in dir aufgestiegen, und du fühltest dich allein und von deinen Mitmenschen isoliert. Egal, ob diese Situation mit deiner Arbeit, deiner Familie oder irgendetwas anderem zu tun hatte - konzentriere dich nun bitte darauf und vertiefe dich ganz in die Erinnerung. Auch für diese Übung solltest du kein traumatisches Erlebnis (also beispielsweise keinen Todesfall und auch keine Verletzung) wählen, sondern eine Erfahrung, die nur ein bisschen schmerzhaft für dich war. Du sollst dich ja ganz in diesen Zustand hineinfallen lassen und ihn gut nachvollziehen können.

Wenn du bei der Suche nach einem geeigneten Szenario Hilfe brauchst, findest du hier ein paar Beispiele für Erlebnisse, die uns in den dorsal-vagalen Zustand versetzen können:

- Eine Freundin hat dich nicht zurückgerufen.
- Du wurdest nicht zu einem gemeinsamen Ausflug mit deinem Freundes- oder Bekanntenkreis eingeladen.
- Du wurdest von deiner Chefin heruntergeputzt.
- Du hast dich nach einem Streit mit deinem Partner einsam gefühlt.
- Deine Bank hat dir einen Kredit verweigert, den du dringend brauchtest.

Wenn du dich für eine Erinnerung entschieden hast, dann schließe die Augen und lass dieses Szenario wie einen Film in deinem Kopf ablaufen. Stell dir das Erlebnis genau vor und halte dann wieder kurz inne.

2. Denke über deine körperlichen Empfindungen nach

Nachdem du dir über die Empfindungen in deinem Körper klar geworden bist, konzentriere dich auf deine Impulse.

- Möchte deine Wirbelsäule in sich zusammensacken?
- Möchtest du den Kopf senken?
- Würdest du dich gerne hinlegen?

3. Denke über deine Emotionen nach

Überlege dir, was für Gefühle diese körperlichen Empfindungen in dir auslösen. Versuche diese Gefühle so genau wie möglich wahrzunehmen. Du könntest dich zum Beispiel folgendermaßen fühlen:

- wie betäubt oder benommen
- melancholisch
- einsam
- beschämt
- dissoziiert
- leer
- hoffnungslos

4. Schätze den Zustand deiner Energie ein

Im parasympathikotonen Zustand unseres Nervensystems ist unsere Energie immobilisiert. Vielleicht ist das einfach nur die dorsal-vagale »Kollaps«-Energie; es kann aber auch ein (überwiegend dorsal-vagaler) Zustand der Erstarrung sein; und gleichzeitig kann auch eine Sympathikusaktivierung vorliegen. Frage dich, ob eine der unten stehenden Beschreibungen auf den Aktivierungszustand deines Nervensystems zutrifft:

- kollabiert
- erschöpft
- festgefahren
- erstarrt
- wie zementiert

5. Werde dir deiner Körperhaltung gewahr

- Wie hältst du dich gerade?
- Sitzt du zusammengesunken auf einem Stuhl oder Sessel, oder liegst du?
- Fühlst du dich schwer und hast das Gefühl, deinen Körper nicht aufrecht halten zu können?
- Hängen deine Schultern schlaff nach unten?

6. Gehe noch tiefer in den »Zu kalt«-Zustand hinein

Häng dich noch stärker in die Körperposition hinein, die du eingenommen hast, und übertreibe ein paar der körperlichen Reaktionen, die dir aufgefallen sind. Gib den Impulsen deines Körpers nach und überzeichne diese Haltung, um deine Gehirn-Körper-Verbindung zu stärken. Lass zum Beispiel deinen Kopf noch tiefer nach unten sinken und setze dich noch stärker in dich zusammengesunken hin. Bemühe dich um einen noch leereren, ausdrucksloseren Gesichtsausdruck. Wenn du gerade auf einem Stuhl sitzt, könntest du dich sogar auf eine Couch oder ein Bett legen.

Schließe die Augen oder stell deinen Blick unscharf und schau nach unten. Konzentriere dich dabei noch intensiver auf die stressige Situation, die du dir gerade ausmalst, und denke über folgende Fragen nach:

- Verspürst du den Impuls, in einen Zustand totaler Hilflosigkeit zu verfallen oder aufzugeben?
- Spürst du ein Gefühl der Scham?

7. Beobachte deine Gedanken

Und schließlich solltest du auch auf die Gedanken und Geschichten achten, die dir in diesem Zustand durch den Kopf gehen. Geht es bei dem, was du dir über dich selbst erzählst, um folgende Themen:

- Hoffnungslosigkeit und Apathie,
- Versagen und mangelndes Zugehörigkeitsgefühl,
- Einsamkeit und Isolation,
- Scham?

Vielleicht möchtest du diese Themen sogar (laut oder im Flüsterton) benennen.

- Was glaube ich?
- Was für Geschichten erzähle ich mir über mich selbst? Glaube ich an diese Geschichten?
- Wenn ich diesen Gedanken Glauben schenke, was für Veränderungen spüre ich dann in meinem Körper?

8. Beschreibe diesen Zustand ganz genau

Nachdem du über deine Gedanken und Gefühle nachgedacht hast, ist es nun an der Zeit, diesen Zustand deines Nervensystems zu kartieren. Während du dich in diesem Zustand befandest …

- … wie hat dein Körper da reagiert?
- … wie hat sich deine Körperhaltung verändert?
- … was für Gedanken und Geschichten sind dir im Kopf herumgegangen?

Nimm dir für diese Übung genügend Zeit und schreibe alles genau auf, egal, wie subtil oder belanglos dir diese Gefühle oder Gedanken vorkommen mögen. Selbst der Eindruck, von deiner Umgebung irgendwie abgekoppelt zu sein, oder das vage Gefühl, du würdest gleich davonschweben, sind wichtig, denn Überlebenszustände holen uns aus dem gegenwärtigen Moment heraus.

Auch jetzt, nachdem du diesen Zustand deines Nervensystems kartiert hast, könnte dir ein bisschen körperliche Aktivität guttun. Diesmal solltest du dich aber vielleicht lieber mithilfe sanft wiegender, rhythmischer Bewegungen hochregulieren, um wieder in den »Genau richtig«-Zustand zu kommen. Du kannst dich zum Beispiel auf den Rücken legen und leicht die Knie hin und her bewegen. Als Nächstes gehst du in den Stand über, fängst langsam an zu wippen und verlagerst dein Gewicht dabei von einem Fuß auf den anderen.

KARTIERE DIE SEKUNDÄREN ZUSTÄNDE DEINES NERVENSYSTEMS

Denke daran, dass es nicht nur um die drei primären Zustände unseres Nervensystems geht, sondern dass wir einen großen Teil unseres Lebens dazwischen, in den sogenannten sekundären oder gemischten Zuständen (siehe Seite 74), zubringen. Genau wie die primären Zustände sind auch die sekundären Zustände unseres Nervensystems individuell sehr verschieden. Deshalb ist es für dich genauso wichtig, herauszufinden, wie du dich in *diesen* Zuständen fühlst. Bitte notiere dir bei den nun folgenden Kartierungsübungen in deinem Notizbuch oder Tagebuch sämtliche Gefühle oder körperlichen Empfindungen, die diese sekundären Zustände in dir hervorrufen.

Übung: Kartiere deinen Spielzustand

In diesem Zustand fühlen wir uns sicher, glücklich und geborgen. Wir können uns aber auch freudig erregt, motiviert, handlungsbereit oder im »Flow« fühlen. Wir befinden uns innerhalb unseres Toleranzfensters, sind aber am oberen Rand davon – und haben deshalb auch Zugang zur Energie des heißeren Zustands.

Um deinen Spielzustand zu aktivieren, denke an einen Moment zurück, in dem du dich mobilisiert und voller positiver Energie gefühlt hast. Ruf dir diese Erinnerung ins Gedächtnis und achte darauf, ob du ihren Einfluss auf dein Gehirn-Körper-System spürst.

- Was für körperliche Signale nimmst du wahr?
- Was für Emotionen wecken diese körperlichen Empfindungen in dir?
- Verändert sich dabei irgendetwas an deinen Gedanken, deiner Konzentration oder deiner inneren Klarheit?

Notiere dir die Antworten in deinem Notiz- oder Tagebuch, damit du deinen Spielzustand wiedererkennst, wenn du ihn das nächste Mal erlebst.

Warum der Vagotonus so wichtig ist

Wenn wir keinen guten Vagotonus haben, verlieren wir möglicherweise unsere Fähigkeit, in unseren Spielzustand zu kommen und freudige Erregung zu empfinden, ohne dabei die Grenzen unseres Toleranzfensters zu überschreiten. In diesem Fall wird der Funke der freudigen Erregung, der uns eigentlich in den Spielzustand versetzen sollte, uns wahrscheinlich eher in ein Gefühl der Angst vor dem heißen Zustand hineintragen. Statt uns spielerisch und energiegeladen zu fühlen, werden wir dann vermutlich besorgt sein oder uns überwältigt fühlen.

Um uns in den Spielzustand zu versetzen, können wir üben, uns Zugang zu mobilisierender Energie zu verschaffen, während wir uns in einer Stretch-Zone innerhalb unseres Toleranzfensters befinden. Erstelle zu diesem Zweck eine Liste von Aktivitäten, die dir Spaß machen und dir Energie geben, und führe diese Aktivitäten aus, wenn du dich innerhalb deines Toleranzfensters befindest. Lass dich so weit auf eine dieser Aktivitäten ein, dass du dich davon mitreißen lassen kannst und dich dabei trotzdem sicher fühlst. Das kann zum Beispiel ein Basketball- oder Tennisspiel mit Freunden oder ein Dauerlauf im Park mit deinem Hund sein. Vielleicht möchtest du aber auch einfach nur mit einem Kind ein bisschen Jenga spielen.

Übung: Kartiere deinen Zustand der Stille

Um aktiv deinen Zustand der Stille zu verkörpern, denke einmal an einen Moment zurück, in dem du die lähmende Energie des zu kalten Zustands, gleichzeitig aber auch ein Gefühl der Sicherheit und Verbundenheit gespürt hast. Vielleicht war das ein Zustand tiefer Entspannung. So wie nach einer Massage oder Yogastunde oder als du kurz vor dem Einschlafen warst oder gerade dein Baby gestillt hast. Vielleicht bist du sogar in diesen Zustand hineingeraten, als du ganz nah bei jemandem lagst. Ruf dir diesen Zustand der Stille ins Gedächtnis zurück und spüre seinem Einfluss auf dein Gehirn-Körper-System nach.

- Was für körperliche Signale nimmst du wahr?
- Was für Emotionen wecken diese körperlichen Empfindungen in dir?
- Verändert sich dabei irgendetwas an deinen Gedanken, deiner Konzentration oder deiner inneren Klarheit?

Wenn man bedenkt, wie ruhig und entspannend der Zustand der Stille ist, könnte man eigentlich annehmen, dass jeder sich über diesen Zustand freuen würde. Doch wie wir bereits gesehen haben, ist das nicht unbedingt immer der Fall. Bei traumatisierten Menschen kann der Zwang, still zu sitzen oder zu liegen und die vermeintlich beruhigende Aktivität durchzuziehen, dazu führen, dass sie ein noch stärkeres Gefühl der Panik und Dissoziation erleben. Es gibt keine perfekte Übung und auch kein Patentrezept, das bei allen Menschen funktioniert. Erst wenn du die Topografie deiner eigenen inneren Landschaft kartierst, kannst du herausfinden, welche Werkzeuge und Strategien für dich am hilfreichsten sind und wann.

DEINE LANDKARTE ZUR REGULIERUNG DEINES NERVENSYSTEMS

Herzlichen Glückwunsch! Du hast jetzt eine ziemlich genaue Karte deines ganz individuellen Nervensystems erstellt, so wie es zurzeit aussieht. Anhand dieser Karte kannst du die wichtigsten Eigenschaften der verschiedenen Zustände deines Nervensystems erkennen und dich leichter orientieren, wenn du zwischen ihnen hin und her navigierst. In den vorigen Übungen hast du alle diese Zustände gezielt herbeigeführt und erlebt. Dank dieser Arbeit kannst du nun Stück für Stück die Grenzen deines persönlichen Toleranzfensters genauer erspüren und merkst sofort, wenn du diese Grenzen zu überschreiten drohst. Diese Orientierungslinie hilft dir, dein Toleranzfenster sehr groß zu halten und auch bei stressigen oder traumatischen Ereignissen im Gleichgewicht zu bleiben.

Wenn du diese verschiedenen Zustände wirklich erlebst, lernst du zu erkennen, was in deinem Nervensystem gerade passiert. Dadurch öffnet sich dein Bewusstsein für die subtilen Veränderungen, die eintreten, wenn du nicht auf kognitive, sondern auf verkörperte Weise zwischen den verschiedenen Zuständen deines Nervensystems hin- und herwechselst. Diese lebenslange Fähigkeit, die du mit der Zeit immer mehr verbessern und verfeinern kannst, ist der Schlüssel, um deine Handlungsfähigkeit wiederzugewinnen und deine Reaktionen auf Stresssituationen zu verändern.

Wenn du die Zustände deines Nervensystems nicht verkörpern konntest, dann suche nach Anhaltspunkten

Wenn du in den vorigen Übungen versucht hast, die verschiedenen Zustände deines Nervensystems zu kartieren, sie aber noch nicht alle richtig verkörpern kannst, ist das kein Grund, die Hoffnung aufzugeben. Mit ein bisschen Geduld und Übung wird es dir gelingen.

In der Zwischenzeit kannst du in deiner körperlichen Verfassung und deinen Denk- und Verhaltensmustern nach Anhaltspunkten auf deinen vorherrschenden Zustand suchen (also auf den Zustand, in dem du die meiste Zeit verbringst). Wenn du den Verdacht hegst, in einem dysregulierten Zustand zu sein, kannst du mithilfe des unten stehenden Diagramms herausfinden, ob du dich in der zu heißen oder in der zu kalten Zone befindest.

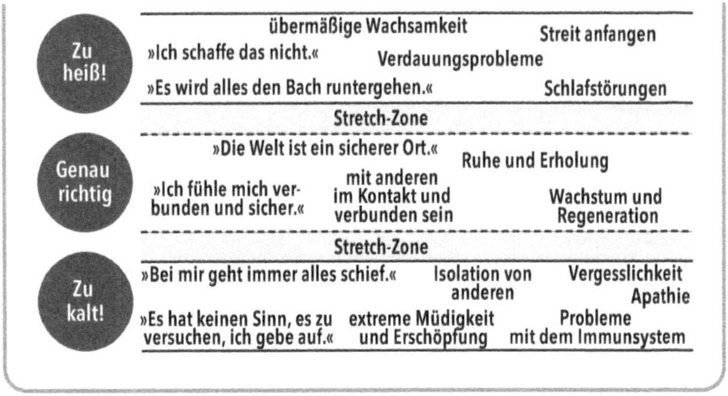

Nun, da du deine Landkarte erstellt hast, kannst du besser einschätzen, welche Strategien und Techniken du brauchst, um dich wieder in dein Toleranzfenster zurückzubringen. Doch zunächst einmal wollen wir uns überlegen, wie du bei der Auswahl dieser Strategien vorgehen könntest.

8

Die richtigen Strategien für die richtige Aufgabe auswählen

Wir können unser Nervensystem regulieren, wenn wir auf unsere Bedürfnisse hören und ihnen gerecht werden. Doch wenn wir gar nicht wissen, wie unser Nervensystem funktioniert oder wie wir herausfinden können, was es braucht, werden wir den Zustand unseres Nervensystems wahrscheinlich immer wieder mit den falschen Methoden zu verändern versuchen. Wie wir bereits gesehen haben, geht es uns durch den Einsatz künstlicher Regulatoren (beispielsweise Alkohol, soziale Medien, Videospiele, Drogen oder Sex) vielleicht vorübergehend ein bisschen besser, doch auf lange Sicht funktionieren diese Strategien nicht. Wenn wir an den falschen Strategien festhalten, können sie uns sogar noch weiter von unserem Sollwert entfernen und den dysregulierten Zustand, aus dem wir herauszukommen versuchen, verschlimmern.

Ist unser Nervensystem dysreguliert, suchen wir automatisch nach Wegen, um uns wieder besser zu fühlen. Das liegt in der menschlichen Natur. Deshalb entwickeln alle Menschen irgendwelche Bewältigungsstrategien. Doch wenn uns diese Strategien mehr schaden als nützen, wirkt sich das auf viele Aspekte unseres Lebens negativ aus – von unserem Darmmikrobiom bis hin zu unserer psychischen Gesundheit, der Gesundheit unseres Herz-

Kreislauf-Systems und unserem Lebensstil. Dann geht es uns noch schlechter – und so setzt sich der Teufelskreis immer weiter fort.

Übung: Analysiere deine Strategien zur Emotionsregulation

Wenn dir bewusst ist, dass du künstliche Emotionsregulatoren einsetzt, um dein Leben zu bewältigen, ist jetzt ein guter Zeitpunkt, um dich zu fragen, warum du das tust. Verwende die folgenden Anregungen, um herauszufinden, wann du zu diesen Krücken greifst, wie gut sie dir in der akuten Problemsituation helfen und welche Bedürfnisse hinter deinen Bewältigungsmechanismen vielleicht stecken.

1. *Überlege dir eine Gewohnheit, mit deren Hilfe du regelmäßig versuchst, dein Nervensystem auf künstliche Weise zu regulieren*

Das könnte zum Beispiel das Scrollen durch die sozialen Medien, Fernsehen oder Essen sein. Beantworte dir dazu folgende Fragen:

- In welchem Zustand deines Nervensystems befindest du dich dabei?
- Kannst du die körperlichen Signale, Emotionen, Gedanken und Impulse dieses Zustands wahrnehmen?
- Wie lange oder wie oft nutzt du dieses Verhaltensmuster als Bewältigungsmechanismus? (Vielleicht drei, vier oder fünf Stunden pro Tag?)
- Welche Auslöser bringen dich dazu, auf diesen Bewältigungsmechanismus zurückzugreifen? Gibt es bestimmte Menschen, Umgebungen, Situationen oder Emotionen, die dich beispielsweise dazu bringen, zu

deinem Smartphone zu greifen? Vielleicht fällt dir auf, dass das vor allem nachts passiert, wenn du dich einsam fühlst?

2. Untersuche, welche kurzfristigen Vorteile dieser künstliche Regulator dir bietet

Lass dich bei dieser Überlegung von folgenden Fragen leiten:

- Wirkt er beruhigend oder entlastend auf dein Nervensystem?
- Gelingt es dir, damit eine innere Leere auszufüllen?

Auf deinem Smartphone durch die sozialen Medien zu scrollen, könnte dir durchaus Vorteile bringen. Zum Beispiel kannst du dich dadurch von den vielen Dingen ablenken, die du erledigen musst (künstliche Herunterregulation). Wenn du dich einsam fühlst, können dir die sozialen Medien ein Gefühl der Zugehörigkeit oder Verbundenheit mit anderen Menschen geben. Das Scrollen kann dich auch ablenken oder in einen Zustand freudiger Erregung versetzen, wenn du dich in deiner jetzigen Arbeitssituation hilflos oder hoffnungslos fühlst (künstliche Hochregulation).

3. Überlege, welches unerfüllte Bedürfnis dahintersteckt

In diesem Übungsschritt kannst du einen Blick unter die Oberfläche werfen, um zu sehen, was im unteren Teil des Eisbergs vor sich geht (siehe Seite 24). Deine Antworten auf diese Frage werden höchstwahrscheinlich mit dem Zustand zusammenhängen, in dem dein Nervensystem sich gerade befindet.

Während du in Gedanken deine wichtigsten Bewältigungsmechanismen durchgehst, solltest du dir überlegen, ob es andere, positivere Maßnahmen gibt, die du ergreifen könntest, um die wahren Bedürfnisse deines Nervensystems zu erfüllen. Wenn du zum Beispiel weißt, dass du soziale Medien nutzt, weil sie dir ein Gefühl der Verbundenheit und Zugehörigkeit geben (was manchmal tatsächlich der Fall ist), könnte das ein Hinweis darauf sein, dass du dich im kälteren dorsal-vagalen Zustand befindest und dich einsam und von deinen Mitmenschen isoliert fühlst. Könnte ein Telefonat mit einem Freund gegen diese Einsamkeit helfen? Würdest du dich stärker mit deinen Mitmenschen verbunden fühlen, wenn du dir einen interessanten Podcast anhörst oder in den Park gehst, wo du auf andere Menschen aus deiner Stadt triffst, statt gedankenlos auf deinem Handy herumzuscrollen? Solltest du vielleicht einen Spaziergang mit ein paar Freundinnen planen?

Vielleicht gibt dir die Beschäftigung mit sozialen Medien einen Energieschub freudiger Erregung, der dein Gefühl der Langeweile und inneren Leere vertreibt. Auch das deutet darauf hin, dass du dich vielleicht in einem kälteren Zustand befindest und dass eine andere Form der Hochregulation dir mehr bringen würde. Eine gesündere Art, dein Bedürfnis nach Erfüllung und freudiger Erregung zu befriedigen, könnte zum Beispiel darin bestehen, eine Töpferscheibe in deiner Garage aufzustellen, damit du endlich mit dem Nebenerwerb starten kannst, von dem du schon so lange träumst. Vielleicht könnte dir aber auch eine sanfte Art der Bewegung helfen.

Oder nutzt du soziale Medien gerne, weil sie dich von den unrealistisch hohen Anforderungen ablenken, die du an dich selbst stellst? Weil sie dir einen Ausweg aus deiner Realität bieten? Auch da gibt es bessere Möglichkeiten, dich aus diesem heißeren, sympathikotonen Zustand deines Nervensystems herauszuholen und die durch deinen Perfektionismus entstandene innere Spannung abzubauen. Du könntest zum Beispiel Arbeit an deine Teamkollegen delegieren, deinen Kunden klarmachen, dass sie realistischere Erwartungen stellen sollten, oder mit deiner Chefin über deinen zu anspruchsvollen Terminplan sprechen.

Vielleicht möchtest du eine ähnliche Tabelle erstellen wie die unten abgebildete, um die Erkenntnisse, die du aus dieser Übung gewonnen hast, schriftlich festzuhalten. Deine unerfüllten Bedürfnisse verraten dir, was dein Nervensystem wirklich braucht und vor welchem Teil deiner Realität du mithilfe deiner künstlichen Bewältigungsmechanismen die Augen verschließt.

Gewohnheit	**Welche kurzfristigen Vorteile bringt mir das?**	**Worin besteht mein unerfülltes Bedürfnis?**	**Gegenmaßnahme**
Durch die sozialen Medien scrollen (drei Stunden jeden Samstag)	1. Ich kann mich damit von den vielen Dingen ablenken, die ich erledigen muss.	Die Erwartungen, die ich bei der Arbeit an mich selbst stelle, sind zu hoch.	Meine Termine einer kritischen Prüfung unterziehen, delegieren, um Hilfe bitten, meine Erwartungen an mich selbst zurückschrauben
	2. Verbindung mit anderen Menschen, Gefühl der Zugehörigkeit	Seit ich von zu Hause aus arbeite, fühle ich mich einsam und isoliert.	Eine alte Freundin anrufen und mich mit ihr über die wichtigsten Neuigkeiten in unserem Leben austauschen
	3. Spannung und Ablenkung	Meine Arbeit schenkt mir keine Erfüllung.	Recherchen zu Schreib-/Töpfer-/Businesskursen anstellen

WARUM ES SO WICHTIG IST, DIE RICHTIGE STRATEGIE ZU FINDEN

Das Interessante an der Suche nach Techniken und Tools für den Reset deines Nervensystems ist, dass selbst Strategien, die eigentlich gut funktionieren, dich in die Irre führen können, wenn du sie im falschen Kontext einsetzt. Zum Beispiel Achtsamkeit: Das ist eine ganz hervorragende Methode, die unser Wohlbefinden nachweislich in vielerlei Hinsicht verbessern kann. Das heißt aber nicht, dass sie für *jeden* Menschen in *jeder* Situation das beste Tool ist. Wenn du zum Beispiel in einem dorsal-vagalen Zustand feststeckst und das vage Gefühl hast, dass irgendeine Katastrophe bevorsteht, kann Achtsamkeit – wenn du dich dazu zwingst, still dazusitzen und dich auf diese bedrohlichen Empfindungen zu konzentrieren – dazu führen, dass du dich noch stärker von deinem Körper abkoppelst.[145] Es ist nämlich gut möglich, dass dein Überlebensgehirn diesen Zustand der Stille in Kombination mit der Konzentration auf ein drohendes Unglück als Bedrohung interpretiert, wodurch dein Stressniveau noch weiter ansteigt. Auch wenn du dich im heißen, sympathikotonen Zustand deines Nervensystems befindest, sind Achtsamkeitsübungen eher kontraproduktiv. Wenn du bei einer Panikattacke beispielsweise das Gefühl hast, keine Luft mehr zu bekommen oder dass dir das Herz gleich aus der Brust springt, und du dich dann auch noch auf diese Gefühle fokussierst, kann sich dein dysregulierter Zustand dadurch noch verschlimmern. Zwingst du dich dazu, still zu sitzen und dich zu konzentrieren, obwohl dein System jetzt eigentlich Bewegung braucht, ist das also vielleicht nicht unbedingt die beste Strategie für dich. Vielleicht wirst du dann sogar frustriert sein, dir Vorwürfe machen und denken: *Warum funktioniert Achtsamkeit bei dieser Frau auf Instagram so gut, aber bei mir nicht? Bestimmt mache ich irgendetwas falsch.*

Nur allzu oft greifen wir zum falschen Werkzeug – entweder weil wir nicht wissen, für welchen Zustand es gedacht ist, oder weil wir keine Ahnung davon haben, was in unserem Körper gerade tatsächlich vor sich geht. Wenn wir uns unwohl fühlen, sind wir ungeduldig und wollen möglichst schnell Ergebnisse sehen, also greifen wir eben zum erstbesten Tool, das uns irgendwie vielversprechend erscheint.

Der erste Schritt zum Neustart deines Nervensystems sollte daher darin bestehen, es regelmäßig zu beobachten und darauf zu achten, auf welche Temperatur dein Thermostat gerade eingestellt ist. Das ist die beste Methode, um dein interozeptives Netzwerk zu aktivieren und die Fähigkeit der Selbstwahrnehmung zu kultivieren. Indem du das tust, entwickelst du gleichzeitig auch die Techniken und Strategien, die dir helfen, dein Nervensystem wieder in einen regulierten Zustand zurückzubringen. Wenn du regelmäßig in dich hineinhörst, wird es dir mit der Zeit immer leichter gelingen, die für deine Bedürfnisse geeigneten Strategien auszuwählen.

Der nächste Schritt besteht dann darin, zu lernen, welche Strategie du in welchem Zustand einsetzen solltest. Es gibt sehr viele Strategien, und alle sind leicht zu erlernen und anzuwenden. Wie ich bereits erwähnt habe, liebt unser Nervensystem Wahlmöglichkeiten – und davon gibt es zum Glück jede Menge.

BEIM THEMA PLASTIZITÄT GILT: JE WENIGER TOOLS, DESTO BESSER

Da es so viele verschiedene Möglichkeiten gibt, mit dem Vagusnerv zu arbeiten, wird es dich vielleicht überraschen, dass wir uns in diesem Buch nur auf 20 verschiedene Strategien oder Tools konzentrieren. Ich kann dir aber versichern, dass es dafür mehrere gute Gründe gibt. Wenn du einige wenige, sorgfältig ausgewählte

Tools immer wieder aufs Neue praktizierst, hältst du dich damit an ein wichtiges Prinzip der Plastizität: nämlich, dass viele Wiederholungen notwendig sind, um etwas zu verändern.

Und die Wahrscheinlichkeit, dass du viele Übungen (mehr als diejenigen, die wir in diesem Buch behandeln) oft genug machen wirst, um neue Nervenbahnen zu schaffen, ist ziemlich gering. Beschränkst du dich dagegen auf einige wenige, hast du genügend Zeit, um jedes einzelne Tool richtig einsetzen zu lernen, seine Funktionsweise zu verstehen und die Übungen, die dir am meisten bringen, so oft zu wiederholen, dass sie irgendwann instinktiv ablaufen. Das ist vor allem in Stresssituationen wichtig. Denn dann fällt dir, sobald du merkst, dass du in einen aktivierten Zustand hineinzurutschen drohst, garantiert eine der Übungen ein, die du schon oft praktiziert hast. Und auf die kannst du leichter zugreifen als auf Übungen, von denen du nur in groben Zügen weißt, wie sie funktionieren. Das bedeutet natürlich nicht, dass du nicht alle in diesem Buch beschriebenen Strategien und Tools erlernen und in Zukunft sogar noch weitere Hilfsmittel in deinen »Werkzeugkasten« integrieren kannst. Für den Anfang könntest du mir aber einfach glauben, wenn ich sage, dass weniger mehr ist.

Im Gegensatz zu äußeren Hilfsmitteln, von denen du vielleicht durch Freundinnen, Altersgenossen oder Mitglieder deiner Community erfährst, handelt es sich bei den Tools, die ich dir in den nächsten Kapiteln vorstellen möchte, um *innere* Mechanismen, die du jederzeit und überall nutzen kannst, um dein Nervensystem unter Kontrolle zu bringen und zu regulieren. Diese Tools gehören zu der Methode, mit der du dein Gehirn-Körper-System trainieren und deinen Gesundheitszustand von Grund auf verbessern kannst, indem du dein Nervensystem resettest.

Meisterhafte Regulation und Resilienz können wir nur mithilfe von Strategien erreichen, die konkrete, spürbare Ergebnisse liefern. Wie du weißt, ist dein Nervensystem untrennbar mit deinen körperlichen Empfindungen und deinen Beschwerden verbunden. Wenn du also durch eine Dysregulation aus deinem natürlichen Sollwertbereich herausgerissen wirst, brauchst du dringend Hilfsmittel, mit deren Hilfe du etwas an diesen Empfindungen ändern und Körpersignale aussenden kannst, um dein System zu beruhigen. Nur so kannst du dich wieder in dein Toleranzfenster zurückbringen.

BIOPLASTIZITÄTSTOOLS

Viele Tools, die wir nutzen, um wieder in unser Toleranzfenster zurückzukehren, bestehen darin, auf physischem Weg bestimmte Reaktionen in unserem Gehirn-Körper-System hervorzurufen. *Bioplastizitätstools* ist ein Oberbegriff für Strategien, die Körper und Gehirn als eng vernetztes System mit einbeziehen, um so dauerhafte Veränderungen zu bewirken. Wie wir bereits besprochen haben, bezieht sich der Begriff »Neuroplastizität« lediglich auf die Veränderlichkeit unserer Neuronen. Doch wie wir unter anderem am Beispiel unseres Immun-, Hormon-, Verdauungs- und Herz-Kreislauf-Systems festgestellt haben, verändert sich noch sehr viel mehr, wenn wir unseren Sollwertbereich neu kalibrieren. Es sind also mehr als rein körperbezogene Strategien. Wenn wir die Signale, die von oben nach unten (also vom Gehirn zum Körper) fließen, nicht berücksichtigen, entgehen uns der große Zusammenhang beim Reset unseres Nervensystems und die Art und Weise, wie unser implizites Gedächtnissystem sich dadurch verändert. Wir haben ja auch mithilfe des interozeptiven Netzwerks erfahren, dass sich unsere Gedanken, Vorstellungen und Überzeugungen darauf auswirken, wie wir Emotionen und physische Schmerzen erleben.

Diese Werkzeuge und Strategien dienen dazu, unserem Gehirn »von unten nach oben« (also vom Körper her) Sicherheitssignale zu senden. Damit trainieren wir unseren Körper *und* unser Gehirn darauf, angemessen auf Situationen zu reagieren. Zusätzlich zu dem Interozeptionstraining, das du automatisch immer dann praktizierst, wenn du auf deine Körpersignale achtest, wirst du in diesem zweiten Teil des Buches auch Übungen erlernen, die in die folgenden vier Kategorien fallen:

1. Atmung

2. Körperhaltung

3. Containment (Klopfen oder Berührungen)

4. Co-Regulation

Während du diese Übungen durcharbeitest, solltest du daran denken, dass es kein Patentrezept gibt, das sich für alle Menschen eignet. Ganz im Gegenteil: Die Übung, die eine Freundin von dir aus ihrer schlechten Stimmung herausreißt, hat auf dich vielleicht eine ganz andere Wirkung. Verschiedene Lebensphasen versetzen uns in unterschiedliche Zustände. Wenn du zum Beispiel gerade eine Scheidung durchmachst, kann es sein, dass du in einem dorsal-vagalen Zustand lange Zeit trauerst, »dichtmachst« und dich von Gott und der Welt verlassen fühlst. Es kann aber auch sein, dass du mit heftiger Wut oder starken Angstzuständen auf diese Situation reagierst. Vielleicht schwankst du auch zwischen beiden Zuständen hin und her. In einer solchen Situation kann es passieren, dass eine Bewältigungsstrategie, die vielleicht beruhigend auf dich gewirkt hat, als du noch ganz jung warst, dir jetzt nicht mehr hilft. Wenn du eine Übung ausprobierst und feststellst, dass sie dir in deiner jetzigen Situation nicht viel bringt, solltest du sie trotzdem nicht als völlig nutzlos abtun. Behalte sie einfach im Hinterkopf und schau sie dir ab und zu wieder an – vor allem, wenn deine jetzigen Strategien nicht mehr funktionieren. Denn in ein paar Jahren oder vielleicht sogar Jahrzehnten könnte dieses Tool das einzige sein, was dir hilft.

Jeder Mensch reagiert anders, wenn er die Grenzen seines Toleranzfensters überschreitet. Manche setzen dann unwillkürlich bestimmte physische Bewältigungsmechanismen ein, ohne dass ihnen überhaupt bewusst ist, was sie da tun. Bei Sorgen reibst du vielleicht mit den Händen an deinen Oberschenkeln entlang oder verspürst plötzlich einen unwiderstehlichen Drang, joggen zu gehen. Oder vielleicht knackst du mit den Fingerknöcheln oder spielst mit deiner Halskette herum, wenn du nervös bist. Diese physischen Verhaltensweisen sind deine individuellen Strategien zur Beruhigung deines Nervensystems.

Wenn wir die folgenden Übungen nun gemeinsam durchgehen und deine Reaktionen darauf auswerten, wirst du wahrscheinlich ein paar wichtige Bioplastizitätstools entdecken, die du in deinen ganz persönlichen Werkzeugkasten für den Neustart deines Nervensystems einbauen kannst. Je öfter du diese Tools anwendest, umso mehr werden sie dir in Fleisch und Blut übergehen. Und je mehr sie dir zur Gewohnheit werden, umso resilienter und zentrierter wirst du.

1. Atemübung zur Unterstützung deines Nervensystems

Bitte beachten: Falls du an einer Atemwegs- oder Herz-Kreislauf-Erkrankung leidest, solltest du vorher einen Arzt fragen, ob Atemtechniken als Hilfsmittel für den Neustart deines Nervensystems geeignet für dich sind.

Wenn wir bewusst etwas an unserer Atmung ändern, dann verändern sich dadurch auch die Signale, die vom Atmungssystem an unser Gehirn gesendet werden. Das beeinflusst die Gehirnregionen, die für unsere Emotionen, unsere Gedanken, ja, sogar für unser Verhalten zuständig sind. Mehrere wissenschaftliche Untersuchungen deuten darauf hin, dass sich dadurch auch die elektrische Aktivität im Gehirn verändern kann. Langsames Atmen führt beispielsweise zu einer Synchronisierung unserer Gehirnwellen, wodurch es wiederum zu einer Integration verschiedener Hirnregionen kommt, sodass diese effektiver miteinander kommunizieren können.[146]

Wir wissen auch, dass unser Herzschlag sich beim Einatmen beschleunigt und beim Ausatmen wieder verlangsamt. Durch bestimmte Atemmuster können wir also auch Signale vom Herzen ans Gehirn senden und ihm mitteilen, dass es uns gut geht und wir nicht in Gefahr sind. Wenn wir unsere Herzfrequenzvariabilität mithilfe der Methoden erhöhen, die du in diesem Buch erlernen wirst, können wir in unser Toleranzfenster zurückkehren. Die bewusste Veränderung unserer Atmung kann also einen großen Beitrag dazu leisten, die so wichtige Vagusbremse zu stärken und unsere vagale Effizienz zu verbessern.

Obwohl das normalerweise unbewusst geschieht, verbessern sich unsere Herzfrequenzvariabilität und unser Vagotonus, wenn wir etwas an unserer Atmung verändern, um unser Nervensystem hoch- oder runterzuregulieren. Außerdem kann uns diese Strategie in Zeiten von akutem oder chronischem Stress wieder in unser Toleranzfenster zurückbringen oder uns dabei helfen, Energie zu mobilisieren, wenn wir unter Leistungsdruck stehen. Wissenschaftliche Untersuchungen zeigen, dass Stress, Angstzustände, Ärger und Depressionen abnehmen können, wenn wir jeden Tag Atemübungen machen, die unsere Herzfrequenzvariabilität erhöhen.[147]

Durch gezielte Veränderungen unserer Atmung senden wir Signale vom Körper zum Gehirn, um unser Denk- und unser Überlebensgehirn miteinander zu verbinden und auf diese Weise wieder in einen regulierten Zustand zurückzukommen. Dadurch, dass wir Rhythmus und Tempo unserer Atmung und das Verhältnis der Dauer von Ein- und Ausatmung verändern, aktivieren wir die vagalen Nervenbahnen, die unseren Herzschlag und die Nachrichten beeinflussen, die vom Körper ans Gehirn gesendet werden. Dadurch können wir unsere psychische Verfassung positiv beeinflussen, sodass sich Symptome der Angst, Depression und der posttraumatischen Belastungsstörung, die mit unserer Herzfrequenz zusammenhängen, bessern.

Normalerweise gelten dabei folgende Prinzipien:

- Durch langsameres Atmen mit verlängerter Ausatmung erhöht sich die vagale Aktivität und kann uns wieder in unser Toleranzfenster zurückbringen. Eine gleich lange Ein- und Ausatmung (wie zu Beginn der 2:1-Atemübung auf Seite 340) trägt zur Aufrechterhaltung unseres autonomen Gleichgewichts bei.
- Schnelles, unregelmäßiges Atmen mit scharfer Ein- oder Ausatmung erhöht die Sympathikusaktivität und kann uns entweder aus dem dorsal-vagalen Zustand in unser Toleranzfenster zurückbringen oder mehr heiße Sympathikusenergie erzeugen, die uns – sofern sie von der Vagusbremse in Grenzen gehalten wird – Konzentration, Kraft und innere Klarheit verleiht.

Traumasensible Atemübungen

Bevor wir uns auf verkörperte und erfahrungsbasierte Lernprozesse einlassen (von denen wir wissen, dass sie für die Transformation unseres Nervensystems unerlässlich sind), müssen wir uns zunächst einmal über die Zusammenhänge zwischen Atmung und Trauma klar werden. So können wir eher entscheiden, ob Atemübungen die besten Bewältigungsstrategien für uns sind, wenn unser Nervensystem extrem dysreguliert ist.

Wahrscheinlich hast du auch schon einmal Posts in den sozialen Medien gelesen, in denen behauptet wird, dass man einfach nur seine Atmung zu verlangsamen braucht, um sein Nervensystem zu beruhigen. Dies ist ein sehr beliebter Ratschlag. Und wenn du zehn Leute auf der Straße fragst, wie man innerlich am besten zur Ruhe kommt, werden die meisten dir wahrscheinlich irgendeine Variante von »still sitzen und langsam und tief durchatmen« empfehlen.

Das liegt wahrscheinlich daran, dass man vielen von uns schon als Kindern beigebracht hat, langsames Atmen sei der beste Weg, um uns wieder zu beruhigen, wenn wir geweint haben oder aufgeregt waren. Langsames, tiefes Atmen und die Konzentration auf unsere Atmung können uns in manchen Situationen zwar tatsächlich wieder in einen regulierten Zustand zurückbringen, doch das ist kein Allheilmittel für alle Zustände unseres Nervensystems oder für alle Menschen - vor allem, wenn ...

- ... **wir bereits in einem kalten Zustand feststecken:** Wenn unsere Körpersysteme ohnehin schon langsamer arbeiten als sonst, wird es uns nicht in unsere Mitte zurückbringen, wenn wir still sitzen und so atmen, dass unser Herzschlag sich dadurch verlangsamt. Ganz im Gegenteil: Das könnte uns sogar noch tiefer in diesen kalten Zustand hineinziehen, vor allem, wenn wir die Phase der Ausatmung länger ausdehnen als die Phase der Einatmung. In so einem Fall ist eine aktivierende, hochregulierende Atemübung besser dazu geeignet, uns in unser Toleranzfenster zurückzubringen.
- ... **unsere Atmung beeinträchtigt ist:** Durch Krankheiten wie die chronisch obstruktive Lungenerkrankung (COPD), Asthma, Long Covid oder andere Atemwegserkrankungen kann die Regulation unserer Atmung sehr erschwert sein. In

solchen Fällen kann der Versuch, unsere Atmung zu regulieren, Panikreaktionen auslösen, sodass solche Patientinnen und Patienten wahrscheinlich lieber zu einer anderen Strategie greifen sollten.

- … **wir an einem unverarbeiteten Trauma leiden:** Wenn dieses negative Ereignis aus unserer Vergangenheit dazu geführt hat, dass wir manchmal hyperventilieren oder nicht mehr richtig atmen können, kann eine Atemübung uns überfordern und womöglich sogar Flashbacks hervorrufen.
- … **wir unter chronischen Schmerzen leiden:** Je nachdem, wo unsere Schmerzen lokalisiert sind und wie unsere Atmung sich darauf auswirkt, können Atemübungen uns noch tiefer in einen kalten Zustand hineintreiben und unsere Schmerzen sogar verschlimmern. In solchen Fällen ist es wichtig, nach interozeptiven Hinweisen Ausschau zu halten, die uns zeigen, wie unsere Atmung sich auf unser Gehirn auswirkt. Aufgrund dieser Information können wir dann entscheiden, ob wir mit diesen Übungen weitermachen oder es lieber mit etwas anderem versuchen sollen.
- … **wir aufgewühlt und in Panik sind:** Solche Übungen können uns zwar beruhigen, wenn wir aufgeregt sind, doch wenn wir ohnehin schon zu schnell atmen und unter Kurzatmigkeit leiden, könnte die Konzentration auf unsere Atmung unserem Überlebensgehirn Gefahr signalisieren und unsere panische Angst sogar noch verschlimmern. Und das ist genau das Gegenteil von dem, was wir wollen.

2. Körperhaltung

Weiter oben sind wir darauf eingegangen, wie das propriozeptive System (unser sechster Sinn) uns hilft, Gefahren zu vermeiden, indem es uns im Gleichgewicht hält und im Raum orientiert. Genau wie unsere anderen Systeme kann es jedoch auch »falsche« Lektionen erlernen, die zu einer fehlerhaften Neurozeption führen. Vor allem Erinnerungen oder Erfahrungen, die wir aus unserem Bewusstsein verdrängt haben, können in unseren reflexartigen Körperhaltungen und Bewegungsmustern abgespeichert werden. Zur Erinnerung: Hier geht es nicht um unsere Körperhaltung im Sinne von geradem Rücken und zurückgenommenen Schultern, sondern um die Art und Weise, wie unser Körper sich reflexartig strafft oder in sich zusammensackt, wenn wir mit widrigen Umständen konfrontiert werden. Man könnte auch sagen: wie unser Körper sich als Reaktion auf Trauma und Stress bewegt – vor allem dann, wenn uns das gar nicht bewusst ist.

Nehmen wir zum Beispiel Lisa, die wir auf Seite 28 kennengelernt haben: Ihr Körper hat gelernt, sich anzuspannen und eine gekrümmte Schutzhaltung einzunehmen, wenn sie einen bestimmten Typ Mann sieht. Die Geschichte, die ihr Körper schon seit der Kindheit mit sich herumträgt, wirkte sich auch im Erwachsenenalter auf ihren Körper und ihre Psyche aus, ohne dass sie sich dessen bewusst war.

Wenn wir lernen, die Sprache unseres Körpers zu verstehen, indem wir unser propriozeptives System aktivieren und auf seine Beziehung zu unserer Körperhaltung achten, können wir herausfinden, was dieses System auf implizitem Weg gelernt hat und wie es die Vorhersagen unseres Gehirns beeinflusst. Einige Tools, die wir in diesem Buch erlernen werden, hängen mit unserer Körperhaltung zusammen; denn unsere Haltung kann nicht nur unsere Gedanken, sondern auch unsere emotionale und psychische Gesundheit beeinflussen.

Wenn du noch keine Erfahrungen mit Körperhaltungsübungen gemacht hast, wirst du vielleicht darüber staunen, wie wirksam sie sein können. Doch wenn du dir die vier Netzwerke ins Gedächtnis zurückrufst, die Informationen für unser Gehirn sammeln, erinnerst du dich sicherlich auch noch daran, dass zwei davon (nämlich das propriozeptive und das vestibuläre System) ständig Informationen darüber an unser Gehirn senden, inwieweit wir im Gleichgewicht sind und wo sich unsere verschiedenen Körperteile im Raum befinden. Unsere Körperhaltung und der Grad unserer Anspannung oder Entspannung fließt ebenfalls in die Botschaften ein, die unser Gehirn darüber empfängt, wie sicher oder bedroht wir sind. Indem wir unsere Körperhaltung bewusst wahrnehmen und unserem Gehirn dann mit unserer Haltung und unseren Bewegungen gezielt Sicherheitssignale übermitteln, können wir mehr Resilienz aufbauen, unsere Selbstregulationsfähigkeit stärken und anfangen, uns selbst aus einer ganzheitlichen Perspektive zu betrachten (und zu heilen).

3. Containment (Klopfen oder Berührungen)

Mithilfe von Containment-Strategien können wir uns mit dem jetzigen Augenblick und mit unserem Körper wieder verbinden – vor allem dann, wenn wir in einem kälteren Zustand feststecken, in dem wir uns von unserer Umgebung und unseren Mitmenschen abgekoppelt fühlen, oder wenn wir in einer Grübelschleife gefangen sind. Solche Strategien beruhen auf der Vorstellung, dass unser Körper ein Behältnis ist, das alles in sich aufnimmt und aufbewahrt, was wir erleben und erfahren – einschließlich unserer Gefühle, Gedanken, Empfindungen, Erinnerungen, ja sogar unserer Hoffnungen und Träume. Durch die Klopftechnik oder eine andere Form der Berührung erhält unser Gehirn einen stärkeren sensorischen Input, wodurch wir dieses physische Behältnis wieder spüren und mit ihm in Verbindung treten.

Das Berühren oder Klopfen bestimmter Körperteile lenkt unseren Fokus weg von den rasenden Gedanken und Sorgen in unserem Kopf – und hin zu den körperlichen Empfindungen, die wir gerade erleben. Genauso wie ein verängstigtes Baby sich durch »Pucken« (festes Einwickeln) beruhigen lässt, kann eine enge Selbstumarmung dir ein Gefühl der Sicherheit vermitteln. Sie erinnert dein Gehirn daran, dass keine Gefahr besteht, und hilft, es in der Sicherheit des jetzigen Augenblicks zu verankern, derweil dein Nervensystem sich wieder reguliert. Außerdem tragen Klopfen und Berührungen dazu bei, wichtige Hirnregionen wie beispielsweise die Insula und das Broca-Areal »online« zu halten, wenn wir in die Dissoziation abdriften.

4. Co-Regulation

Die Co-Regulation (siehe Seite 195) ist ein sehr wirksames Tool, das so gut wie gar kein bewusstes Nachdenken erfordert. Uns in der Nähe von Menschen (oder sogar Tieren) aufzuhalten, die sich in einem ruhigen Zustand befinden, ist eine Methode, mit der wir unser Überlebensgehirn sehr rasch beeinflussen können, ohne unser kognitives Denkgehirn einschalten zu müssen. Solche Signale umgehen nämlich das Denkgehirn und ermöglichen uns selbst dann, unsere Emotionen zu regulieren, wenn wir gestresst oder überfordert oder unsere Gedanken wirr und chaotisch sind.

Nimmt unser Überlebensgehirn Sicherheitssignale von den Menschen in unserer Umgebung auf, können wir schnell in unser Toleranzfenster zurückfinden, ähnlich wie wilde Herdentiere. Wie bei einer Antilope, die einem Löwen entkommen ist und wieder zu ihrer Herde zurückkehrt; die ruhige Energie der Herde wird ihre Emotionen so weit regulieren, dass sie aus dem Überlebensmodus herauskommt und weitergrasen kann.[148]

DAS RICHTIGE TOOL FÜR DIE RICHTIGE SITUATION FINDEN

Du weißt jetzt, wie wichtig es ist, das richtige Tool für den aktuellen Zustand deines Nervensystems zu finden. Mit den zwei Schritten, die ich nun beschreiben werde, findest du den richtigen Einstieg dazu.

Schritt 1: Werde dir darüber klar, in welchem Zustand sich dein Körper befindet

Miss deine Temperatur

Da du dir keine wirksame Behandlung verordnen kannst, solange du nicht weißt, *was* behandelt werden soll, besteht deine erste Aufgabe darin, herauszufinden, in welchem Zustand du dich gerade befindest, indem du dich mithilfe deiner Interozeptionsfähigkeiten auf deine inneren Empfindungen und Signale einstimmst. Ohne die wichtigen Informationen, die wir in solchen Augenblicken des In-uns-Hineinhörens sammeln, kann es passieren, dass wir die falsche Strategie wählen und es uns am Ende noch schlechter geht.

Jeder Mensch muss seine eigenen Interozeptionspraktiken entwickeln und sie sich zur Gewohnheit machen. Ich selbst habe meine inzwischen so sehr in meinen Tagesablauf integriert, dass sie mir genauso selbstverständlich von der Hand gehen wie Zähneputzen. Während ich mich morgens für den Tag fertig mache und mir das Gesicht wasche, mache ich automatisch eine Bestandsaufnahme meiner Gefühle und beobachte alle Gedanken und Empfindungen, die in mir aufsteigen.

Alles in allem dauert es wahrscheinlich nicht mal eine Minute, darauf zu hören, was mein Körper mir sagt. Doch wenn ich ein paarmal am Tag in mich hineinhöre, ist mir das eine große Hilfe dabei, dysregulierte Zustände von vornherein im Keim zu ersticken. Wenn mir beispielsweise auffällt, dass ich müde bin, obwohl ich in der Nacht davor viel geschlafen habe, mache ich in der Mittagspause einen flotten Spaziergang oder rufe eine Freundin an, weil ich weiß, dass beides meine Stimmung hebt und mir wieder neue Energie liefert.

Dadurch, dass ich auf diese Weise regelmäßig meine »Temperatur« messe, habe ich auch ein viel feineres Gespür dafür entwickelt, wann ich anfange, mich aktiviert zu fühlen. Und statt zuzulassen, dass ich innerlich angespannt oder reizbar werde (so wie ich es früher getan hätte), greife ich dann zu einer Regulationsstrategie, die mich in den jetzigen Augenblick zurückholt. Diese Strategien habe ich inzwischen schon so oft eingesetzt, dass ich sie mittlerweile beinahe instinktiv anwende – denn mein Gehirn hat diese Gefühle der inneren Anspannung und Angst im Lauf der Zeit mit dem Einsatz beruhigender Bewältigungsmechanismen verknüpft. Fällt mir während eines stressigen Meetings beispielsweise auf, dass ich meine Schultern ein bisschen hochgezogen habe, steuere ich sofort dagegen. Vielleicht lasse ich meine Wirbelsäule dann locker und entspannt an die Stuhllehne zurücksinken und höre anschließend in mich hinein, um herauszufinden, wie mein Rücken sich jetzt anfühlt. Oder ich konzentriere mich darauf, den festen Boden unter meinen Füßen zu spüren.

Niemandem, der sich im selben Zimmer aufhält wie ich, fallen diese kleinen, kaum wahrnehmbaren Korrekturmaßnahmen auf – und doch haben sie einen durchschlagenden Effekt. Indem ich meinen Fokus auch nur ein paar Sekunden lang auf *exterozep-*

tive Sinneseindrücke richte, verflüchtigt sich die Spannung in meinem Körper oft so schlagartig, dass ich wieder in mein Toleranzfenster zurückkehren und klarer denken kann. Wenn wir neue Reaktionen auf Stressoren erlernen und diese sich fest in unser Inneres einprogrammieren, können wir uns (zumindest sehr oft) wieder fangen, bevor wir zu weit aus unserem Toleranzfenster hinausgeraten. Das ist das Schöne am Training unseres Nervensystems.

Emotionale Granularität entwickeln

Wir können die Signale unseres Körpers und Gehirns beeinflussen, indem wir unsere sogenannte »interozeptive selektive Aufmerksamkeit« einsetzen – ein komplizierter wissenschaftlicher Fachbegriff dafür, dass wir nicht einfach nur auf unsere Körpersignale achten, sondern diese auch genauer und differenzierter wahrnehmen als bisher. Das hängt mit der bereits erwähnten Spezifität zusammen: Wenn wir unsere körperlichen Empfindungen differenzierter wahrnehmen, können wir sie von den allgemeineren Gefühlen oder Gedanken entkoppeln, die uns vielleicht gerade überwältigen. Dadurch kann sich das interozeptive Netzwerk in unserem Gehirn – vor allem zwischen Insula und Amygdala (siehe Seite 119) – verändern.

Man weiß, dass es mindestens zwei verschiedene Körpersignale braucht, um eine Emotion zu erzeugen. Deshalb ist es wichtig, uns klarzumachen, dass unser interozeptives Bewusstsein sich nicht auf die bewusste Wahrnehmung dieser Signale und Empfindungen beschränkt – wir müssen sie auch *beschreiben* können. Du musst sie aber nicht deinen Mitmenschen erklären, du solltest nur in der Lage sein, für dich selbst deine Empfindungen genau und in allen Details zu interpretieren, damit du deine Gefühle und die Reaktionen deines Nervensystems selbst regulieren und aktiv steuern kannst.

Wenn du beispielsweise sagst, dass du dich »unwohl« fühlst, ist das eine sehr vage, weit gefasste Beschreibung. Wenn du ein bisschen genauer hinschaust, wird dir vielleicht klar, aus welchen Signalen dieses Gefühl sich zusammensetzt: Vielleicht ist deine Bauchdecke angespannt, du spürst ein Gluckern im Magen oder hast das Gefühl, dass dir die Galle im Hals hochsteigt. Vielleicht fühlt sich auch deine Haut kalt und feucht an, oder deine Knochen schmerzen.

Wenn du sagst, dass du Hunger hast, spürst du möglicherweise ebenfalls ein Gluckern im Magen, oder deine Bauchdecke kommt dir hart und verspannt vor. Diesmal aber fühlen sich diese Empfindungen ganz anders an als vorhin. Vielleicht fällt dir auch auf, dass deine Muskeln und dein Körper sich anspannen, weil dich allmählich ein Gefühl des »Hungrig- und Grantigseins« überkommt.

Um diese Präzision zu üben, solltest du dir angewöhnen, deine Gefühle und Empfindungen nicht nur mit einem einzigen Wort zu beschreiben. Wenn du beispielsweise »Angst hast«, dann versuche, sämtliche Körpersignale aufzuzählen, die zu diesem Gefühl beitragen. Vielleicht fällt dir dabei auf, dass du einen Kloß im Hals hast oder dass deine Atmung flach ist und du ein Engegefühl in der Brust verspürst.

Diese Detailgenauigkeit kann uns sehr viel bringen. Um das zu veranschaulichen, wollen wir uns nun einmal zwei Beispiele dazu anschauen:

1. Nach einem Abendessen mit einer Freundin fühlst du dich irgendwie »unwohl«, weißt aber nicht genau, warum. Da du nichts Näheres darüber sagen kannst, schiebst du es einfach auf eine komische Stimmung und denkst nicht weiter darüber nach, obwohl das ungute Gefühl nicht nachlässt. Ein paar Tage später stellst du fest, dass deine Freundin nicht auf deine SMS geantwortet hat, und das beunruhigt dich. Du machst dir Sor-

gen, dass du etwas falsch gemacht haben könntest, und weißt nicht, was du jetzt tun sollst.

2. Nach einem Abendessen mit einer Freundin hast du ein schlechtes Gewissen. Du erkennst dieses Gefühl sofort, weil dir die körperlichen Empfindungen vertraut sind, die du bei Schuldgefühlen normalerweise verspürst – gerötetes Gesicht, schweißnasse Hände. Als du über die Gründe für dieses Gefühl nachdenkst, wird dir klar, dass du irgendetwas Verletzendes gesagt und deine Freundin damit gekränkt hast. Wieder zu Hause angekommen, rufst du sie an und entschuldigst dich dafür. Sie akzeptiert deine Entschuldigung, und ihr unterhaltet euch noch ein paar Minuten lang am Telefon. Danach bist du erleichtert; dein schlechtes Gewissen lässt nach und verschwindet schließlich ganz. Du befindest dich wieder in einem regulierten Zustand und hast mit deinem Verhalten außerdem dafür gesorgt, dass deine Freundin sich nicht mehr über dich ärgert – es ist jetzt Schnee von gestern.

Im zweiten Fallbeispiel hast du deine Gefühle genau analysiert und definiert und konntest daher gut mit der Situation umgehen. Unsere Körpersignale sind die Bausteine unserer emotionalen Detailgenauigkeit – also der Fähigkeit, Emotionen präzise und kontextspezifisch zu erleben. Dank dieser Fähigkeit können wir erkennen, in welchem Zustand unser Nervensystem gerade ist und was uns dazu bewegt, auf bestimmt Weise zu reagieren.

Für diese Fähigkeit, unser emotionales Erleben genau zu erfassen, hat die Neurowissenschaftlerin und Psychologin Lisa Feldman Barrett den Begriff *emotionale Granularität* geprägt. Emotionale Granularität ist die Fähigkeit, spezifische Emotionen zu verstehen und voneinander zu unterscheiden. Menschen mit stark ausgeprägter emotionaler Granularität können Stress und andere negative Emotionen besser regulieren und bewältigen, während es Menschen mit schwach ausgeprägter emotionaler Granularität nicht so gut gelingt, ihre negativen Emotionen herunterzuregulieren.[149] Emotionale Differenzierung führt dazu, dass wir uns selbst besser verstehen und Herausforderungen auf differenziertere Art und Weise bewältigen.

Manche Menschen haben eine natürliche Begabung für diesen deskriptiven Prozess, während andere ihre Emotionen in allgemeinere Worte fassen. Zum Beispiel greifen viele Menschen bei der Beschreibung ihrer emotionalen Verfassung zu ziemlich vagen Begriffen – sie wählen Formulierungen wie »Ich bin gestresst«, »Ich bin so wütend« oder »Das macht mich traurig«. Das sind zwar hilfreiche Ausgangspunkte für eine Schilderung unserer Gefühle, doch je genauer wir uns ausdrücken können, umso leichter fällt es uns, unsere Gefühle zu regulieren, statt einfach nur auf sie zu *reagieren*. Wenn wir ein vages Gefühl wie beispielsweise Wut näher unter die Lupe nehmen, werden wir wahrscheinlich feststellen, dass wir bei den verschiedensten Anlässen oder Situationen »wütend« werden.

Manchmal überdeckt diese Wut (die eher eine heiße Reaktion ist) vielleicht Gefühle der Peinlichkeit oder Scham oder des Schmerzes (die uns überkommen, wenn wir uns in einem kälteren Zustand befinden). Es ist wichtig, diese »Wut« von einer anderen Art von Wut zu unterscheiden, die wir beispielsweise empfinden, wenn jemand unser Auto aufbricht. Denn wenn wir versuchen, mit Schamgefühlen genauso umzugehen wie mit einem Gefühl der Verärgerung, wird unsere Reaktion nicht der Situation angemessen sein, und unser Nervensystem wird dadurch nicht zur Ruhe kommen. Emotionen sind dazu da, besser entscheiden zu können, welcher nächste Schritt in unserer jeweiligen Situation wohl am klügsten wäre. Und je besser wir unsere Emotionen verstehen, umso leichter können wir uns unsere Bedürfnisse erfüllen und selbstbewusste Entscheidungen treffen. So kommen wir auf einen positiven Weg, auf dem wir uns stark und handlungs-

Das Emotionsrad

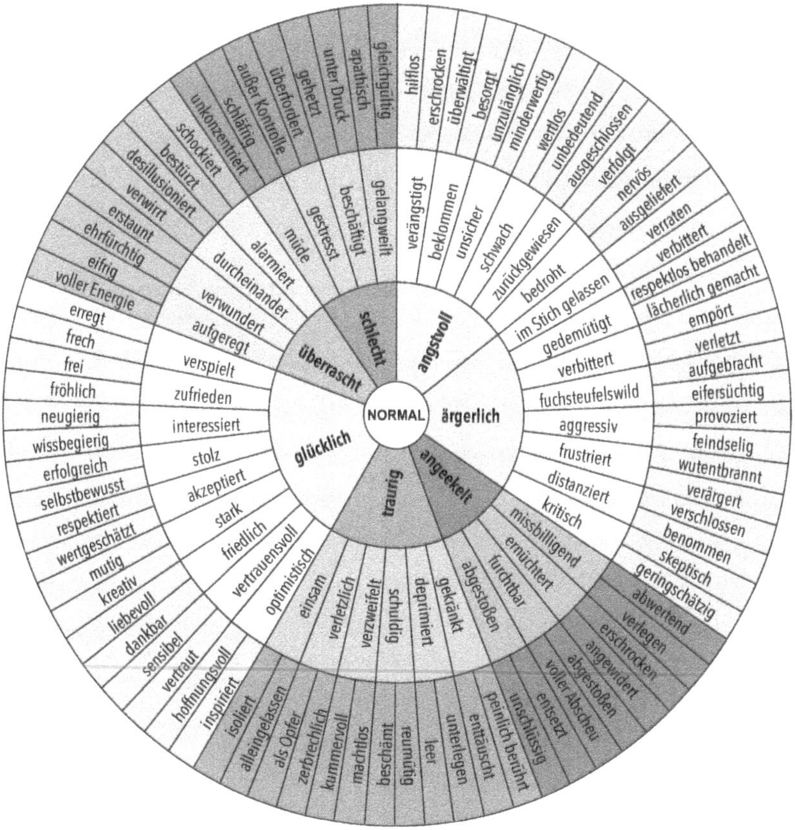

fähig fühlen – und das ist genau das Gegenteil von dem, was wir in einem dysregulierten Zustand empfinden.

Das nächste Mal, wenn du ein unangenehmes oder schmerzhaftes Gefühl verspürst, kannst du mithilfe dieses Emotionsrads genauer definieren, was du gerade empfindest. Bist du zum Beispiel in gedrückter Stimmung, dann höre noch ein bisschen tiefer in dich hinein: Fühlst du dich gelangweilt, gestresst oder müde, oder belastet es dich, dass du zu viel zu tun hast? Sobald du dir über dieses nächste Gefühl klar geworden bist, kannst du noch ein bisschen nachbohren. Wenn du zum Beispiel »gelangweilt« sagst, fühlst du dich dann eher desinteressiert oder gleichgültig? Oder wenn du »einsam« sagst, fühlst du dich dann isoliert oder verlassen?

Übung: Erst fühlen, dann interpretieren

1. Beschreibe, wie du dich fühlst

Hier kommt eine meiner Lieblingsübungen zur Verbesserung der interozeptiven Präzision. Sie ist einfach, aber ungeheuer wirksam – man braucht schon ein bisschen Praxis, um diese Detailgenauigkeit zu entwickeln, doch wie jede andere Fähigkeit lässt sich auch diese lernen.

Schreibe zunächst einmal in dein Notizbuch oder Tagebuch, wie du dich fühlst, *ohne* dafür Wörter zu verwenden, die Emotionen beschreiben. Nimm dir Zeit und versuche zu schildern, wie du dich fühlst, indem du stattdessen deine körperlichen Empfindungen benennst.

Wenn du dich zum Beispiel müde fühlst, dann schreibe bitte nicht dieses Wort auf, sondern versuche, diejenigen Teile deines Körpers zu benennen, die dir Signale senden, die du als Müdigkeit interpretierst. Fallen dir die Augen zu, fühlt sich dein Körper schwer an, oder musst du dauernd gähnen? Dann schreib das auf.

2. Identifiziere deine Gefühle

Sobald du festgestellt hast, welche Signale dein Körper aussendet, lies dir die Liste der Körperteile und -regionen, die du in Schritt 1 aufgestellt hast, noch einmal durch und nutze diese Wörter als Anhaltspunkte, um dir über deine Emotionen klar zu werden. Wenn du ein Engegefühl in Hals und Brustkorb verspürst und deine Hände sich klamm anfühlen - was für eine Emotion verbindest du normalerweise mit solchen Empfindungen? Entspricht diese Emotion dem Gefühl, das du gerade hast?

Erst dann solltest du dir die Frage beantworten: *Für welche Emotion steht diese körperliche Empfindung?*

Schritt 2: Werde dir darüber klar, in welchem Zustand sich dein Nervensystem gerade befindet (Interozeption)

Wenn wir uns auf die Empfindungen unseres Körpers einstimmen, können wir aus dem *Vorhersagemodus* in den *gegenwärtigen Augenblick* kommen. Das ist eine der besten Möglichkeiten, um unser Interozeptionssystem zu trainieren, unsere Emotionen zu regulieren und die Kapazitäten unseres Nervensystems aufzubauen. Da selbst komplexe Emotionen zunächst einmal als Körperempfindungen beginnen, besteht die beste Strategie gegen Stress darin, unsere Aufmerksamkeit auf diese Empfindungen zu richten und dann darauf zu achten, wie sie sich verändern.[150] Durch unsere bisherigen Erfahrungen ist unser Gehirn-Körper-System darauf trainiert worden, bestimmte Körperempfindungen mit bestimmten impliziten Erinnerungen, Gedanken und Geschichten in Verbindung zu bringen. Wenn wir diese Verknüpfungen auflösen, können wir unsere körperlichen Empfindungen objektiver betrachten, hoch aufgeladene Emotionen und körperliche Schmerzen auflösen und dazu beitragen, dass sie sich in einem fließenden, nahtlosen Übergang in Gefühle umwandeln, die auf Körperempfindungen beruhen.

Zunächst einmal musst du dir darüber klar werden, in was für einem Zustand dein Nervensystem sich gerade befindet, um die dazu passende Interozeptionsübung zu finden. Als Gedächtnisstütze (um dich daran zu erinnern, wie dieser Zustand sich bei dir anfühlt) kannst du dir die Landkarte aus Kapitel 7 und deine Notizen dazu anschauen.

Wie ich schon mehrfach betont habe, liebt unser Nervensystem Wahlmöglichkeiten. Wenn du dir deine Strategien und Tools also selbst aussuchen kannst, wird es dir viel leichter fallen, dich wieder in einen regulierten Zustand zurückzubringen. »Wenn ... dann ...«-Aussagen können dabei sehr hilfreich sein.

Bevor du die unten stehenden Interozeptionsübungen ausprobierst, könntest du dir zum Beispiel Folgendes sagen:

- Wenn *ich mich von diesen Interozeptionspraktiken überwältigt oder überfordert fühle,* dann *werde ich die Augen aufschlagen.*
- Wenn *ich mich dabei unruhig, vage oder von meinem Körper abgekoppelt fühle,* dann *werde ich aufstehen und mich ein bisschen bewegen.*
- Wenn *ich merke, dass meine Ängste sich dadurch verschlimmern,* dann *werde ich mit diesen Übungen aufhören und stattdessen eine Exterozeptionsübung machen.*

Schreibe nun bitte ein paar eigene »Wenn ... dann ...«-Aussagen in dein Notizbuch oder Tagebuch, die du bei den Übungen beherzigen möchtest, um dein Nervensystem wieder unter Kontrolle zu bekommen.

Solltest du, während du interozeptive Selbstwahrnehmungstechniken praktizierst, merken, dass du dadurch noch tiefer in einen dysregulierten Zustand hineingerätst, kannst du dein Training wie oben beschrieben adaptieren, indem du dich mithilfe der in den vorigen Kapiteln empfohlenen Strategien erdest und dich dabei zusätzlich von der Dynamik der Co-Regulation unterstützen lässt.

Übung: Stimm dich auf deinen zu heißen Zustand ein

1. Mach es dir bequem

Nimm zunächst eine bequeme Sitzposition ein. Du kannst dabei die Augen schließen oder deinen Blick »unscharf« stellen, um deine Aufmerksamkeit nach innen zu lenken. Verfolge deine Atemzüge bis in den Brustkorb hinein und lass deine Aufmerksamkeit dort - im Raum zwischen Brustbein und Wirbelsäule - ruhen.

2. Mach dir die körperlichen Empfindungen in deinem Brustkorb bewusst

Was spürst du in dieser Körperregion? Nimm diese Empfindungen wahr und benenne sie, wenn du magst, im Stillen.

- Fällt es dir leicht oder schwer, mit deinen Körpersignalen in deinem Brustkorb in Kontakt zu treten?
- Fühlt sich die linke Seite deines Körpers genauso an wie die rechte?

3. Achte auf diese Empfindungen

Versuche nun einmal auf diejenigen körperlichen Empfindungen zu achten, die sich neutral oder angenehm anfühlen und auf die du dich leicht einstimmen kannst.

- Verlagern und verändern sich diese Empfindungen?
- Kannst du körperliche Empfindungen einfach so wahrnehmen, wie sie sind - auch wenn sie sich unangenehm anfühlen?

Wenn eine Körperempfindung unangenehm ist, kannst du eine Hand auf die Stelle legen, von der diese Empfindung auszugehen scheint. Stell dir vor, wie Wärme und Fürsorge von deiner Hand zu dieser verletzlichen Stelle in deinem Körper hinwandern. Nimm wahr, wie sich diese Empfindungen verändern, wenn du deine Aufmerksamkeit auf sie richtest.

Vielleicht fühlst du dich bei diesem Übungsschritt versucht, gedanklich in eine Geschichte abzudriften, was deine körperlichen Empfindungen wohl bedeuten - versuche, dich davon innerlich nicht fortreißen zu lassen. Kannst du die Empfindung einfach zulassen und deine Aufmerksamkeit darauf konzentrieren, ohne irgendeine Geschichte damit zu verbinden?

4. Achte auf Veränderungen

Nimmst du bei einer der »aktivierten« Körperempfindungen, die du zu Beginn dieser Übung verspürt hast, eine Veränderung wahr? Wenn du dich deinem Toleranzfenster näherst, fällt dir vielleicht auf, dass deine Emotionen jetzt nicht mehr so stark aufgeladen sind und dass deine Empfindungen sich auf andere Körperteile verlagern oder in ganz andere Empfindungen übergehen.

Andere Anzeichen dafür, dass Stress abgebaut wird und der Körper allmählich zur Ruhe kommt, sind:

- Seufzen oder Gähnen,
- Veränderungen in der Atmung,
- Empfindungen im Bauch (beispielsweise ein angenehmes Gluckern),
- Muskelverspannungen lockern sich,
- Gedanken werden ruhiger oder verlangsamen sich,
- ein Hitzegefühl verlagert sich vom Brustkorb weg, und ...
- ... vielleicht hast du sogar das Bedürfnis, zu lachen, zu weinen oder deinen Körper zu schütteln oder zu dehnen.

5. Achte auf deinen Bauch

Sobald du bemerkst, dass sich an den körperlichen Empfindungen, die du im aktivierten Zustand gespürt hast, etwas verändert hat, lenke deine Aufmerksamkeit auf deine Bauchregion und achte darauf, was für Empfindungen du zwischen Bauchnabel und Wirbelsäule wahrnimmst.

- Was sind das für Empfindungen?
- Kannst du sie benennen?
- Kannst du diese Empfindungen einfach so wahrnehmen, wie sie sind, auch wenn sie sich unangenehm anfühlen?

Wenn eine Empfindung sich unangenehm anfühlt, kannst du eine Hand auf die betreffende Stelle legen und dir vorstellen, wie Wärme und liebevolle Fürsorge von deiner Hand zu dieser verletzlichen Stelle im Inneren deines Körpers hinwandern. Achte darauf, wie sich diese Empfindungen verändern, wenn du deine Aufmerksamkeit auf sie richtest.

Vielleicht fühlst du dich bei diesem Übungsschritt versucht, gedanklich in eine Geschichte darüber abzudriften, was deine Empfindungen wohl bedeuten - versuche, dich davon innerlich nicht fortreißen zu lassen. Schaffst du es, mit dem gegenwärtigen Moment in Verbindung zu bleiben?

Manchmal reicht es schon aus, sich mit einer Interozeptionsübung wie dieser innerlich einzustimmen, um wieder mitten ins eigene Toleranzfenster zurückzukehren. Wenn das bei dir der Fall ist – herzlichen Glückwunsch! Du hast gerade dein Nervensystem reguliert. Sollte deine Dysregulation sich hingegen noch verschlimmert haben, dann blättere zu Kapitel 9. Dort findest du eine ganze Reihe von Bioplastizitätstools, die dir helfen können, aus diesem Zustand wieder herauszukommen.

Übung: Stimme dich auf deinen zu kalten Zustand ein

1. Mach es dir bequem

Nimm zunächst eine bequeme Sitzposition ein. Du kannst dabei die Augen schließen oder deinen Blick senken oder »unscharf« stellen, um deine Aufmerksamkeit nach innen zu lenken. Wenn es dir schwerfällt, mit deinem Körper in Kontakt zu kommen, dann drücke deine Wirbelsäule sanft gegen die Stuhllehne, um den sensorischen Input an dein Gehirn zu verstärken – das kann dazu beitragen, den »Lautstärkeregler hochzudrehen«, um wichtige Hirnregionen wie beispielsweise die Insula zu integrieren. Solltest du dich trotzdem noch »wie taub« fühlen, dann balle eine Hand locker zur Faust und klopfe damit leicht auf deinen Brustkorb. Dieses Biofeedback kann sehr hilfreich sein, wenn deine Körperempfindungen zu schwach sind. Verfolge deine Atemzüge bis in den Brustkorb hinein und lenke die Aufmerksamkeit auf den Raum zwischen Brustbein und Wirbelsäule.

2. Werde dir der Empfindungen in deinem Brustkorb bewusst

- Was für Empfindungen spürst du dort?
- Fällt es dir leicht oder schwer, mit deinen körperlichen Signalen in deinem Brustkorb in Kontakt zu treten?
- Fühlt sich die linke Seite deines Körpers genauso an wie die rechte?
- Wenn du dich immer noch wie taub fühlst oder keine Verbindung zu diesem Bereich deines Körpers spürst, dann drücke deine Wirbelsäule wieder sanft gegen die Stuhllehne. Balle eine Hand locker zur Faust und klopfe damit leicht auf deinen Brustkorb.

3. Richte die Aufmerksamkeit auf diese Empfindungen

Versuche nun einmal auf diejenigen Empfindungen zu achten, die sich neutral oder angenehm anfühlen und mit denen du innerlich leicht in Kontakt treten kannst.

- Was für Empfindungen nimmst du wahr?
- Bewegen und verändern sich diese Empfindungen?
- Fühlst du dich stärker mit deinem Körper verbunden?

4. Nimm Veränderungen wahr

Wenn du anfängst, dich auf dein Toleranzfenster zuzubewegen (also aus deinem kalten Zustand herauszukommen), fällt dir vielleicht auf, dass du jetzt wieder klar denken kannst. Es gibt noch weitere Anzeichen dafür, dass sich dein Nervensystem reguliert:

- Vielleicht werden deine Atemzüge tiefer oder weiter, fühlen sich weniger leer und schwach an, oder du hast das Gefühl, jetzt wieder mehr Luft zu bekommen.
- Vielleicht verspürst du ein Wärmegefühl in Händen, Füßen, Brust oder Kieferpartie, nachdem dir vorher kalt war.
- Vielleicht spürst du aber auch, wie Blut in deine Extremitäten hineinfließt, da das dorsal-vagale System ein Energiesparmodus ist.
- Vielleicht macht sich dein Verdauungssystem mit Aufstoßen, einem angenehmen Gurgeln im Magen oder einer verstärkten Magen-Darm-Motilität bemerkbar.
- Vielleicht ertappst du dich dabei, dass du weinen oder lachen musst.

Wenn unangenehme Emotionen auftauchen (wie beispielsweise Scham oder Hoffnungslosigkeit), kannst du eine Hand auf die Stelle legen, von der sie auszugehen scheinen. Stell dir vor, wie Wärme und liebevolle Fürsorge von deiner Hand zu dieser verletzlichen Stelle im Inneren deines Körpers hinfließen.

5. Beobachte, wie sich deine Empfindungen verändern

Nimm wahr, wie deine Empfindungen sich verändern, wenn du dich mit ihnen beschäftigst.

Vielleicht fühlst du dich versucht, dich von diesen Empfindungen abzukoppeln, oder du spürst, wie du vage wirst. Aber kannst du die Empfindung in einer Haltung liebevoller Achtsamkeit einfach so sein lassen, wie sie ist, und dich darauf einstimmen, ohne eine Geschichte damit zu verbinden? Wenn du anfängst, in den dorsal-vagalen Zustand abzudriften, ist es vielleicht sinnvoll, aufzustehen, um dein System hochregulieren.

6. Nimm deinen Bauch wahr

Kannst du deine Aufmerksamkeit nun, da sich die Empfindungen in deinem Brustkorb verändert haben, nach unten in deinen Bauchraum verlagern?

- Nimmst du irgendwelche Empfindungen in dem Raum zwischen Bauchnabel und Wirbelsäule wahr? Wenn du dich »wie taub« oder von deinem Körper abgekoppelt fühlst, kannst du mit der Hand leicht über deine Bauchhaut streichen und deine Aufmerksamkeit dann nach innen wandern lassen.
- Welche Empfindungen spürst du dort?
- Kannst du sie benennen?
- Kannst du diese Empfindungen einfach so wahrnehmen, wie sie sind – auch wenn sie sich unangenehm anfühlen?

Wenn eine Empfindung unangenehm ist, kannst du eine Hand auf die betreffende Stelle legen und dir vorstellen, wie liebevolle Wärme und Fürsorge von deiner Hand zu dieser verletzlichen Stelle im Inneren deines Körpers hinwandern.

Bemerke, wie deine Empfindungen sich wandeln, wenn du dich auf sie einstimmst. Vielleicht fällt dir auf, dass die Empfindungen, die du im dorsal-vagalen Zustand wahrgenommen hast, sich allmählich verändern, wenn dein Sympathikus in Aktion tritt. Vielleicht spürst du dann mehr Energie in deinen Empfindungen, mehr Bewegung oder womöglich sogar ganz andere Empfindungen. Solltest du dich immer noch vage oder unbeteiligt fühlen, kannst du deine Füße leicht auf den Boden drücken.

Wenn du dich durch diese Übung stärker zur Mitte deines Toleranzfensters hinbewegt hast, dann hast du dein Nervensystem wieder reguliert. Vielleicht nimmst du diesen Abbau der Stressaktivierung als Zur-Ruhe-Kommen, Seufzen oder Gähnen wahr. Und vielleicht stellst du auch fest, dass dein Körper zuckt oder zittert. Deine Muskelspannung lässt nach. Möglicherweise merkst du, dass du jetzt wieder klar denken kannst - als hätte sich zwischen dir und dem Raum, in dem du dich befindest, ein Nebel gelichtet.

Stehen erhöht deine Herzfrequenz und liefert dir mehr propriozeptive und interozeptive Informationen. Diese Informationen aktivieren wichtige Gehirnregionen, die womöglich abgeschaltet werden würden, wenn du dich von deinem Körper abkoppelst.

Leichte Berührungen aktivieren nachweislich eine Gruppe von Hautrezeptoren, die mit der Insula kommunizieren - solche Berührungen sind also eine hervorragende Gegenmaßnahme, wenn es dir schwerfällt, deine körperlichen Empfindungen wahrzunehmen.[151]

Falls deine Dysregulation sich verstärkt haben sollte, findest du in Kapitel 10 Übungen, die dagegen helfen.

VERANKERE DICH IM »GENAU RICHTIG«-ZUSTAND

Wenn du dich bereits in deinem Sollwertzustand befindest oder den Weg dorthin zurückgefunden hast, gibt es verschiedene Möglichkeiten, dich in diesem Zustand einzurichten oder zu »verankern«. Das ist sehr hilfreich, weil sich das Zeitfenster, in dem du dich ausgeglichen und reguliert fühlst, dadurch vergrößert.

Die Vagusbremse: Deinen natürlichen Sollwert ermitteln

In Kapitel 5 haben wir darüber gesprochen, was für eine wichtige Rolle die Vagusbremse für die Regulation unseres Nervensystems spielt. Wenn wir unsere Vagusbremse – je nach Anforderung der Situation – aktivieren oder lösen und problemlos zwischen den verschiedenen Zuständen unseres Nervensystems hin und her wechseln können, spricht man von einer guten vagalen Effizienz.

Du kannst deine Vagusbremse trainieren und deine vagale Effizienzmithilfe von Atemtechniken verbessern, die die Herzfrequenzvariabilität erhöhen. Doch zunächst einmal musst du deinen »Basiswert« ermitteln, damit du weißt, wie deine natürliche Herzfrequenz und dein natürliches Atemmuster sich im ruhigen, regulierten Zustand anfühlen. Wenn du dich gerade ruhig und entspannt fühlst und in offener, kontaktfreudiger Stimmung bist, ist das ein guter Zeitpunkt, um deinen Basiswert zu ermitteln und deinen natürlichen Sollwert zu bestimmen.

Verbinde dich dazu innerlich mit deinem Herzschlag.

- Fühlt es sich so an, als würde dein Herz in »regelmäßigem« Tempo schlagen? Wenn du reguliert bist, spürst du deinen Herzschlag vielleicht gar nicht.
- Fühlt deine Herzfrequenz sich stabil an?
- Fühlen sich deine Atemzüge tief und mühelos an?

- Hast du deine Gedanken unter Kontrolle, oder empfindest du sie als überwältigend?
- Wenn du eine Smartwatch mit Herzfrequenzmesser trägst – welche Werte zeigt sie dir an?

Ich empfehle dir, alle Antworten auf diese Fragen in deinem Notiz- oder Tagebuch zu notieren, damit du sie immer wieder nachschlagen kannst, wenn du die Atemübungen in Kapitel 9 und 10 machst.

Bewegung

Möchten wir uns im ventral-vagalen Zustand verankern, kann Bewegung dazu beitragen, dass wir uns sicher, akzeptiert und wohlfühlen. Alles, wodurch du dich mehr in dir selbst zu Hause fühlst – zum Beispiel Gartenarbeit, eine Wanderung mit Freunden oder ein beruhigender Yogakurs –, erfüllt diesen Zweck. In diesem Zustand haben wir uneingeschränkten Zugang zu unserem Social-Engagement-System, können uns selbst regulieren und mit anderen Menschen in Kontakt treten.

Ventral-vagal: Welche Aktivitäten verlängern diese Erfahrung oder verankern dich darin?

Wenig Energie	Viel Energie
Spaziergang am Strand Mit Kindern spielen Tai-Chi Zusammen mit anderen Mannschaftssport treiben	Ein Spaziergang in gemütlichem Tempo Gartenarbeit Wandern mit Freunden Yoga/Pilates Schwimmen

Erinnere dich an eine Zeit, in der du dich in diesem Zustand befunden hast. Welchen Aktivitäten könntest du dich widmen, um weiterhin zufrieden und in aufgeschlossener Stimmung zu sein?

Erstelle eine Liste dieser Aktivitäten in deinem Notiz- oder Tagebuch.

Wenn es dir aufgrund chronischer Schmerzen schwerfällt, dich zu bewegen, kann schon allein die Vorstellung oder Visualisierung von Bewegungsabläufen dazu beitragen, deine sensorische Landkarte zu präzisieren und dein Neuroimmunsystem positiv zu beeinflussen.[152]

Musik

Bestimmt hast du bei der Vorbereitung auf ein Fußballspiel oder einen Spinningkurs schon mal ein Lied mit schnellem Rhythmus gehört und erlebt, dass Musik uns dabei helfen kann, den Zustand unseres Nervensystems zu verändern. Befinden wir uns innerhalb unseres Toleranzfensters, kann sie dazu beitragen, uns dort zu verankern. Das liegt wahrscheinlich daran, dass das Training der Mittelohrmuskeln unsere Neurozeption verbessert – dadurch wird es für uns leichter, uns auf Sicherheits- statt auf Bedrohungssignale einzustellen.

Die Klangtherapie hat sich als wirksame Methode erwiesen, um die Selbstregulation zu verbessern, und sie macht uns somit auch unser Social-Engagement-System leichter zugänglich.[153] In einer Studie wurde Klangtherapie mit einer Erhöhung der Herzfrequenzvariabilität in Verbindung gebracht, was auf eine Verbesserung des Vagotonus hindeutet.[154] Musik in bestimmten Frequenzen wirkt direkt auf unsere Mittelohrmuskeln und unser autonomes Nervensystem und verbessert die Funktion der Hirnnerven (von denen einige in enger Kooperation mit dem Vagus unser Social-Engagement-System aktivieren). Daher kann Musik ein wichtiges Hilfsmittel zum Training unseres Nervensystems sein. Musik, bei der du dich ruhig, zentriert und zufrieden fühlst, hilft dir zum Beispiel, dich in deinem »Genau richtig«-Zustand zu verankern.

Um ein besseres Gespür dafür zu entwickeln, wie sich Musik in körperlicher und emotionaler Hinsicht auf dich auswirkt, empfehle ich dir, für jeden Zustand deines Nervensystems eine eigene Playlist zu erstellen. Musik zu finden, die uns in unserem ruhigsten, verbundensten und offenen Zustand verankert, ist dabei genauso wichtig, wie Musik zu finden, die uns aufputscht oder beruhigt.

Angenommen, du triffst einen guten Freund, mit dem du dich eng verbunden fühlst. Welche fünf Lieder oder Musikstücke würdest du während des Treffens mit ihm oder danach gern hören? Schreibe die Titel in dein Notizbuch oder Tagebuch, damit du nicht vergisst, welche Songs oder Stücke du zu deiner Playlist hinzufügen solltest.

In sämtlichen Zuständen unseres Nervensystems (vor allem im dorsal-vagalen und im sympathikotonen Zustand) ist es wichtig, Musik zu hören, die uns ein Gefühl der Sicherheit gibt – die Sicherheit, in einem bestimmten Zustand verankert zu bleiben, und auch die Sicherheit, uns frei zwischen verschiedenen Zuständen unseres Nervensystems hin und her bewegen zu können, so wie wir es für richtig halten. Wie so viele Elemente des Bioplastizitätstrainings, die wir bisher in diesem Buch besprochen haben, ist auch Musik ein Werkzeug, mit dessen Hilfe wir Resilienz aufbauen und ein erfüllteres, zufriedeneres Leben führen können, das uns ein Gefühl der Autonomie vermittelt.

Nun, da du weißt, wo du stehst und wie du den Neustart deines Nervensystems angehen kannst, ist es Zeit, in den praxisbezogenen Teil dieses Buches einzusteigen. In diesem Teil wirst du die Tools kennenlernen, die du brauchst, um deinen idealen Sollwert zu finden und dort zu bleiben.

9

Tools, um aus dem zu heißen Zustand herauszukommen

Wie wir gesehen haben, spielt der Vagus für fast alle unsere Körperfunktionen eine wichtige Rolle und hat auch großen Einfluss auf unser Nervensystem, unser Verhalten, unsere Gefühle und unsere Gedanken. Inzwischen weißt du schon ziemlich viel über die Physiologie unserer verschiedenen Systeme und darüber, wie eng sie miteinander vernetzt sind. Jetzt ist es an der Zeit, dich im Training dieser Systeme zu üben und dabei jeweils die Strategien einzusetzen, die am besten zu deinem gegenwärtigen Zustand passen. Wenn du feststellst, dass du dich eher in einem heißen Zustand befindest, kannst du dein Nervensystem mithilfe der in diesem Kapitel beschriebenen Strategien wieder in eine ruhige, offene und kontaktfreudige Stimmung zurückbringen.

Einige dieser Tools kann man auch in extremen Stresssituationen einsetzen. Je leichter es dir fällt, zu erkennen, wann du in einen aktivierten Zustand hineingerätst, und je mehr dir diese Tools in Fleisch und Blut übergegangen sind, umso leichter wirst du sie einsetzen können, weil das dann ein rein instinktiver Vorgang ist. Durch dieses Training entwickelst du eine ausgeprägtere Bioplastizität, und dein Gehirn-Körper-System wird die Handlungen, aus denen diese »Von unten nach oben«- Tools bestehen, dann automatisch mit dem Gefühl der Aktivierung verknüpfen.

Das ist zumindest meine eigene Erfahrung, und ich merke immer wieder, wie ich automatisch anfange, Atem- oder Erdungsübungen zu machen, wenn ich mich in einer schwierigen oder emotional aufgeheizten Situation befinde. Diese Übungen bringen mich normalerweise spätestens nach einer Minute wieder in mein Toleranzfenster zurück, wo ich dann auch wieder vernünftig denken kann. Wenn wir uns im Lauf unseres Lebens immer wieder angemessen von Stress oder sogar von traumatischen Ereignissen erholen können, werden wir in emotionaler Hinsicht sehr viel resilienter – ganz abgesehen davon, dass sich das auch positiv auf unsere körperliche und seelische Gesundheit auswirkt.

Kommen wir noch einmal auf die Metapher zurück, die ich in einem der vorigen Kapitel verwendet habe: Die Nachrichten, die in unserem Körper herumschwirren, sind wie Flugzeuge, die verschiedene Flughäfen ansteuern und wieder verlassen, wobei es einen zentralen Flughafen gibt, der viele Flüge miteinander verbindet: die Insula. Wenn uns irgendetwas triggert, wir aber mithilfe der hier beschriebenen »Von unten nach oben«-Tools Sicherheitssignale an unser Überlebensgehirn senden können, gibt uns das die Möglichkeit, etwas an den Flugzeugen zu verändern, die das Überlebensgehirn als Reaktion auf diesen Trigger losschickt.

Sobald die neuen Flugzeuge, die wir mithilfe dieser Tools ausgesendet haben, mitsamt ihren Sicherheitssignalen auf dem Flughafen unseres Überlebensgehirns landen, transportieren die Anschlussflüge ihre Sicherheitsbotschaften zum Hauptflughafen weiter, den wir als »Heathrow« bezeichnen und der unserer Insula entspricht. Die Flugzeuge wiederum, die eigentlich gerade abheben wollten, um den Befehl, in höchste Alarmbereitschaft zu gehen, in unseren Körper hinunterzutransportieren, bleiben dann auf dem Boden. Stattdessen rollen jetzt neue Flugzeuge mit dem Befehl, die Homöostase aufrechtzuerhalten, auf die Startbahn und heben ab.

Wie du bereits weißt, schlägt dein Herz im zu heißen Zustand in der Regel schneller. Vielleicht jagen sich die Gedanken in deinem Gehirn, und wahrscheinlich hast du auch ein bisschen – oder sogar eine ganze Menge – Energie, die du gerne aus deinem Körper herauslassen würdest. Dazu gibt es verschiedene Möglichkeiten. Für den Anfang empfehle ich dir, die Tools, die ich nun beschreiben werde, der Reihe nach durchzuarbeiten, denn diese Reihenfolge hat ihren Sinn und hilft dir, deine Fähigkeiten mit der Zeit immer weiter auszubauen. Falls du öfter unter Ängsten leidest oder dich dysreguliert fühlst, wenn du körperliche Signale oder deinen Atem wahrnimmst, dann arbeite bitte zuerst mit den Tools in Kapitel 9 und 10, um dich zu regulieren und dich auch auf Wahrnehmungen einzustimmen, die von außerhalb deines Körpers kommen (Exterozeption). Das ist eine traumasensible Vorgehensweise. In der unten stehenden Tabelle findest du einen Überblick darüber, welche Tools man bei verschiedenen Graden der Aktivierung einsetzen kann.

DIE RICHTIGEN TOOLS FÜR DEN HEISSEN ZUSTAND

Was spüre ich, wenn ich mich auf mein Nervensystem einstimme?	**Was hat mich in diesen Zustand gebracht?**	**Welche Werkzeuge oder Strategien holen mich wieder aus diesem Zustand heraus?**
Wut, innere Anspannung, Hitze Ich kann nicht still sitzen. Meine Gedanken drehen sich ständig im Kreis.	Ich habe im Kommentarbereich in den sozialen Medien gelesen, dass jemand anderer Meinung ist als ich.	Schütteln (Seite 308) 1:2-Atmung (Seite 311) Mit einem Freund reden Nicht mehr so viel in den sozialen Medien herumscrollen

Was spüre ich, wenn ich mich auf mein Nervensystem einstimme?	**Was hat mich in diesen Zustand gebracht?**	**Welche Werkzeuge oder Strategien holen mich wieder aus diesem Zustand heraus?**
Verängstigt und erschrocken Ich kann nicht still sitzen. Meine Gedanken kreisen darum, dass ich versagen werde und dass alles schiefgehen wird.	Mein Chef hat mir zusätzliche Aufgaben aufgebrummt, mein Kind braucht Hilfe bei einem Projekt, und auch in meinem Haushalt herrscht totales Chaos. Ich schaffe das alles nicht mehr.	Bewegungstools (Seite 306) Playlist (Seite 323) Eine Liste meiner Aufgaben erstellen und einige davon delegieren
Hitze- und Spannungsgefühl in der Brust Mein Herz schlägt schnell. Ich habe Angst vor Ablehnung – so wie früher, wenn mein Vater nicht kam.	Jemand, mit dem ich seit Kurzem zusammen bin, hat auf meine Textnachricht nicht geantwortet.	Playlist (Seite 323) Berührungsübungen (Seite 316) Eine Freundin anrufen und zu einem Spaziergang einladen

Bioplastizitätstools

TOOLS ZUR KÖRPERHALTUNG

Die Arbeit mit deiner Körperhaltung ist eine einfache Methode, um etwas an der Verbindung deines Gehirn-Körper-Systems zu verändern. Wenn wir unsere Körperhaltung im Verhältnis zur Schwerkraft ändern, wirkt sich das auf unseren Blutdruck und somit auch auf unseren autonomen Zustand aus.

Die Barorezeptoren (Drucksensoren) in der Nähe des Herzens (siehe Seite 141) helfen dem Körper, unseren Blutdruck auf einem relativ konstanten Niveau zu halten – vor allem, wenn wir unsere Körperposition ändern. Das ist wichtig, damit das Blut gleichmäßig zum Gehirn hochgepumpt wird, wenn wir aus dem Liegen aufstehen. Durch die Dehnung der Barorezeptoren infolge des erhöhten Blutdrucks verändert sich die Aktivität des Vagusnervs – und damit auch unsere Herzfrequenz und unser Blutdruck – und bringt das System wieder in einen Zustand der Homöostase zurück.[155]

Wenn du dich in diesem heißeren Zustand ein bisschen überdreht fühlst und wieder in deinen »Genau richtig«-Zustand zurückkehren möchtest, hilft es dir vielleicht, dich auf den Rücken zu legen. In dieser Position ist der Blutdruck am niedrigsten, und dein Herz kann das Blut leichter zum Gehirn transportieren, weil es dann (anders als im Stehen) nicht gegen die Schwerkraft anpumpen muss. Dadurch sinkt dein Blutdruck automatisch, und Herzschlag und Atmung verlangsamen sich.

Kehren wir nun wieder zu unserem Fallbeispiel von Laura zurück, die wir in Kapitel 1 kennengelernt haben. Weil sie tagelang Angst davor hatte, auf eine Party zu gehen, befand sich ihr Körper im »Flucht«-Modus. Infolgedessen war ihre Körperhaltung auf der Party verkrampft, und ihre Körpersprache wirkte abweisend auf die anderen Gäste. Außerdem sendete sie mit dieser starren Haltung weitere Gefahren- und Stresssignale an ihr Gehirn, was ihren heißen Zustand noch verschlimmerte und sie in der Geschichte bestärkte, die sie sich selbst eingeredet hatte – nämlich, dass sie sich auf dieser Party unwohl fühlen und es ihr schwerfallen werde, sich zu entspannen und mit anderen Menschen in Kontakt zu kommen.

Obwohl Laura rein verstandesmäßig schon gern auf die Party gehen und neue Leute kennenlernen wollte, war ihr Körper so verkrampft, dass sie sich nicht richtig entspannen konnte und somit auch nicht in der Lage war, auf ihr Social-Engagement-System zuzugreifen, sich zu amüsieren und wirkliche Verbindungen herzustellen. Sollte Laura nicht das nötige autonome Bewusstsein entwickeln, um zu erkennen, wie ihr Körper ihr Erleben beeinflusst, wird sie in diesem Zustand bleiben; und dann werden auch diese Geschichten über sich selbst, an die sie glaubt, sie überallhin verfolgen.

Die nun folgende Übung macht sich die sensorischen Informationen von unseren Exterozeptoren, unseren Propriozeptoren und unserem vestibulären System zunutze und kann daher eine sehr hilfreiche Selbstregulationsstrategie sein, mit der wir gleichzeitig unseren Vagus aktivieren und unseren Vagotonus erhöhen können.

Tool 1: Nutze deine Körperhaltung zum Herunterregulieren deines Nervensystems

Diese Übung arbeitet sowohl mit deinem propriozeptiven als auch mit deinem vestibulären System. Wenn es dir schwerfällt, die sensorischen Signale in deinem Bauch wahrzunehmen, solltest du es unbedingt einmal damit versuchen. Der zusätzliche sensorische

Input aus deinem Bauchraum, den diese Übung dir liefert, ist gleichzeitig eine gute Methode, um deine Bauch-Hirn-Achse zu stärken, denn auf diese Weise fließen mehr interozeptive Signale aus dieser Körperregion zu deinem Gehirn. Neuere wissenschaftliche Untersuchungen haben außerdem gezeigt, dass diese Übung zum Abbau von Ängsten beitragen kann.[156]

Bevor du beginnst: Du brauchst eine Yogamatte (oder eine ähnliche Unterlage, auf der du dich ausstrecken kannst), eine Decke oder einen Überwurf (in der Größe einer Yogadecke) und zwei große Kissen oder einen Yogablock.

1. Knie dich so ans hintere Ende deiner Matte, dass dein Gesäß auf deinen Fersen ruht.
2. Lege den Yogablock oder die beiden aufeinandergestapelten Kissen vor dich, sodass sie im vorderen Bereich der Matte liegen.
3. Falte die Decke zweimal in der Mitte. Lege sie unterhalb deines Brustkorbs und oberhalb deiner Hüften an deinen Bauch. (Eventuell musst du die Position der Decke und die Anzahl der Faltungen während der Übung ein bisschen verändern, wenn die Decke mehr Druck auf deinen Bauch ausüben soll.) Leg beide Hände vor dich auf die Matte und lass sie dann langsam nach vorne wandern, bis die Decke einen sanften Druck auf deinen Bauch ausübt. Wenn du deine Knie zu diesem Zweck ein bisschen auseinanderschieben musst, kannst du das gerne tun.

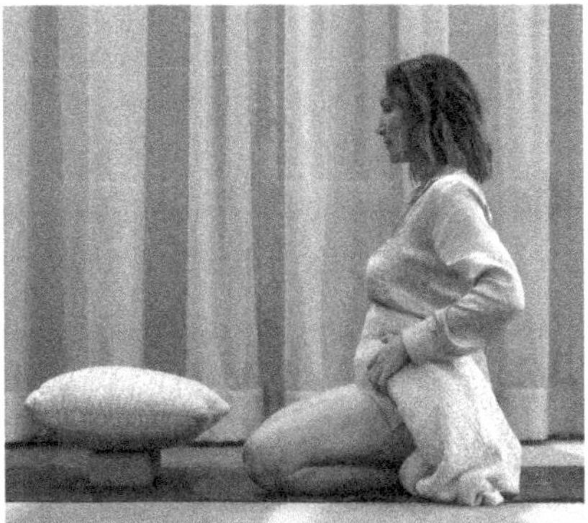

4. Als Nächstes legst du die Stirn auf den Yogablock oder die zwei Kissen, sodass der Druck sich auf deinen Brauenknochen verteilt. Falls dir das unangenehm ist oder du dabei Schmerzen in den Knien bekommst, kannst du die Arme gerne auch auf einem vor dir liegenden großen Therapieball abstützen, statt deinen Kopf auf den Yogablock oder die Kissen zu legen.

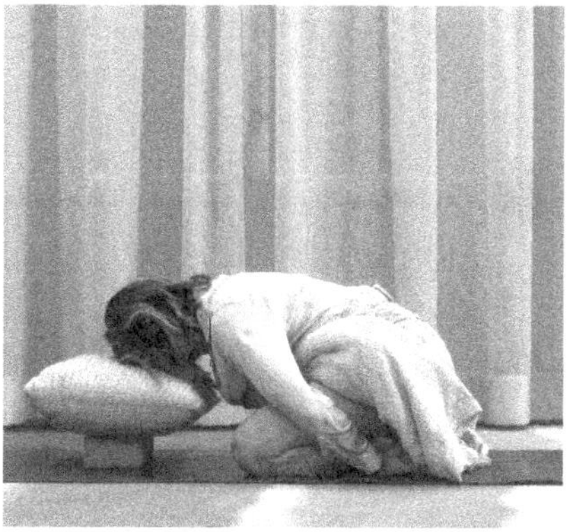

   Die Decke soll bei dieser Übung festen Druck auf deine Bauchregion ausüben, der aber nicht schmerzhaft sein sollte (falls doch, kannst du die Decke ein bisschen auseinanderfalten, sodass sie nicht mehr ganz so dick ist). Du kannst die Augen dabei geöffnet halten oder schließen, um innerlich stärker mit deinem Körper in Kontakt zu kommen. Du kannst deinen Blick aber auch einfach »unscharf stellen« oder auf den Boden richten und deine Aufmerksamkeit auf deinen Körper konzentrieren.
5. Mache nun, bevor du mit dieser Übung fortfährst, eine Momentaufnahme deines Nervensystems: Wie ist dein innerer Thermostat zurzeit eingestellt? Achte zunächst auf die Stellen deines Körpers, die mit deiner unmittelbaren Umgebung in Berührung kommen:
   - Spüre, wie deine Beine mit dem Boden verbunden sind, und achte auf den Unterschied zwischen der linken und der rechten Seite deines Beckens und deinem rechten und linken Bein.
   - Nimm das leichte Druckgefühl an den Bereichen deines Bauches wahr, die die Decke berühren.

- Spüre, wie deine Arme und Hände den Boden berühren.
- Spürst du irgendeinen Druck auf deiner Haut (das kann auch der Druck deiner eigenen Kleidung sein)?
- Nimm den Druck an deinem Brauenknochen und die damit einhergehenden körperlichen Empfindungen wahr.

Und nun lenke deine Aufmerksamkeit auf deine auf dem Boden liegenden Füße und Unterschenkel. Auch wenn du dabei vielleicht zu anderen Dingen abschweifst, versuche dich trotzdem für einen Augenblick auf die exterozeptiven Signale zu konzentrieren, die durch den taktilen Kontakt deines Körpers mit deiner Umgebung entstehen.

Richte deine Aufmerksamkeit nun auf dein Becken. Kannst du dein Gewicht sanft auf die linke Seite verlagern und dabei wahrnehmen, wie sich gleichzeitig auch dein Rumpf nach links verschiebt? Spüre den verstärkten Druck in deinem linken Bein.

Kehre jetzt wieder in deine Körpermitte zurück und verlagere das Gewicht als Nächstes auf das rechte Bein. Nimm wahr, wie sich die linke Seite deines Beckens dabei anhebt und dein Rumpf sich ebenfalls nach rechts verschiebt. Vielleicht spürst du, wie sich dabei auch das Gewicht in deinen Armen und deinem Gesicht nach rechts verlagert.

Bewege dich weiterhin langsam von einer Seite zur anderen und finde dabei einen Rhythmus, der dir angenehm ist. Beobachte, wie dich diese Bewegungen auf dein Nervensystem einstimmen. Du kannst sie auch verändern, sodass sie entweder kleiner und schneller oder langsamer und ausladender werden. Stell dir vor, dass du dein Nervensystem mit diesen schaukelnden Bewegungen beruhigen kannst, so wie Eltern ihr Baby hin und her schaukeln.

Halte deine Aufmerksamkeit weiterhin auf deine Füße und Beine gerichtet und nimm diese exterozeptiven Informationen in dich auf.

6. Kehre nun wieder in deine ursprüngliche kniende Position zurück, konzentriere dich auf deine Hände, die in deinem Schoß ruhen oder aufeinanderliegen, und nimm diese exterozeptiven Informationen ebenfalls in dich auf. Vielleicht gibt es Bereiche deiner Haut, die du besonders leicht spüren und besonders intensiv wahrnehmen kannst. Führe deine Hände zusammen, drücke sie sanft aneinander und nimm dabei die Sinnesinformationen auf deiner Haut wahr.

   Bring zum Schluss die Hände zu den Außenseiten deiner Knie. Kannst du die Hände sanft in die Außenseiten deiner Beine hineindrücken, ohne dass sich die Beine dabei bewegen? Durch diese isometrische Kontraktion werden sensorische Informationen von deinen Propriozeptoren an dein Gehirn gesendet. Lockere den Druck deiner Hände und wiederhole diesen Vorgang dann noch drei- oder viermal ganz langsam. Achte genau darauf, was dabei in deinem Gehirn-Körper-System passiert.

Hat diese Übung geholfen, dich zu regulieren?

Wenn du dich bereit dazu fühlst, kehre wieder in die Stille zurück und mache nochmals eine Momentaufnahme deines Gehirn-Körper-Systems.

- Wie fühlt sich dein Körper an?
- Fühlst du dich jetzt mehr »in« deinem Körper?
- Was für körperliche Empfindungen spürst du?
- Wie fühlt sich deine Atmung an?
- Welches Bedürfnis oder welche Impulse steigen in dir auf?
- Was für Gedanken kommen dir in den Sinn?
- Fühlst du dich präsenter »im« Kopf?
- Wie hat sich der Thermostat deines Nervensystems durch die Übung verändert?

Tool 2: Exterozeptionsübungen für extreme Stresssituationen

Wie gut wir mit unseren Emotionen umgehen, hängt unter anderem auch davon ab, wie gut wir die Signale aus dem Inneren unseres Körpers erkennen und einordnen können. Normalerweise ist es sehr unangenehm, in extremen Stresssituationen in uns hineinzuhören und interozeptive Selbstwahrnehmungstechniken zu praktizieren. Vielleicht fühlen wir uns dadurch sogar überwältigt. Wenn wir panische Angst haben oder enorm dysreguliert sind, definieren wir unsere Realität oft auf Basis von interozeptiven Signalen (also dem, was im Inneren unseres Körpers vorgeht) – und diese Signale können in solchen Augenblicken überwältigend sein: Oft leiden wir dann unter Herzrasen, verspüren ein Rumoren im Bauch oder haben das Gefühl, keine Luft mehr zu bekommen. Uns dann auch noch gezielt auf diese Empfindungen zu konzentrieren, trägt nicht unbedingt dazu dabei, wieder in einen regulierten Zustand zurückzukommen.

In solchen Fällen sind Exterozeptionstechniken, bei denen wir uns auf Signale aus der Außenwelt (beispielsweise optische Reize, Geräusche oder Gerüche) konzentrieren, häufig viel effektiver.

Wenn ich sehr verängstigt bin, mein Herz rast und mir schwindelig ist, könnte ich daraus schließen (oder neurozeptiv wahrnehmen), dass mir in meiner äußeren Umgebung irgendeine Gefahr droht. Doch wenn ich mir dann mithilfe meiner exterozeptiven Sinneswahrnehmungen Klarheit darüber verschaffe, was in meinem Umfeld tatsächlich vor sich geht, kann ich besser einschätzen, ob ich in Sicherheit bin oder nicht.

Hier ein Beispiel dafür, wie so ein Szenario aussehen könnte:

Du hattest Streit mit deinem Partner, bist wütend davongestürmt und in ein Café gegangen. Jetzt hast du Angst, dass er mit dir Schluss machen und aus eurer gemeinsamen Wohnung ausziehen könnte. Du gerätst in Panik: Dein Herz rast, dein Atem geht schneller, und dir wird sogar schwindelig. Nachdem du dir etwas bestellt hast, setzt du dich in eine Ecke. Dir fällt ein, dass es in solchen Augenblicken hilfreich sein kann, auf deine exterozeptiven Sinneswahrnehmungen zurückzugreifen, also lässt du deinen Blick im Café umherschweifen, um dich in deiner Umgebung zu orientieren. Das reaktiviert deine Vagusbremse und bringt dich in dein Toleranzfenster. Als Nächstes beginnst du in Gedanken alles aufzuzählen, was du in deiner nächsten Umgebung wahrnimmst: *Die Frau, die mir gegenübersitzt, trägt ein rosa Halstuch. Die Kaffeetasse in meinen Händen ist warm. Es riecht hier nach heißem Kakao. Aus der Stereoanlage ertönt Jazzmusik …*

Nach ein paar Minuten bist du innerlich wieder ruhig genug, um deinem Partner eine SMS zu schreiben und ihm ein Friedensangebot zu machen.

Stressindikator

Der Vagusnerv hat sowohl etwas mit unserem Social-Engagement-System zu tun als auch damit, wie wir Stress bewältigen und uns von Stresssituationen wieder erholen. Wenn es uns schwerfällt, unsere stressbedingte innere Erregung in den Griff zu bekommen, ist das daher ein wichtiger Hinweis darauf, dass wir auch Probleme damit haben werden, Beziehungen zu führen, die uns Erfüllung schenken und Unterstützung bieten. Dieses Problem kann sich sowohl in privaten als auch in beruflichen Beziehungen zeigen.

BEWEGUNGSTOOLS

Im sympathikotonen Zustand unseres Nervensystems befinden Geist und Körper sich in einem Zustand der Übererregtheit (Hyperarousal). Vielleicht sind wir dann verängstigt, besorgt, gereizt oder sogar wütend. Unser Körper fühlt sich angespannt und verkrampft an. Womöglich beißen wir dann – bewusst oder unbewusst – auch die Zähne zusammen oder haben das Gefühl, nicht still sitzen zu können oder herumrennen zu müssen. Alle unsere Gedanken kreisen nur noch um unsere Angst. In so einem Zustand müssen wir die überschüssige Energie, die sich in unserem Nervensystem angestaut hat, irgendwie abreagieren. Der Sympathikus ist ein mobilisierendes System, das unserem Körper Energie liefert, um uns zum Handeln (Kampf oder Flucht) zu bewegen. Das ist auch sehr sinnvoll, wenn wir eine Herausforderung bewältigen müssen, doch wenn diese mobilisierende Energie sich immer weiter aufbaut, kann sie sich wie Angst anfühlen.

Mithilfe von Bewegungsübungen können wir den angestauten Stress abbauen – oft sogar ziemlich schnell. So wie eine Ente nach einem Streit mit einer anderen Ente ihre Energie entlädt, indem sie mit den Flügeln schlägt, können wir unsere Gliedmaßen leicht (oder vielleicht sogar kräftig) schütteln, um die Energie, die sich durch den sympathikotonen Zustand in uns angestaut hat, wieder loszuwerden. Wie viel Bewegung du brauchst, um wieder in einen regulierten Zustand zurückzukehren, hängt davon ab, in welchem Bereich der unten abgebildeten Aktivierungsskala du dich befindest.

Wie du die mobilisierende Energie des sympathikotonen Zustands auf systematische, gefahrlose Art und Weise nutzen kannst

Wenig Energie	Viel Energie
Mit Handkreiseln spielen Nach draußen gehen und dich bewegen Mit einer Freundin zu einem Yogakurs gehen Aufstehen und einen Spaziergang machen	Schütteln im Sitzen Spinningkurs Tanzen Schütteln im Stehen Joggen Schwimmen

Wenn in unserem Körper eine gewisse Sympathikusaktivierung herrscht, diese aber nicht sonderlich stark ist, kann leichte körperliche Aktivität (beispielsweise ein Spaziergang oder Staubsaugen in der Wohnung) schon ausreichen, um diese Energie freizusetzen. Bei einer hohen Sympathikusaktivierung (bei der wir vielleicht ängstlich oder kribbelig sind) ist eine anstrengendere Aktivität wie Laufen, Schwimmen oder vielleicht sogar Schütteln (siehe unten stehende Übung) erforderlich, um etwas von dieser Aktivierung abzubauen.

Wir wollen Lauras Erfahrung auf der Party aus Kapitel 1 als Beispiel dazu heranziehen, wann körperliche Aktivität eine hilfreiche Regulationsstrategie sein kann. Schon vor der Party war Laura ausgesprochen ängstlich und nervös. Auf dem Weg dorthin fiel ihr auf, dass ihre Handflächen schweißnass waren und ihr Herz raste. Wenn dir nicht allzu unwohl dabei zumute ist, dann rufe dir einmal ein Ereignis ins Gedächtnis, bei dem du dich ebenfalls so gefühlt hast. Das muss nicht unbedingt eine Party sein – vergegenwärtige dir einfach irgendein beliebiges Ereignis, das dich nervös gemacht oder dir Angst eingejagt hat. Stelle dir in diesem Zusammenhang folgende Fragen: Zu was für einer Aktivität hätte dein Körper sich in diesem Augenblick vielleicht gedrängt gefühlt? Welche Bewegung hätte dir dabei helfen können, diese Energie abzubauen? Schreibe fünf von diesen Aktivitäten in dein Notizbuch oder Tagebuch.

Hätte Laura sich dazu entschlossen, eine kleine Runde zu joggen oder ein bisschen schwimmen zu gehen, bevor sie sich für die Party fertig machte, hätte sie wahrscheinlich einen großen Teil ihrer angestauten Angst loswerden und wieder mit ihrem Körper in Kontakt treten können.

Tool 3: Schütteln

Wenn du einen Drang nach kräftiger Bewegung verspürst und keine Zeit für Sport hast, sind ein paar Minuten Schütteln eine hervorragende Methode, um Energie abzubauen. Diese Übung ist so einfach, wie der Name schon sagt: Je nachdem, wie du dich fühlst und wie viele Menschen um dich herum sind, kannst du einfach nur deine Hände hin und her schütteln; wenn nötig kannst du aber auch Arme, Beine oder deinen ganzen Körper mit dazu nehmen.

Du wirst dabei die Erfahrung machen, dass schon kleine Bewegungen es dir erleichtern können, dich darauf einzustimmen, wie du dich gerade fühlst. Bei Wut oder anderen starken Emotionen stellst du vielleicht fest, dass du ausladendere Bewegungen und eine Erhöhung deiner Herzfrequenz brauchst, um deine Stressaktivierung abzureagieren.

1. Beginne diese Übung im Stand mit hüftbreit auseinanderstehenden Füßen. Du solltest genügend Platz um dich herum haben, um deine Arme auszubreiten.
2. Richte die Aufmerksamkeit auf deine Füße, die auf dem Boden stehen, und deine seitlich herabhängenden Arme. Dann winkele die Ellbogen an und beginne, deine Hände zu schütteln. Du kannst bei dieser Übung entweder mit kleinen oder ausladenden Bewegungen anfangen – achte einfach darauf, wie dein Körper sich bewegen möchte.

3. Hebe nun die Arme und schüttle sie. Steigere dich dabei bis zu einem Tempo, bei dem sich deine Herzfrequenz erhöht. Wenn sich das für dich besser anfühlt, kannst du auch jeweils nur einen Arm schütteln.
4. Achte während des Schüttelns auf deine körperlichen Empfindungen, Gefühle und Gedanken.
5. Wenn du möchtest, kannst du gleichzeitig auch einen Fuß und anschließend den anderen schütteln – entweder leicht oder kräftig.
6. Achte darauf, was dabei mit deinen Körperempfindungen passiert.
   - Spürst du ein Gefühl der Erleichterung?
   - Ist da ein bisschen mehr Geräumigkeit in deinem Brustkorb und deinem Geist?
   - Fängt dein Körper an, sich von den Gefühlen der Enge und Begrenztheit zu befreien?

Hat dir das Schütteln geholfen, dich zu regulieren?

Nimm nun eine sitzende Haltung ein, in der du gut gestützt bist, und denke über folgende Fragen nach:

- Fühlen deine Atemzüge sich jetzt freier und tiefer an, oder fällt dir das Atmen leichter?
- Hat das Gefühl der Anspannung in deinem Körper nachgelassen?
- Wenn deine Schultern vorher angespannt waren – hat sich diese Spannung inzwischen gelöst?
- Falls du vorher mit den Zähnen geknirscht oder sie zusammengebissen hast – hat sich daran etwas geändert? Wenn ja: inwiefern?
- Was ist mit deinen Gedanken passiert? Gehen dir immer noch bestimmte Geschichten im Kopf herum?

- Haben deine Gedanken sich beruhigt oder verlangsamt?
- Fühlst du dich stärker mit dem gegenwärtigen Moment verbunden?

Ich empfehle dir, nun dein Notizbuch hervorzuholen und dir deine Beobachtungen unter der Überschrift »Schüttelübung« aufzuschreiben.

ATEMTECHNIKEN

Wenn wir uns im sympathikotonen Zustand befinden, ist die Anzahl unserer Atemzüge pro Minute normalerweise höher als sonst. Unsere Vagusbremse hat sich, wie wir jetzt wissen, gelöst und mobilisiert unsere Energie.

Um wieder aus diesem sympathikotonen Zustand herauszukommen und in unser Toleranzfenster zurückzukehren, können wir mit einer 1:1-Atmung beginnen und dann zu einer 1:2-Atmung übergehen.

Geh behutsam vor

Denke daran, dass es keine Universalstrategie für alle Situationen gibt. Wenn du dich sehr dysreguliert fühlst oder Panik hast, sodass du nicht tief durchatmen kannst oder womöglich sogar unter Atemnot leidest, und dann auch noch gezielt auf deine Atmung achtest, signalisierst du deinem Überlebensgehirn, dass große Gefahr droht. Auch wenn dir das Atmen zurzeit besonders schwerfällt und du dadurch womöglich sogar in einen dysregulierten Zustand hineingerätst, solltest du es stattdessen lieber mit anderen Tools versuchen. Es ist wichtig, dass du lernst, sofort zu erkennen, in welchem Zustand dein Nervensystem sich gerade befindet, und merkst, wie es sich verändert, wenn du bestimmte Atemtechniken einsetzt. (Mehr über dieses Thema findest du unter »Traumasensible Atemübungen« auf Seite 267).

Tool 4: Die 1:2-Atmung

1. Achte zunächst einfach nur auf deine Atmung, und zwar dann, wenn sie sich am neutralsten oder angenehmsten anfühlt oder am mühelosesten dahinzufließen scheint. Kannst du deinen Körper ganz von selbst und automatisch atmen lassen, so wie er es meistens tut?
2. Achte nun einmal auf deine Einatmung. Wie viele Sekunden dauert sie?
3. Als Nächstes achte auf deine Ausatmung. Wie viele Sekunden brauchst du dafür?
4. Welcher Bestandteil deiner Atmung ist kürzer – die Ein- oder die Ausatmung?
5. Kannst du deine Atemzüge auf natürliche Weise tief und voll werden lassen, ohne Nacken, Schultern, Brust oder Zwerchfell dabei anspannen zu müssen? (Durch die Anspannung dieser Muskeln kann sich nämlich die Aktivierung deines sympathischen Nervensystems verstärken.) Lass deine Atemzüge langsam und schrittweise immer länger werden und schau vor allem, dass deine Muskeln dabei »weich« und entspannt bleiben.
6. Versuche den Teil deiner Atmung, der kürzer war (also entweder die Ein- oder Ausatmung) um einen Zähler zu verlängern. Denke daran, deinen Körper dabei zu entspannen, und halte dieses Atemmuster mehrere Atemzüge lang bei. Achte auf alles, was dabei in deinem Gehirn-Körper-System passiert.

7. Verlängere den kürzeren Teil deiner Atmung nun so lange, bis die Phase der Ein- und der Ausatmung gleich lang ist. Du kannst dabei ruhig zwischen jedem Atemzug oder auch zwischen dem Ein- und Ausatmen eine Pause machen. Erlaube deinem Körper einfach, für das 1:1-Atemmuster, zu dem er jetzt übergeht, einen natürlichen, mühelosen Rhythmus zu finden.
8. Nimm wahr, was mit deinem Körper und deinen Gedanken passiert, wenn du zu diesem Atemmuster übergehst.
9. Entspanne deinen Körper bei Bedarf (vor allem Nacken und Schultern). In welchen Bereichen deines Körpers findet deine Atmung hauptsächlich statt? Falls die Atmung vor allem im oberen Teil deines Brustkorbs und im Schulterbereich abzulaufen scheint – kannst du die Hände dann links und rechts an deine unteren Rippen legen und dir vorstellen, wie dein Brustkorb sich bei jedem Einatmen seitlich nach außen schiebt? Denke dabei weiterhin daran, Nacken und Schultern locker und entspannt zu halten. Du könntest versuchen, fünf bis zehn Atemzüge lang bei diesem Übungsschritt zu verweilen. Dann lass deine Arme wieder nach unten sinken und lege die Hände in den Schoß.
10. Versuche nun ein bisschen sanfter und leichter zu atmen – als würde dein Körper die Atemzüge *empfangen* –, sodass deine Atmung etwas tiefer wird. Ein- und Ausatmung sollten dabei weiterhin gleich lang sein. Vielleicht wirst du feststellen, dass du die Phasen deiner Ein- und Ausatmung bis auf jeweils drei Sekunden verlängern kannst, indem du die Dauer langsam steigerst, dabei aber in einer entspannten Körperhaltung bleibst. (Du brauchst dabei nichts zu überstürzen und dich auch nicht krampfhaft um besonders tiefe Atemzüge zu bemühen.)
11. Wenn du dich dabei wohlfühlst, kannst du die Phasen deiner Ein- und Ausatmung schrittweise weiter verlängern, wobei

du aber auch weiterhin darauf achten solltest, körperlich entspannt zu bleiben. Wenn dein Nervensystem sich im sympathikotonen Zustand befindet, kann es hilfreich sein, jede Ausatmung um einen zusätzlichen Zähler zu verlängern, um deine Vagusbremse zu aktivieren. Beobachte, was passiert, wenn du deine Ausatmung ein bisschen länger ausdehnst: Kannst du diese Phasen einfach sanft vertiefen, statt die Atemluft krampfhaft auszustoßen? Setze dieses Muster noch ein paar Atemzyklen lang fort.

Hat die 1:2-Atmung dir bei der Regulierung deines Nervensystems geholfen?

Mach dir nach dieser Übung Notizen über alles, was sich in deinem Gehirn-Körper-System verändert hat.

- Welche körperlichen Signale spürst du?
- Hat sich deine Herzfrequenz verlangsamt? Falls ja: Scheint sie jetzt eher deinem normalen Sollwert zu entsprechen? (Schau dir dazu noch einmal dein Ergebnis bei der Basiswert-Übung in Kapitel 7 an.)
- Fühlt sich deine Atmung tiefer und freier an?
- Verspürst du ein größeres Gefühl der Leichtigkeit in deinem Körper?
- Was für Emotionen steigen in dir auf?
- Hat sich deine Körperhaltung entspannt und ist weicher geworden?
- Worum kreisen deine Gedanken?

Indem wir unsere Atmung auf diese Weise regulieren, aktivieren wir die Vagusbremse und signalisieren unserem Gehirn, dass wir nicht in Gefahr sind. Wenn wir uns noch einmal das Fallbeispiel von Jenny aus Kapitel 5 anschauen, deren Nervensystem sich durch die Sorge um ihre Schwester und die pandemiebedingte Isolation permanent in einem zu heißen Zustand befand, lässt sich leicht denken, was für eine stabilisierende Wirkung die 1:2-Atmung auf sie haben könnte.

Durch kontrolliertes Atmen und eine Verlangsamung ihrer Herzfrequenz könnte Jenny ihrem Gehirn signalisieren, dass sie nicht in Gefahr ist – egal, was ihr Überlebensgehirn denkt. Und sie bräuchte auch nicht ständig so zu atmen: Schon eine zehnminütige 1:2-Atmungsphase pro Tag könnte ihr helfen, wieder von ihrem neuen, zu heißen Sollwert herunterzukommen und in ihr Toleranzfenster oder in den ventral-vagalen Zustand zurückzukehren, in dem sie sich ruhig und zentriert fühlt. Allmählich könnte sie die Phasen ihrer Ausatmung dann immer mehr verlängern, um ihr System weiter zu trainieren, einen Bioplastizitätsreset herbeizuführen und wieder in einen regulierten Zustand zurückzufinden.

Eine solche Atemtechnik reicht bei vielen Menschen schon aus, um sie wieder in ihr Stresstoleranzfenster zu bringen und ihnen damit ein Gefühl der Ruhe zurückzugeben. Bei manchen Menschen lässt sich dieses Ziel mit bloßen Atemübungen jedoch nicht erreichen. Wenn dir die oben beschriebene Übung in deinem jetzigen Zustand nichts bringt, solltest du eines der anderen in diesem Kapitel beschriebenen Bioplastizitätstools ausprobieren.

TOOLS FÜR DIE ARBEIT MIT DEN FASZIEN

Dieses Tool eignet sich eigentlich für alle Zustände, hilft uns aber besonders gut, aus einem zu heißen Zustand herauszukommen, wenn wir Angst vor Schmerzen haben. Eine der Strategien, die ich meinen Patientinnen und Patienten empfehle, um mit ihrer Haut, ihren Faszien und ihrem Weichteilgewebe in Kontakt zu kommen (und diese Verbindung zum Zweck der Regulation allmählich immer mehr zu vertiefen), zielt auf die thorakolumbale Faszie – die große, rautenförmige Faszie im unteren Rückenbereich – ab. Diese Strategie kann dir sehr weiterhelfen, wenn du unter Dauerschmerzen leidest oder dich von deinem Körper (vor allem vom Magen-Darm-Bereich) abgekoppelt fühlst. Sie ist aber auch sinnvoll für Menschen, die Probleme mit der Interozeption haben, denn Rezeptoren für leichte Berührungen können unsere interozeptiven Fähigkeiten zum Leben erwecken.

Zur Erinnerung: Ich empfehle dir dringend, vorher mit deinem Arzt zu sprechen, wenn du dir nicht sicher bist, ob diese Tools sich für dich eignen!

Tool 5: Berührung (Partnerübung)

Da man für diese Übung einen Partner braucht, bietet sie dir quasi gleich doppelte Unterstützung. Bei dieser Übung geht es nämlich nicht nur um die Faszien – und somit um dein interozeptives System –, sondern gleichzeitig auch um die Dynamik der Co-Regulation, also um dein Social-Engagement-System. Weil es sich dabei um eine interaktive Übung handelt, solltest du sie mit jemandem machen, in dessen Gesellschaft du dich wohlfühlst. Die Übung kann dir übrigens auch sehr weiterhelfen, wenn du dich von deinem Körper und deinen physischen Empfindungen häufig abgekoppelt fühlst.

Du kannst mit ihr die komplexen, leistungsstarken Mechanismen deines Gehirns nutzen, um eingehende Signale differenziert wahrzunehmen und die sensorischen Landkarten in deinem Gehirn zu präzisieren.[157] (Du erinnerst dich sicherlich noch daran, dass wir auf Seite 179 über die sensorischen Landkarten und das »Verwischungsphänomen« gesprochen haben.)

1. Lege dich in bequemer Haltung auf den Bauch. Dann bitte deinen Übungspartner, dich an zufällig ausgewählten Stellen deines Rückens entweder mit einem Weinkorken oder dem Deckel eines Stifts leicht zu berühren. Deine Aufgabe ist es nun, herauszufinden, welches Werkzeug er benutzt und wo genau er dich berührt hat, indem du gleich danach auf die Stelle zeigst. Notiere dir deine Treffsicherheit (wie viele Treffer bei 20 Versuchen?) und – falls du die Möglichkeit hast, diese Übung täglich zu machen – auch deine Fortschritte. Wenn dein Partner dir Feedback dazu geben kann, wo er dich berührt hat, und ob deine Angaben stimmten, ist das natürlich umso besser.
2. Als Nächstes zeichnet dein Übungspartner mit leichter Berührung einen Buchstaben oder eine Zahl auf deinen Rücken, und du sollst herausfinden, was für ein Buchstabe oder was für eine Zahl das war. Wie oben beschrieben, kannst du deine Trefferzahl auch hier wieder schriftlich festhalten, um herauszufinden, inwieweit deine Bioplastizität sich im Lauf der Zeit verbessert.

Tool 6: Berührung (Solo-Übung)

Wenn du es verträgst, kannst du als Nächstes tiefen Druck ausüben, um andere Rezeptoren deines propriozeptiven Systems zu stimulieren, wodurch sich, wie bereits erwähnt, Angstzustände nachweislich bessern können.[158] Nutze hier zwei weiche Massagebälle oder in eine Socke eingewickelte Tennisbälle, um dein Gehirn-Körper-System zu trainieren.

1. Um mit dem Bereich deines Körpers in Kontakt zu treten, um den es jetzt geht, solltest du dich auf einen Stuhl mit durchgehender Rückenlehne setzen, deine Füße flach auf den Boden stellen und herauszufinden versuchen, wie dein Sollwert gerade eingestellt ist.

- Spürst du die Empfindungen in deinem unteren Rücken, wenn du dich auf deinen Körper einstimmst?
- Gibt es Stellen, mit denen du leicht in Verbindung treten kannst?
- Gibt es Bereiche, in denen es dir schwerfällt, körperliche Empfindungen wahrzunehmen? Vielleicht fühlen diese Bereiche sich wie taub oder gefühllos an, oder du nimmst sie nur undeutlich wahr. Versuche dich von allen Spekulationen oder Geschichten darüber zu lösen, was das bedeuten könnte oder wie sich diese Körperbereiche eigentlich anfühlen sollten.

2. Platziere die Massage- oder Tennisbälle leicht zwischen deinem Rücken und dem Stuhl, und zwar in dem Bereich zwischen unterster Rippe und Becken. Lass die Bälle von oben nach unten und dann von links nach rechts rollen, wobei du sämtliche Knochenvorsprünge aussparen solltest.
3. Und nun experimentiere ein bisschen mit dem Druck. Was passiert, wenn du die Bälle mit tiefem, langsamem Druck fester in deinen Rücken hineindrückst?
4. Mache ein paar Minuten lang so weiter und lass die Hände dabei in deinem Schoß ruhen. Hat sich die Temperatureinstellung deines inneren Thermostats verändert? Nimmst du die Empfindungen in deinem unteren Rückenbereich jetzt anders wahr als vor dieser Übung?

Tool 7: Tieferer Druck für deine Stretch-Zone

Im vierten und letzten Teil dieser Übungsserie werden wir tieferen Druck auf unseren Rücken ausüben, der auch das propriozeptive und interozeptive System miteinbezieht. Das ist eine hervorragende Methode, um diese beiden Systeme zu »trainieren«.[159] Sind sie nämlich im Ungleichgewicht, kann das – so vermuten Wissenschaftler jedenfalls – zu Ängsten, Depressionen, chronischen Schmerzen, Reizdarmsyndrom und anderen Verdauungsproblemen führen. Du kannst die Stärke des Drucks bei dieser Übung abwandeln und jederzeit damit aufhören, wenn du möchtest.

Diese Übung eignet sich sowohl zum Herunter- als auch zum Hochregulieren. Sie hilft dir, wieder aus dem heißeren sympathikotonen Zustand deines Nervensystems herauszukommen, denn sie kann deinen Vagotonus erhöhen, deine Sympathikusaktivierung hemmen, Anspannungen im Körper entgegenwirken und zur Regulierung deiner Atmung beitragen – und all das signalisiert deinem Gehirn, dass du nicht in Gefahr bist. Außerdem hilft diese Übung dir, aus dem dorsal-vagalen Zustand herauszukommen, wenn du dissoziierst oder es dir schwerfällt, mit deinem Gehirn in Verbindung zu treten. Mit ihr kannst du deine Insula und deine Frontallappen leichter »online« halten.

Die Technik, die ich nun gleich beschreiben werde, versetzt dein Gehirn-Körper-System in leichten bis mittleren Stress. Sie ist ein sanfter Weg in die so wichtige Stretch-Zone, in der echtes Wachstum stattfindet. Mithilfe dieser Übung können wir die Resilienz entwickeln, die wir brauchen, um unangenehme körperliche Empfindungen wahrzunehmen und uns darauf einzustimmen, ohne uns dadurch überwältigt zu fühlen oder aus unserem Toleranzfenster herausdrängen zu lassen. Auf diese Weise können wir auch die Vorhersagen unseres Gehirns darüber verändern, welche Körperempfindungen bedrohlich und welche ungefährlich für uns sind.

Bei der Arbeit mit diesem Tool ist es wichtig, zu erkennen, ob du gerade dabei bist, in einen heißeren Zustand hineinzugeraten. Typische Anzeichen dafür sind feuchte Handflächen, zusammengebissene Zähne, eine angespannte Körperhaltung, Übelkeit und ein Gefühl von Angst oder innerer Erregung.

Wenn dich diese Übung in den kälteren, dorsal-vagalen Zustand versetzt, fühlst du dich vielleicht nicht so stark mit deinem

Körper verbunden wie sonst, nimmst die Dinge um dich herum nur noch verschwommen wahr und spürst vielleicht auch, wie dein Energieniveau absinkt oder dein Körper in sich zusammensinkt. In solchen Fällen ist es am besten, weniger Druck auszuüben, die Übungsdauer zu verkürzen oder zu den beiden vorigen Trainingstools zurückzukehren.

1. Lege dich mit angewinkelten Knien auf den Boden und rolle dich dann langsam auf eine Seite. Schiebe die Massage- oder Tennisbälle (siehe Tool 6 auf Seite 316) in denselben Körperbereich, den du in Übung 6 massiert hast, und spare dabei sämtliche Knochenvorsprünge aus. Dann drehe dich langsam wieder auf den Rücken und lasse deinen Körper mit seinem ganzen Gewicht auf die Bälle hinabsinken, wobei du die Knie weiterhin angewinkelt hältst. Wenn der Druck zu stark ist, kannst du ein Kissen unter deinen Kopf und deine beiden Schultern legen.

   Vielleicht fühlt sich das unangenehm an und bringt dich an den Rand deiner Stretch-Zone, aber das macht nichts. Denke daran, dass wir mit dieser Übung ein gewisses Maß an Unbehagen erzeugen wollen, ohne dass du dabei jedoch die Grenzen deines Toleranzfensters überschreiten sollst. Wenn es dir zu viel wird, kannst du diese Übung jederzeit beenden, indem du dich auf die Seite rollst.
2. Entspanne dich und achte auf deine körperlichen Empfindungen.
   - Wie fühlt es sich an, dich auf Körperempfindungen zu konzentrieren, die sich womöglich unangenehm oder unbequem anfühlen? Vielleicht musst du dich wieder in deinen Körper hinein entspannen, indem du deine Kiefer- und Gesichtsmuskulatur lockerst.
   - Fällt dir auf, dass die Einstellung deines inneren Thermostats sich verändert hat?

- Hat sich an deiner Atmung oder an den Empfindungen und Emotionen in deinem Körper etwas verändert?

3. Wenn du diese Übung fortsetzen möchtest, kannst du dein Becken erst auf der rechten und dann auf der linken Seite sanft absenken, sodass die Bälle von einer Seite zur anderen rollen. Möchtest du diese Bewegung in deine Übung einbauen, oder soll der Druck lieber so bleiben, wie er ist? Versuche, dich auf deinen Körper einzustimmen, und lade ihn dazu ein, sich zu entspannen, statt irgendetwas erzwingen zu wollen.
4. Setze diese Übung so lange fort, wie du möchtest. Sobald du damit fertig bist, überprüfe deinen inneren Thermostat, um festzustellen, ob sich etwas an seiner Einstellung verändert hat.

Wenn wir uns im dorsal-vagalen Zustand befinden, verstärkt dieses Tool den sensorischen Input in den Hirnregionen, die für unsere Selbstwahrnehmung zuständig sind, sodass wir uns wieder mit unserem Körper verbinden können. Sollten wir uns vorher in einem dysregulierten Zustand befunden haben und noch nicht für interozeptive Selbstwahrnehmungsübungen bereit sein, ist dieses Tool eine hervorragende Methode, unser Gehirn-Körper-System zu trainieren, ohne es zu überfordern. Für neurodivergente Menschen kann diese Übung eine Hilfe sein, wenn alleinige Interozeptionsübungen ihnen schwerfallen – vor allem, wenn ihre körperlichen Empfindungen zu »leise« sind.

Wenn du kannst, solltest du dieses Tool in allen Zuständen deines Nervensystems ausprobieren. Achte darauf, wie du dich bei dieser Übung körperlich und seelisch fühlst, und nimm auch deine Atmung, deinen Herzschlag und die Geschichten wahr, die dir dabei im Kopf herumgehen.

Gib dir Wahlmöglichkeiten!

Ich weiß, dass ich das inzwischen schon mehrfach erwähnt habe, möchte aber trotzdem noch einmal darauf hinweisen: Unser Nervensystem hat gerne die Wahl. Wenn du dein Nervensystem wieder in einen regulierten Zustand zurückbringen möchtest, solltest du in dich hineinhören und Rücksicht auf deine Bedürfnisse nehmen. Zustände der Dysregulation verschlimmern sich immer dann, wenn du dich machtlos und handlungsunfähig fühlst. Daher ist es wichtig, dass du das Gefühl hast, wählen zu können und dein Leben bis zu einem gewissen Grad unter Kontrolle zu haben.

Dabei können »Wenn … dann …«-Aussagen dir sehr helfen. Zum Beispiel:

- Wenn *ich mich von diesen Interozeptionspraktiken überwältigt oder überfordert fühle,* dann *werde ich die Augen aufschlagen.*
- Wenn *ich mich dabei vage oder benommen fühle,* dann *werde ich aufstehen und mich ein bisschen bewegen.*
- Wenn *ich merke, dass meine Ängste sich dadurch verschlimmern,* dann *werde ich mit diesen Übungen aufhören und stattdessen mit meinem Exterozeptionstraining weitermachen.*

Schreibe nun bitte ein paar eigene »Wenn … dann …«-Aussagen in dein Notizbuch oder Tagebuch, die du bei den Übungen beherzigen möchtest, um dein Nervensystem wieder unter Kontrolle zu bekommen.

Solltest du an irgendeinem Punkt deines Trainings bemerken, dass du immer tiefer in einen dysregulierten Zustand hineingerätst, kannst du dein Training nach dem Muster der obigen »Wenn … dann …«-Statements anpassen, indem du dich mithilfe der in diesem Kapitel empfohlenen Strategien erdest und dich dabei zusätzlich von der Dynamik der Co-Regulation unterstützen lässt.

Tool 8: Erstelle eine Playlist, um dich aus deinem zu heißen Zustand herauszuholen

Wie wir bereits in Kapitel 8 erfahren haben, zeigen wissenschaftliche Untersuchungen, dass Musik sich auf unsere körperliche und emotionale Verfassung auswirkt.[160] Deshalb habe ich dir ja bereits empfohlen, für jeden Zustand deines Nervensystems eine eigene Playlist zu erstellen. Wenn wir uns gerade in einem heißeren Zustand befinden, kann langsame, beruhigende Musik dazu beitragen, uns wieder in unser Toleranzfenster zurückzubringen. Im weitesten Sinn hat jedes Musikstück, das zu unserer momentanen Befindlichkeit passt, positive Auswirkungen auf uns. Das kann zum Beispiel Rockmusik sein, wenn wir wütend sind, oder elektronische Tanzmusik, wenn wir »hibbelig« oder in verspielter Stimmung sind.

Schlage nun einmal dein Notiz- oder Tagebuch auf und schreibe die Titel von fünf Songs oder Liedern hinein, von denen du glaubst, dass sie dich zur Ruhe bringen können, wenn du dich in einem Hyperarousal-Zustand befindest. Nachdem du die Songs ausgewählt hast, nimm dein Smartphone zur Hand und erstelle eine Playlist. Ergänze diese Liste immer dann, wenn du einen Song entdeckst, den du als beruhigend oder friedlich empfindest. Immer wenn du etwas brauchst, was dich ein bisschen herunterreguliert, kannst du deine Kopfhörer aufsetzen, auf die Play-Taste drücken, die Augen schließen und dich von der Musik zu dir selbst zurückbringen lassen. Wenn du also das nächste Mal spürst, dass du in einen zu heißen Zustand hineingerätst, brauchst du einfach nur auf »Play« zu drücken!

Tool 9: Erstelle eine Playlist, um in deinen Spielzustand zu finden

Wie bereits in Kapitel 1 besprochen, *wollen* wir manchmal sogar in einem heißeren Zustand bleiben – nämlich dann, wenn wir das Mehr an Energie, das dieser Zustand uns liefert, gut gebrauchen können. Solltest du für einen wichtigen sportlichen Wettkampf trainieren oder dich auf eine Präsentation vorbereiten, musst du dich in diesem oberen Fenster befinden, um zu Höchstleistungen imstande zu sein.

Stell dir nun diese beiden Szenarien vor – Wettkampf oder Präsentation oder ähnliche, die sich in deinem Leben ergeben könnten – und überleg dir, welche Musik du hören könntest, um dich so weit herunterzuregulieren, dass dein Denkgehirn sich einschaltet und deine Systeme sich ein bisschen beruhigen, während du gleichzeitig in dem gewünschten energiegeladenen, motivierten und angeregten Zustand bleibst. Das ist der gemischte Zustand des Spiels, über den wir bereits gesprochen haben. Und bei der Musik, die dich in diesen Zustand versetzt und dort hält, handelt es sich wahrscheinlich um Songs mit flottem Rhythmus, die dich glücklich machen und freudig erregen, sodass du jetzt am liebsten in der Gegend herumspringen und -tanzen würdest.

Liste fünf verschiedene Songs auf, die dich in diese spielerische Stimmung versetzen, und nimm sie in deine Playlist auf.

Einfache Tools für eine schnelle Co-Regulation

Um aus einem zu heißen Zustand herauszukommen und dein Social-Engagement-System zu aktivieren, solltest du vielleicht mal ein paar der unten beschriebenen Aktivitäten ausprobieren. Erstelle in deinem Notiz- oder Tagebuch eine Liste mit eigenen Ideen dazu und ergänze diese Liste fortlaufend, sobald dir eine weitere Aktivität einfällt, die sich dafür eignet und dir Spaß macht.

Allein (in Gesellschaft von Tieren oder fremden Menschen)	**Gemeinsam (in Gesellschaft von Menschen, die du kennst)**
Gehe allein (oder mit deinem Hund, falls du einen hast) in den Park. Mache einen Spaziergang am Strand. Nimm an einem Spinningkurs teil. Nimm an einem Yin-Yoga-Kurs teil.	Gehe zusammen mit deiner besten Freundin ins Kino. Mache zusammen mit deinem Partner einen Tanzkurs. Besuche zusammen mit deinem Bruder oder deiner Schwester einen Comedy-Abend.

BEZIEHE NUN AUCH DIE REGULATION »VON OBEN NACH UNTEN« IN DEIN TRAINING MIT EIN

Inzwischen hast du ein paar sehr wirksame »Von unten nach oben«-Strategien kennengelernt. Nun ist es an der Zeit, alles zusammenzubringen, indem du auch das Element der Regulation »von oben nach unten« – also vom Gehirn zum Körper – in dein Training einbaust.

Wie wir inzwischen wissen, sind Tools, bei denen man *nur* mit dem Körper oder *nur* mit dem Gehirn arbeitet, nicht sonderlich hilfreich. Um unser Nervensystem erfolgreich zu resetten und auch in Zukunft im Gleichgewicht bleiben zu können, müssen wir Informationen aus dem Körper mit denen aus dem Gehirn verbinden. Und wir sollten uns ruhig auch ein paar Gedanken darüber machen, welche Faktoren von außen nach innen auf uns und unser Nervensystem einwirken. Dazu gehören nicht nur die biologischen Systeme in Körper und Gehirn, sondern auch alles, was wir nicht sehen können – körperliche Empfindungen sowie Emotionen und Gedanken, die den endlosen Energiekreislauf in unserem Inneren anheizen. Auch Einflussfaktoren wie beispielsweise unsere zwischenmenschlichen Beziehungen, die Gemeinschaft, in der wir leben, und unsere momentane Work-Life-Balance gehören dazu.

Wissenschaftliche Untersuchungen zeigen, dass Ängste und Depressionen von einer falschen Erwartungshaltung im Hinblick auf die Zukunft geprägt sind (und teilweise vielleicht sogar dadurch *verursacht* werden).[161]

Deshalb lohnt es sich, die Bereiche deines Lebens ein bisschen genauer unter die Lupe zu nehmen, in denen dein Gehirn falsche Vorhersagen trifft, die sich dann negativ auf deine Physiologie auswirken. Über diese Lebensbereiche solltest du dir unbedingt Gedanken machen, sobald du dich das nächste Mal in einem angenehmen, sicheren, regulierten Zustand befindest. Sobald du weißt, um welche Bereiche es bei diesen Vorhersagen und Geschichten geht, kannst du anfangen, sie in Gedanken von den sensorischen Informationen zu entkoppeln, die du gerade erhältst.

Ich sehe diese Übung als eine Art Schatzsuche – nur dass du in diesem Fall nicht nach Gold oder Juwelen, sondern nach Gedanken und Geschichten suchst, die dich innerlich limitieren. Das ist vielleicht nicht ganz so lukrativ, aber als Erkenntnis genauso wertvoll.

Tool 10: Suche nach Lebensbereichen, in denen du von einer falschen Neurozeption ausgehst

Angenommen, eine unserer Erwartungen, die von oben nach unten (also vom Gehirn an unseren Körper) weitergegeben werden, besagt, dass wir in Beziehungen immer Enttäuschungen erleben werden. Diese Erwartung führt dazu, dass wir uns sofort von Menschen zurückziehen, wenn sie unsere Nachrichten nicht beantworten, und erzeugt eine starke Angst davor, verlassen zu werden.

Bei starker stressbedingter innerer Erregung kommuniziert unser Überlebensgehirn mit uns durch Empfindungen und Gefühle, die wir in unserem Körper spüren. In solchen Situationen könnte es uns zunächst einmal weiterhelfen, zu lernen, dass es sich hierbei um verkörperte, erfahrungsbasierte Empfindungen und Gefühle handelt. Wenn wir genügend Strategien erlernt und geübt haben, die uns bei der Verankerung in unserem Stresstoleranzfenster helfen, können wir uns die unten stehenden Fragen stellen oder uns mit jemandem, zu dem wir Vertrauen haben, in Co-Regulation begeben, um mit unseren körperlichen Empfindungen und Emotionen in Kontakt zu kommen.

Die Beantwortung dieser Fragen hilft dir, dich mithilfe deiner Erfahrung auf deine Physiologie einzustimmen und »Von unten nach oben«- und »Von oben nach unten«-Signale miteinander zu verbinden. Dabei kannst du auf deine interozeptiven Fähigkeiten zurückgreifen, um

- in einen regulierten Zustand zu kommen,
- dich auf die Empfindungen und Impulse einzustimmen, die durch deinen Körper hindurchfließen,
- die Gedanken zu prüfen, die in dir aufsteigen.

Setze dich so bequem wie möglich hin, richte deine Aufmerksamkeit auf deinen Körper und stelle dir folgende Fragen:

- Wie zeigt sich diese Angst in deinem Körper?
- Wie fühlt es sich an, mit deiner Angst »in Kontakt« zu sein?
- Wenn du diesen Empfindungen, Gefühlen und Emotionen ein Mikrofon in die Hand drücken könntest, was würden sie dir dann wohl sagen?

- Was brauchen sie vielleicht gerade?
- Wie alt fühlst du dich, wenn du mit diesen Empfindungen, Gefühlen und Emotionen in Kontakt bist? Fühlst du dich wie dein erwachsenes Ich oder eher wie ein jüngerer Teil von dir?
- Kann der erwachsene Teil von dir sich auf dein jüngeres Ich einstimmen?

Dank dieses Tools können unsere körperlichen Empfindungen und Impulse sich so weit auflösen, dass wir an einen Punkt der Ruhe und Stabilisierung kommen und unser Nervensystem wieder regulieren. So können wir auch die ständig in unserem Kopf ablaufenden, nicht integrierten impliziten Erinnerungen zu einem Teil unseres autobiografischen, expliziten Gedächtnisses machen. Sie gehören jetzt zu einem alten Kapitel unserer Geschichte und hindern uns nicht länger daran, voll und ganz im gegenwärtigen Augenblick zu leben.

Wenn wir gestresst sind oder über das Verhalten eines anderen Menschen nachgrübeln, stellen wir uns oft Fragen wie diese hier:

- *Warum überkommt mich in Beziehungen immer diese Angst?*
- *Woher kommt diese Angst?*
- *Was hat meine Familie mir im Hinblick auf Beziehungen vorgelebt?*
- *Was wird meiner Meinung nach wohl in meinen Beziehungen passieren, wenn jemand nicht auf eine Textnachricht von mir antwortet oder ich nicht weiß, wo er oder sie ist?*

Das sind zwar interessante und nützliche Überlegungen, über die du nachdenken kannst, wenn du dich innerhalb deines Toleranzfensters befindest. Sie halten dich allerdings im verstandesmäßigen Verarbeitungsmodus fest, statt dass du das, was gerade geschieht, in deinem Körper *fühlst*. Und diese rein intellektuelle Verarbeitung ist vielleicht nicht so hilfreich, wenn du dich gerade in einem dysregulierten Zustand befindest, denn dabei ist in erster Linie unser Denkgehirn aktiv. Dinge zu Tode zu analysieren, führt nur dazu, dass wir noch mehr grübeln als sonst oder förmlich besessen davon sind, was irgendjemand anders tut oder nicht tut.

Tool 11: Unterziehe deine limitierenden Glaubenssätze und Narrative einer kritischen Prüfung

Inzwischen hast du ein paar Bereiche deines Lebens analysiert, über die dir unzutreffende Gedanken, Vorstellungen und Geschichten im Kopf herumgehen. Nun kann es hilfreich sein, noch einen Schritt weiterzugehen und diese Vorstellungen und Geschichten, die dich innerlich limitieren und einschränken, behutsam zu hinterfragen.

In der nun folgenden Übung sollst du all diese Vorstellungen und Überzeugungen der Reihe nach durchgehen – aber bitte nur dann, wenn du dich gerade reguliert fühlst. Anhand der unten stehenden Fragen sollst du herausfinden, wo diese Vorstellungen herkommen, warum sie dir früher vielleicht tatsächlich weitergeholfen haben und inwiefern sie sich heute negativ auf dich auswirken. Notiere dir die Glaubenssätze und deine Antworten auf die unten stehenden Fragen in deinem Notiz- oder Tagebuch, damit du sie jederzeit nachlesen kannst, wenn du wieder einmal in diese negativen Gedanken abgleitest.

1. Vergegenwärtige dir einen dieser negativen Glaubenssätze und versuche dir dazu folgende Fragen zu beantworten:
   - Was hast du darüber zu anderen Menschen und zu dir selbst gesagt? Wie negativ waren deine Formulierungen?

- Stimmte das, was du damals gesagt hast?
- Kannst du jetzt mit hundertprozentiger Sicherheit sagen, dass diese Überzeugung oder Vorhersage zutrifft?

Dank dieser Vorgehensweise des kritischen Hinterfragens wird es dir gelingen, nicht mehr automatisch auf bestimmte Situationen zu reagieren, sondern dein Nervensystem neu zu kartieren. Auch wenn du nicht genau weißt, ob eine bestimmte Vorstellung oder Überzeugung zutrifft oder nicht, ist es etwas ganz anderes, diese Vorstellung zumindest einmal infrage zu stellen, als automatisch davon auszugehen, dass du versagen wirst oder nicht gut genug bist.

2. Überlege dir, was in deinem Nervensystem passiert, wenn du an diesen Satz glaubst. Vielleicht spürst du dabei einen Widerstand in deinem Körper. Vielleicht empfindest du einen dumpfen Schmerz der Scham in Brustkorb und Bauch und hast das Gefühl, dich von irgendetwas lösen zu wollen. Versuche all die subtilen Veränderungen, die du jetzt spürst, bewusst wahrzunehmen.
3. Frage dich, woher diese Überzeugung kommt. Wenn dir ein paar der Gefühle und Emotionen, die du dir in Schritt 2 bewusst gemacht hast, bekannt vorkommen, hast du vielleicht schon eine Vorstellung davon, wie diese Überzeugung entstanden ist. Wenn nicht, ist das auch okay. Versuche dich an eine frühere schwierige Lebensphase zu erinnern, in der etwas Ähnliches passiert ist.
4. Und nun frage dich, wovor dein Gehirn dich mit dieser Vorstellung oder Überzeugung zu schützen versucht. Oft verinnerlichen wir solche Glaubenssätze in Situationen, in denen unsere Emotionen besonders stark sind, um nicht wieder verletzt zu werden. Aber denke in diesem Kontext einmal über folgende Fragen nach:
   - Schützt diese Überzeugung dich wirklich?

- Wie sähe dein Leben aus, wenn du nicht mehr daran glauben würdest?
  Achte darauf, was jetzt in deinem Körper passiert. Was für Empfindungen nimmst du wahr?
- Was würdest du anders machen, wenn du nicht mehr an diese Überzeugung glaubtest? Kannst du das heute in die Tat umsetzen?

Mithilfe dieser Übung kannst du Handlungsfähigkeit und Autonomie kreieren. Beides ist wichtig für ein gesundes Nervensystem.

Eine aktualisierte Landkarte

Da wir wissen, dass chronischer und traumatischer Stress einen neurologischen Fußabdruck hinterlassen kann, ist die Aktualisierung deiner inneren Landkarte, mit der du in Kapitel 7 begonnen hast, eine wichtige Voraussetzung dafür, dass du lernst, dich in deinem Körper wieder zu Hause zu fühlen. Interozeption ist ein plastisches System; wenn du dir dieses System zunutze machst, kannst du dauerhafte Veränderungen bewirken. Indem du deine interozeptive Treffsicherheit verbesserst, bekommst du einen Kompass und eine klar lesbare, genaue Landkarte, mit deren Hilfe du deine Lebensziele erreichen kannst.

Mit dieser aktualisierten Karte, die dein Leben nicht so abbildet, wie es früher war, sondern so, wie es jetzt ist, kannst du dich mit innerer Resilienz und einem Gefühl von Vertrauen und Offenheit durch die Irrungen und Wirrungen des Lebens hindurchmanövrieren. Ein stärkeres interozeptives System verbessert die wichtigen Parameter eines guten physiologischen Gleichgewichts, etwa ein robustes Immunsystem, eine gesunde Verdauung und die Fähigkeit zu erholsamem Schlaf.

Wenn du deine alten Landkarten neu zeichnest und neue Routen und Orientierungspunkte hinzufügst, die Erfahrungen von Sicherheit und Verbundenheit beinhalten, kannst du im gegenwärtigen Moment leben. Dann bist du deinem äußeren Umfeld nicht mehr schutzlos ausgeliefert und kannst nicht mehr so leicht überwältigt werden. Du gibst dir selbst die Möglichkeit, das Leben mit frischer Neugier zu erkunden und darin Platz für neue Geschichten zu schaffen.

10

Tools, um aus dem zu kalten Zustand herauszukommen

Wenn du weißt, dass du dazu neigst, längere Phasen in deinem kalten dorsal-vagalen Zustand zu verharren und dich von deinen körperlichen Signalen abzukoppeln, kann es sehr hilfreich sein, dir dreimal am Tag einen Wecker zu stellen, der dich daran erinnert, kurz in dich hineinzuhören, dich auf die Signale deines Körpers zu konzentrieren und zu überprüfen, wie der Thermostat deines Nervensystems eingestellt ist.

Bei einigen Tools in diesem Kapitel handelt es sich um Variationen der Strategien und Techniken aus dem vorigen Kapitel, bei denen es darum ging, aus einem zu heißen Zustand herauszukommen. Manche Übungen zielen aber auch auf das Gefühl der Losgelöstheit oder Distanziertheit ab, das viele Menschen in diesem kälteren dorsal-vagalen Zustand empfinden. Oft fühlen sie sich dann ihren eigenen Beschreibungen nach weit von ihrer tatsächlichen Umgebung entfernt oder bewegen sich »wie im Nebel« durch die Welt. Manche dissoziieren sogar oder haben das Gefühl, sich allein in einem kalten, dunklen Raum zu befinden oder von ihrem Körper wegzuschweben. In solchen Situationen können Containment-Tools wie die Klopfübung auf Seite 337 und die »Leichte Berührung« auf Seite 342 hervorragende Möglichkeiten sein, zu sich selbst zurückzufinden und in den eigenen Körper zurückzukehren.

Der Begriff »Containment« beruht auf der Idee, dass unser Körper ein Behälter ist, der alles in sich aufnimmt und aufbewahrt, was wir erleben und erfahren – einschließlich unserer Gefühle, Gedanken, Empfindungen, Erinnerungen, ja sogar unserer Hoffnungen und Wünsche. Containment-Tools verhelfen uns dazu, den physischen Behälter unseres Körpers zu spüren und unser Bewusstsein wieder auf die Empfindungen unseres Körpers und unserer Haut zurückzulenken. Wir nutzen unsere Sinneswahrnehmungen (Exterozeptoren) und senden taktile Informationen an unser Gehirn.

Denke daran, wie schnell sich ein weinendes Baby durch »Pucken« beruhigen lässt. Ein ähnliches Prinzip gilt auch für Erwachsene, die sich in einem dysregulierten Zustand befinden. Wenn wir an unseren Körper erinnert werden, indem wir beispielsweise sanft auf unsere Haut klopfen oder uns vielleicht sogar selbst umarmen oder halten, kann unser Nervensystem sich dadurch beruhigen. Unseren Körper physisch zu berühren, bringt uns dadurch in diesen Körper – und in die Gegenwart – zurück.

❄ DIE RICHTIGEN TOOLS FÜR DEN KALTEN ZUSTAND

Wie fühle ich mich, wenn ich mich auf mein Nervensystem einstimme?	Was hat mich in diesen Zustand gebracht?	Welche Tools könnten mich wieder aus diesem Zustand herausholen?
Hilflos; zusammengesunken Starker Drang, mich auf die Couch zu legen Hoffnungslos. Es hat keinen Sinn, es zu versuchen.	Ich habe die Post geöffnet, und es waren mehrere Rechnungen dabei.	Sanfte Bewegungen Playlist Meine Füße ins Meer stecken

Wie fühle ich mich, wenn ich mich auf mein Nervensystem einstimme?	Was hat mich in diesen Zustand gebracht?	Welche Tools könnten mich wieder aus diesem Zustand herausholen?
Ich empfinde Scham. Ich habe das Gefühl, dass sich ein Nebel zwischen mich und den Raum gesenkt hat, in dem ich mich befinde. Ich fühle mich allein und isoliert, als ob irgendetwas an mir falsch oder schlecht wäre.	Ich habe auf Instagram gesehen, dass meine Freunde an einem Event teilgenommen haben, zu dem ich nicht eingeladen war.	Interozeption Einen Freund anrufen In einen Park gehen, wo Leute sind Nachfragen, warum ich nicht eingeladen wurde
Ich fühle mich kritisiert und verspüre ein Gefühl der Hoffnungslosigkeit. Ich kann nichts tun. Ich spüre eine Aktivierung in meinem Inneren, die mir Angst einjagt. Ich habe ein ungutes Gefühl, als würde gleich irgendetwas schiefgehen.	Meine Chefin hat mir eine E-Mail geschickt und mich auf etwas hingewiesen, was ich nicht zu ihrer Zufriedenheit erledigt hatte.	Eine Playlist erstellen, um mich aus meinem kalten Zustand herauszuholen Weinen

Bioplastizitätstools

Tool 1: Nutze deine Körperhaltung, um dein Nervensystem hochzuregulieren

Im vorigen Kapitel haben wir unsere Körperhaltung dazu genutzt, um aus dem sympathikotonen Zustand unseres Nervensystems herauskommen. Das Gleiche können wir auch im dorsal-vagalen Zustand tun. Wir können uns synchron mit unserer Atmung vom Liegen in eine aufrechte Sitzposition begeben.

Wenn wir uns dabei wohl genug fühlen und feststellen, dass das Sitzen uns aus dem Hypoarousal-Zustand herausführt, können wir auch aufstehen. Dadurch steigt unser Blutdruck, und das Gehirn erhält mehr propriozeptive und interozeptive Informationen, die uns helfen, in unser Toleranzfenster zurückzukehren, wenn wir uns gerade in einem Shutdown oder Erstarrungszustand befinden.

BEWEGUNGSTOOLS

In diesem kälteren dorsal-vagalen Zustand fühlen wir uns oft energielos und wie kollabiert. Es kann in diesem Zustand passieren, dass wir dissoziieren und in die Immobilisation verfallen. In Kapitel 1 dieses Buches haben wir Samin kennengelernt, die sich nur schwer zum Besuch einer Party entschließen konnte. Sie hatte Angst davor, dass die Partygäste sie nach ihrer Beziehung (die in die Brüche gegangen war) oder nach ihrem Wohnort (sie hatte wieder bei ihren Eltern einziehen müssen) fragen würden.

Samin schämte sich für ihre Lebenssituation und wollte nicht gesehen werden, und das zeigte sich an ihrer Körperhaltung und ihrer Energielosigkeit im Umgang mit anderen Menschen. Wenn sie auf der Couch saß, wirkte sie krumm und in sich zusammengesunken und ließ die Schultern hängen.

Versetz dich einmal in einen Zustand zurück, in dem du dich – ähnlich wie Samin – schlapp und energielos gefühlt hast und unter Schamgefühlen littest. Überlege dir, was deinem Körper vielleicht fehlte oder was du gerne getan hättest, um ihm mehr Energie zu liefern. Nimm dein Notizbuch oder Tagebuch zur Hand und schreibe fünf von diesen Ideen oder Aktivitäten auf.

Für Samin wäre leichte Bewegung eine einfache, effektive Möglichkeit gewesen, ihren Sympathikus zu aktivieren und in den ventral-vagalen »Genau richtig«-Zustand zurückzukehren, in dem sie sich wohlfühlt und in offener, kontaktfreudiger Stimmung ist. Vor der Party hätte ein Spaziergang um den Block oder eine leichte Tätigkeit wie beispielsweise Gartenarbeit ihr Energie liefern und sie in den gegenwärtigen Moment zurückbringen können; denn dadurch hätte sie sich mithilfe ihrer Exterozeptoren an ihrer äußeren Umgebung orientiert. Auch auf der Party hätten einfache Aktivitäten wie Aufstehen und Herumlaufen oder ein paar kleine Bewegungen (zum Beispiel Wackeln mit Fingern und Zehen) ausgereicht, um sie auf sanfte Weise wieder in einen regulierten Zustand zurückzubringen.

Dorsal-vagal: Sanfte Bewegungen, um wieder mehr Energie zu bekommen

Wenig Energie	Viel Energie
Dir Bewegungen vorstellen Auf einem Therapie- oder Fitnessball sitzen Klopfübungen Spazieren gehen	In einen Park gehen Im Liegen deine Extremitäten bewegen Aus dem Sitzen aufstehen Marschieren

Tool 2: Klopfübung

Wir wollen nun die Klopfmethode als Containment-Strategie einsetzen. Zur Erinnerung: Containment-Tools wie beispielsweise Klopfen tragen dazu bei, uns auf die sensorischen Informationen unseres Körpers einzustimmen. Das kann uns helfen, den »Lautstärkeregler« unseres Gehirns aufzudrehen, wenn wir gerade dissoziieren. Eine solche Aktivität kann ausreichen, um wichtige Bereiche unseres Denkgehirns online zu halten, wenn wir in einen dissoziativen Zustand hineingeraten. Wir nutzen unseren Körper dann also dazu, uns wieder im jetzigen Augenblick zu verankern und uns zu regulieren. Wie du gleich sehen wirst, verbinden wir dabei »Von unten nach oben«-Signale (sensorische Informationen) und »Von oben nach unten«-Signale (Wörter) miteinander.

1. Balle eine Hand locker zur Faust und halte dein Handgelenk dabei ebenfalls entspannt. Dann klopfst du mit dieser Faust sanft auf die Innenseite eines Arms, wobei du entweder an einer Stelle bleibst oder mit deinen Klopfbewegungen langsam und sanft an deinem Arm auf und ab wanderst. Du kannst den Arm auch umdrehen und an der Außenseite mit dem Klopfen beginnen; und du kannst die Klopfbewegungen entweder langsamer und rhythmisch oder schneller und leichter ausführen. Experimentiere ruhig ein bisschen herum, um herauszufinden, welche Methode sich für dein Nervensystem am besten eignet.
2. Um die Verbindung zwischen deinem Gehirn und deinem Körper zu stärken, halte deine Aufmerksamkeit auf die Empfindungen gerichtet, die du in deinem Körper spürst. Werden sie durch das Klopfen »lauter«? Als Nächstes beobachte, was passiert, wenn du in Gedanken ganz ruhig den Satz *Das ist mein Arm* vor dich hin sprichst. Damit verbindest du Signale von deinem Körper und Signale von deinem Gehirn mitein-

ander, um dich wieder in Richtung eines regulierten Zustands der zu bewegen.

3. Nun wandere mit diesen Klopfbewegungen deinen Arm hinauf, an deiner Schulter entlang und quer über deinen Brustkorb. Benenne in Gedanken jeden Körperteil, den du dabei berührst, und beobachte, was passiert, wenn du den »Lautstärkeregler« dieser sensorischen Informationen aufdrehst.
4. Wenn du sitzt, kannst du jetzt aufstehen und auch die Außenseiten deiner Beine beklopfen – entweder eines nach dem anderen oder beide gleichzeitig. Experimentiere mit der Stärke des Drucks und dem Tempo deiner Klopfbewegungen und variiere sie. Bei größeren Muskeln möchtest du vielleicht stärkeren Druck ausüben. Das kann den sensorischen Input für dein Gehirn erhöhen und dich näher an einen regulierten Zustand heranführen.
5. Achte darauf, wie es sich anfühlt, wenn deine Fingerknöchel auf deine Haut klopfen – wenn die Haut deiner Finger mit der Haut deiner Arme und Beine in Berührung kommt.
6. Richte deine Aufmerksamkeit nun auf die Veränderung deiner Energie und auch darauf, was sich bei dieser Übung an deinen Emotionen verändert. Notiere dir deine Antworten auf die unten stehenden Fragen in deinem Notiz- oder Tagebuch unter der Überschrift »Containment-Tool«.
   - Fühlst du dich jetzt fester in deinem Körper verankert?
   - Fühlst du dich sowohl körperlich als auch psychisch leicht?
   - Bist du in hoffnungsvollerer oder optimistischerer Stimmung?
   - Empfindest du deine Gedanken als ruhig?

Im Lauf dieser Übung sollte es dir gelingen, wieder ins Gleichgewicht zurückzukommen. Wenn du feststellst, dass die Klopfmethode nicht das Richtige für dich ist oder du zusätzlich noch weitere Hilfestellungen brauchst, kannst du natürlich auch andere Tools nutzen, die wir in diesem Kapitel behandeln oder die in der Tabelle auf Seite 333 aufgeführt sind.

Als es Tom, den wir in Kapitel 1 kennengelernt haben, nach dem Tod seiner Mutter schwerfiel, sich mit seinen Freunden zu treffen oder sich auf seine Arbeit zu konzentrieren, wäre eine Containment-Übung für ihn ein hervorragendes Hilfsmittel gewesen. Seine Arme, seine Beine oder seine Stirn zu beklopfen, wenn er sich von seiner Umgebung und seinen Mitmenschen abgekoppelt fühlte, hätte ihm helfen können, aus seinen auf Schamgefühlen beruhenden Gedanken heraus- und in seinen Körper zurückzukommen, und es hätte ihm geholfen, die Verbindung zu seinem Körper wiederherzustellen.

ATEMTECHNIKEN

Atemübungen werden oft empfohlen, sind aber nicht immer die Lösung

Zur Erinnerung: Wenn man sich in einem Zustand der Erstarrung, Dissoziation oder Panik befindet und sich dann auf seine Atmung konzentriert, kann sich das Gefühl der Dysregulation dadurch sogar noch verschlimmern. Ist das bei dir der Fall, solltest du stattdessen lieber ein paar der anderen Tools ausprobieren, die ich in diesem Kapitel beschreibe. Es ist wichtig, dass du erkennen lernst, in welchem Zustand dein Nervensystem sich gerade befindet und was sich durch bestimmte Atemtechniken daran verändert. Genauso wichtig ist es, sofort wieder mit diesen Atemübungen aufzuhören, wenn du merkst, dass du dadurch getriggert werden könntest.

Tool 3: Die 2:1-Atmung

In diesem Zustand spart unser Körper Energie, oder wir verfallen sogar in eine Schutzreaktion, die uns total immobilisiert. Wenn das passiert, sinken Herz- und Atemfrequenz und Blutdruck ab. Bei einem extremen Shutdown, wie Selena ihn in Kapitel 5 erlebt hat, kann es sogar zu einer Bradykardie kommen (das heißt, der Herzschlag verlangsamt sich so sehr, dass es gefährlich wird). Das kann dazu führen, dass man sich dissoziiert fühlt und vielleicht sogar ohnmächtig wird.

Um wieder aus diesem Zustand herauszukommen und in unser Toleranzfenster zurückzukehren, können wir eine Variante der 1:2-Atemtechnik aus dem Werkzeugkasten für den zu heißen Zustand praktizieren. Auch hierbei beginnen wir zunächst mit einer 1:1-Atmung und gehen dann zur 2:1-Atmung über.

1. Finde eine Position, in der du wach und gleichzeitig entspannt sein kannst. Der dorsal-vagale Zustand führt oft dazu, dass deine Wirbelsäule in sich zusammensackt und gebeugt ist; für eine effektive Atmung ist es aber wichtig, sie einigermaßen gerade – also »lang« – zu halten. Kannst du eine aufrechte Sitzposition einnehmen? Die Lunge selbst hat keine Skelettmuskeln, sondern ist für ihre Atemtätigkeit auf die Muskulatur des Brustkorbs angewiesen. Wir wollen daher nun das richtige Verhältnis zwischen Länge und Anspannung im Wirbelsäulenbereich herstellen, damit dein Körper effizient atmen kann.
2. Nimm deine Atmung zunächst einmal dort wahr, wo sie am leichtesten spürbar ist. Du könntest zum Beispiel die Zeitdauer einer Einatmung bestimmen. Wenn du beim Einatmen mitzählst, auf welche Zahl kommst du dann? Als Nächstes ermittelst du die Dauer deiner Ausatmung. Auf welche Zahl kommst du beim Ausatmen?

3. Wenn du in aufrechter Haltung bleibst und deine Wirbelsäule auf diese Weise »lang« machst – können deine Atemzüge sich dann auf natürliche Weise vertiefen? Kannst du dadurch zu einem leichten, natürlichen Atemrhythmus finden?
4. Gehe nun zunächst zu einem 1:1-Atemmuster über, indem du die kürzere Phase deiner Atmung um einen Zähler verlängerst. Achte dabei darauf, dass deine Wirbelsäule lang bleibt. Wenn du dein System hochregulieren willst oder eine Art Dissoziation verspürst, dann drücke deine Füße leicht in den Boden.
5. Jetzt kannst du versuchen, die Phase deiner Einatmung um einen Zähler zu verlängern, um deinem System ein bisschen Sympathikusenergie zuzuführen. Wenn wir in einen dorsalvagalen Kollaps abgetaucht sind, können wir mithilfe dieser Atemtechnik Energie in unserem Nervensystem mobilisieren.
6. Was passiert mit deinem Gehirn und deinem Körper gerade?
7. Nun könntest du versuchen, deine Einatmung noch ein bisschen mehr zu verlängern und die Ausatmung leicht zu verkürzen. Dadurch kann noch mehr mobilisierende Energie in dein System hineingelangen. Denke daran, dich dabei wieder in deinen Körper hinein zu entspannen, um keine zusätzliche Anspannung (vor allem in Nacken, Schultern und Zwerchfell) zu erzeugen.

Eine weitere »Von unten nach oben«-Technik, die du in Kombination mit der 2:1-Atmung anwenden kannst

Wenn du dich von deinem Körper abgekoppelt fühlst, versuche bitte zuerst wieder mit ihm in Verbindung zu treten, bevor du mit den Übungen in diesem Buch weitermachst.

1. Versuche das Gefühl deiner Füße auf dem Boden zu spüren, indem du sie in den Boden drückst. Was nimmst du dabei wahr?

2. Reibe als Nächstes über deine Beine. Im kalten dorsal-vagalen Zustand fließt der Blutstrom von den Extremitäten weg zur Körpermitte. Das Reiben deiner Beine kann dazu beitragen, dass das Blut wieder in Richtung Beine fließt. Was nimmst du dabei wahr?

Hat die 2:1-Atmung dir bei der Regulierung deines Nervensystems geholfen?

- Fühlt sich deine Herzfrequenz jetzt höher an (das heißt, entspricht sie in etwa deinem normalen Sollwert)?
- Fühlen deine Atemzüge sich tiefer und lebendiger an?
- Gehen dir irgendwelche Gedanken oder Geschichten im Kopf herum? Wenn ja, welche?

Eine solche Atemtechnik wäre für Selena hilfreich gewesen, denn sie hätte ihre Herzfrequenz ein bisschen beschleunigt und ihr Nervensystem gerade so weit hochreguliert, dass sie sich weniger dissoziiert und emotionslos vorgekommen wäre. Und das hätte ihr wiederum geholfen, ihren Sollwert zu erhöhen und zu ihrem Toleranzfenster zurückzukehren, um sich wieder ruhig zu fühlen, am Leben teilzunehmen und in eine offene, kontaktfreudige Stimmung zu kommen.

Tool 4: Leichte Berührung, um aus dem Erstarrungszustand herauszukommen

Im extremen dorsal-vagalen Zustand können wir in eine Art Erstarrung verfallen. In diesem Zustand kann nicht nur unser Körper, sondern auch unsere Atmung förmlich erstarren. Die Muskeln zwischen unseren Rippen (die sogenannten Interkostalmuskeln) verspannen sich und werden unbeweglich.

Mithilfe dieser Übung kannst du in deinen Körper zurückkehren und aus dem erstarrten, dissoziativen Zustand herauskommen. Natürlich kannst du all diese Tools, Körperhaltungen oder Atemübungen je nach der individuellen Konstitution deines Nervensystems und deiner persönlichen Situation beliebig miteinander kombinieren. Vielleicht möchtest du nur die Körperhaltungsübung, nur die Atemübung oder eine Kombination aus beidem machen. Genau das gehört zu einem verkörperten Lernprozess dazu: herauszufinden, was dir guttut, und zu lernen, wie du eine ganz persönliche Partnerschaft mit deiner Herz-Hirn-Achse aufbauen kannst.

1. Lege eine Hand auf deine Brust und komme mit deiner Haut in Kontakt. Stell dir vor, dass du mit den Muskeln in deinem Brustkorb Verbindung aufnimmst, und versuche, das Umfeld in deinem Inneren zu spüren, während du ganz normal weiteratmest.
2. Spürst du, wie deine Rippen sich beim Einatmen leicht anheben?
3. Spürst du, wie die Rippen sich an der Vorderseite deines Brustkorbs beim Ausatmen leicht senken?
4. Kannst du deine Wirbelsäule in diesem natürlichen Muster mitbewegen? Die Bewegungen können anfangs ganz klein sein. Mit der Zeit kannst du sie dann ein bisschen größer und ausladender gestalten. Können deine Atemzüge diesen ausladenderen Bewegungen folgen, sodass du ganz von selbst tiefer ein- und ausatmest?

TOOLS ZUR KÖRPERHALTUNG

Wir können unsere Atemübungen durch unsere Körperhaltung unterstützen, sodass es uns leichter fällt, wieder aus dem dorsalvagalen Zustand herauszukommen. Zum Beispiel können wir dabei vom Liegen in eine aufrechte Sitzposition wechseln.

Wenn wir uns im Sitzen wohl genug fühlen und feststellen, dass es uns in dieser Haltung leichter gelingt, aus dem Hypoarousal-Zustand herauszukommen, könnte der nächste Schritt darin bestehen, aufzustehen. Das erhöht Blutdruck und Herzfrequenz und erleichtert es uns, wieder in unser Toleranzfenster zurückzukehren.

Tool 5: Die richtige Körperhaltung, um aus einem kalten Zustand herauszukommen

Bei diesem Bioplastizitätstool verbinden wir Exterozeption, Propriozeption und das vestibuläre System miteinander. Jedes Mal, wenn du diese Übung machst, trainierst du diese Systeme und stärkst deinen Vagotonus.

1. Setze dich so auf einen Stuhl, dass du es bequem hast, aber gleichzeitig hellwach und aufmerksam bist. Am besten ist es, bei dieser Übung auf einem Stuhl mit durchgehender Rückenlehne, aber ohne Armlehnen zu sitzen. Du kannst dabei die Augen schließen oder einfach nur mit gesenktem, »unscharf« gestelltem Blick auf den Boden schauen, um deine ganze Aufmerksamkeit auf deinen Körper zu konzentrieren.
2. Mache eine mentale Bestandsaufnahme deines Nervensystems. Kannst du erkennen, wie der Sollwert deines Nervensystems gerade eingestellt ist?
3. Nimm zunächst deine Hände, die in deinem Schoß oder übereinanderliegen, bewusst wahr.

- Vielleicht spürst du an den Stellen, wo deine Hände sich berühren, die Wärme deiner Haut.
- Vielleicht spürst du auch den Stoff deiner Kleidung an deinen Händen.

Sollte es dir schwerfallen, dich auf deine Empfindungen einzustimmen, weil du dich von deinem Körper dissoziiert fühlst, reibe deine Hände ein paarmal aneinander, um den Input von deinem Körper an dein Gehirn zu verstärken. Merkst du, dass du wieder von dem Kontakt wegdriftest, den du zu deinem Körper aufgebaut hast, kannst du eine Hand in die andere hineindrücken, wobei beide Hände dem gegenseitigen Druck standhalten sollten. Probiere aus, wie viel Druck du brauchst, um wieder mit deinem Körper in Verbindung zu kommen.

4. Wechsle nun vom Sitzen zum Stehen, um dein Nervensystem hochzuregulieren. Achte darauf, wie deine Füße dabei mit dem Boden in Berührung kommen und welche Sinneseindrücke du an deinen Fußsohlen spürst. Du könntest zum Beispiel das Material des Bodens (Teppich, Läufer oder Holzdielen), vielleicht aber auch eine Socke oder einen Schuh wahrnehmen.
5. Wenn es dir schwerfällt, mit deinem Körper in Kontakt zu kommen, achte darauf, was passiert, wenn du einen Fuß mehrmals am Boden hin und her reibst, und stimme dich dann wieder auf deinen Tastsinn ein. Probiere das mit beiden Füßen aus.
6. Drücke deine Füße fest auf den Boden, sodass die Muskeln in deinen Beinen sich zusammenziehen. Kannst du mit deiner Aufmerksamkeit bei den sensorischen Informationen bleiben, die du dabei erhältst?
7. Verlagere dein Gewicht abwechselnd vom linken auf den rechten Fuß und achte dabei auf deine Fußsohlen, um dein vestibuläres System zu aktivieren. Kannst du bei dieser Bewegung einen Rhythmus finden, der dir hilft, mit deinem Körper in

Kontakt zu kommen und dein Nervensystem hochzuregulieren?

8. Hebe zum Schluss während dieser hin und her wippenden Bewegung einen Fuß an, sodass du eine Zeit lang auf einem Bein balancierst (bei Bedarf kannst du dich dabei an einer Wand oder Bank festhalten).
9. Wie verändert sich deine interozeptive Treffsicherheit dadurch? Fällt es dir in dieser Haltung leichter, deine körperlichen Empfindungen wahrzunehmen?

Hat dich diese Körperhaltungsübung wieder in einen regulierten Zustand zurückgebracht?
Wenn du dich bereit dafür fühlst, kehre nun in die Stille zurück und mache eine weitere mentale Momentaufnahme deines Gehirn-Körper-Systems. Hat es sich durch diese Übung verändert?

- Wie fühlt sich dein Körper an?
- Fühlst du dich jetzt mehr »in« deinem Körper?
- Was für körperliche Empfindungen spürst du?
- Wie fühlt sich deine Atmung an?
- Was für Bedürfnisse oder Impulse steigen in dir auf?
- Was für Gedanken kommen dir in den Sinn?
- Fühlst du dich jetzt auch mental präsenter?
- Wie hat sich der Thermostat deines Nervensystems verändert?

Notiere dir deine Beobachtungen in deinem Notiz- oder Tagebuch unter der Überschrift »Regulierung durch Körperhaltungstools«.

Tool 6: Erstelle eine Playlist, um dich aus deinem kalten Zustand herauszuholen

Wenn wir in diesem kalten dorsal-vagalen Zustand feststecken – vielleicht weil wir traurig sind oder uns Schamgefühle quälen –, kann Musik eine einfache Methode sein, uns wieder hochzuregulieren. Welche fröhlichen Songs hörst du gerne? Bei welchen Liedern bekommst du Lust, zu tanzen, oder fühlst dich an glückliche Augenblicke in deinem Leben und an Menschen erinnert, mit denen du immer viel Spaß hast?

Nimm dein Notiz- oder Tagebuch zur Hand und schreibe die Titel von fünf Songs auf, die Glücksgefühle in dir wecken. Als Nächstes nimm dein Smartphone zur Hand und erstelle eine Playlist. Gib ihr einen lustigen oder fröhlichen Namen und höre sie dir immer dann an, wenn du etwas brauchst, was dich aufmuntert. Jedes Mal, wenn du ein neues Lied entdeckst, das dich in diese positive Stimmung versetzt, füge es zu deiner Playlist hinzu. Wenn du merkst, dass sich deine Körperhaltung verändert, während du diese Musik hörst, wehre dich nicht gegen diese Veränderungen, sondern gib ihnen nach. Wenn du Lust hast, aufzustehen, herumzulaufen oder dich sonst irgendwie zu bewegen, während du diese Playlist hörst, dann tu das. Je mehr Systeme du in diesen Hochregulationsprozess einbeziehen kannst, umso schneller wird die Botschaft, dass es dir gut geht und du bereit bist, dich wieder reguliert zu fühlen, bei deinem Gehirn ankommen.

Tool 7: Erstelle eine Playlist, um zu deinem Zustand der Stille zu finden

Manchmal ist es durchaus angemessen und sogar gesund, sich mit traurigen, schwierigen Gefühlen auseinanderzusetzen, die wir oft mit diesem dorsal-vagalen Zustand in Verbindung bringen. Natürlich wollen wir nicht immer und ewig in diesem Zustand feststecken; aber es ist wichtig, dass wir uns Zeit für unsere Gefühle und für die Verarbeitung schwieriger Emotionen nehmen, wenn wir danach wieder in einen gut regulierten Zustand zurückkehren wollen.

Angenommen, du hast gerade eine schwierige Trennung von deiner Partnerin hinter dir. Bevor du dich wieder glücklich und sorglos fühlen kannst, musst du dich wahrscheinlich zunächst einmal auf all deine negativen Gefühle einlassen und dich damit abfinden, dass du nicht mehr »Teil eines Paares« bist. Du musst deine Traurigkeit eine Zeit lang aushalten, ohne so tief in sie hineinzufallen, dass du dich nicht mehr aus diesem Zustand herausziehen kannst. Um das zu erreichen, kannst du zum Beispiel eine Playlist mit Liedern über Trennungen erstellen und deine Gefühle auf diese Weise verarbeiten, bevor du wieder »zur Tagesordnung übergehst«. Schreibe eine Liste mit Songtiteln in dein Notiz- oder Tagebuch, die dir bei der Verarbeitung deiner schwierigen Emotionen helfen können, nimm dann dein Smartphone zur Hand und erstelle eine Playlist.

Einfache Tools für eine schnelle Co-Regulation

Wenn wir in einem kalten, unbeweglichen Zustand feststecken und von schwierigen Emotionen überwältigt werden, fühlt sich das so ähnlich an, als befänden wir uns ganz allein in einem kalten Raum. In solchen Situationen ist es wichtig, uns auf die Dynamik der Co-Regulation einzulassen und nicht darauf zu hören, was unser Denkgehirn uns gerne einreden möchte - nämlich, dass wir uns mit Fernsehen oder Alkohol betäuben, uns mit Essen trösten und uns noch mehr von der Welt und unseren Mitmenschen zurückziehen sollten. Solche »Trostpflaster« beruhigen uns vielleicht für ein oder zwei Stunden, lösen aber schon nach kurzer Zeit Empfindungen aus, die noch mehr unangenehme Emotionen in uns wecken und uns letztendlich noch tiefer in einen melancholischen, unbeweglichen Zustand hineinsinken lassen. Stattdessen könntest du zum Beispiel einen Freund anrufen oder einen Spaziergang im Park machen.

Solltest du bereits sehr tief in diesem Zustand drinstecken, bist du vielleicht nicht einmal mehr in der Lage, mit anderen Menschen zu reden. Wenn das so ist - kannst du dann Wege finden, in kleinen Schritten wieder zur Kommunikation mit deinen Mitmenschen zurückzufinden? Kannst du einer Freundin eine SMS schreiben? Oder kannst du per Sprachnachricht mit ihr kommunizieren, damit du ihre Stimme hörst, ohne ein Gespräch führen zu müssen? Wenn dir noch andere Möglichkeiten einfallen, wie du dich langsam und schrittweise wieder an die Kommunikation mit der Außenwelt herantasten kannst, dann notiere sie dir in deinem Notiz- oder Tagebuch, damit du diese Ideen und Anregungen jederzeit nachlesen kannst, wenn du dich wieder einmal in diesem Zustand befindest.

Falls du es dir zutraust, kannst du ein paar der unten beschriebenen Aktivitäten ausprobieren, um dein Social-Engagement-System zu aktivieren. Erstelle in deinem Notiz- oder Tagebuch eine Liste mit eigenen Ideen dazu, und ergänze sie jedes Mal, wenn dir noch etwas dazu einfällt.

Allein (in Gesellschaft von Tieren oder fremden Menschen)	**Gemeinsam (in Gesellschaft von Menschen, die du kennst)**
Lege dich neben ein Haustier, streichle langsam über sein Fell und achte auf die taktilen Informationen, die du dabei erhältst. Geh in die Bibliothek und lies etwas in Gegenwart anderer Menschen (du brauchst dabei mit niemandem zu reden). Melde dich ehrenamtlich als »Gassigeher« bei einem Tierheim und führe Hunde spazieren.	Geh an einen öffentlichen Ort, an dem sich andere Menschen aufhalten – zum Beispiel in einen Park oder an einen Strand. Nimm wahr, dass du nicht allein bist. Triff dich mit einem Familienangehörigen auf eine Tasse Kaffee. Schreibe einem Freund oder einer Freundin eine Textnachricht.

BEZIEHE NUN AUCH DIE REGULIERUNG »VON OBEN NACH UNTEN« IN DEIN TRAINING MIT EIN

Wir haben inzwischen ein paar sehr wirksame »Von unten nach oben«-Tools kennengelernt. Nun wollen wir auch die »Von oben nach unten«-Regulierung in unser System einbauen, um alle Elemente zusammenzubringen. Für einen erfolgreichen Reset deines Nervensystems – und um auch in Zukunft im Gleichgewicht zu bleiben – ist es wichtig, die Informationen aus unserem Körper und unserem Gehirn miteinander zu kombinieren.

Wir wissen, dass das Gehirn eine »Vorhersagemaschine« ist und dass unsere Wahrnehmung deshalb auch manchmal falsch ist. Das kann dazu führen, dass wir falsche (und oft auch unflexible) Vorstellungen und Überzeugungen entwickeln. Das Gleiche gilt übrigens auch in umgekehrter Richtung: Glauben ist Sehen – das heißt, unsere Wahrnehmung wird von den Erwartungen und Annahmen unseres Gehirns über das, was wir sehen, hören und so weiter geprägt. Diese Erwartungen üben einen sehr starken Einfluss auf uns aus, und wenn sie auf einem Irrtum beruhen, führt das dazu, dass wir die Welt falsch wahrnehmen.

Sobald sich dein Nervensystem wieder in einem angenehmen, sicheren und regulierten Zustand befindet, schau dir mal ein bisschen genauer an, in welchen Bereichen deines Lebens du vielleicht unter dem Einfluss limitierender Glaubenssätze und Narrative stehst. Wenn du in den dorsal-vagalen Zustand verfällst, wirst du womöglich bemerken, dass dir ein paar altbekannte Geschichten oder Gedanken im Kopf herumgehen: *Ich bin nicht liebenswert. Irgendwie stehe ich immer auf der Verliererseite. Ich werde immer allein sein.* Oder: *Mit mir stimmt etwas nicht.* Wenn du dir diese Vorhersagen und Geschichten bewusst machst, kannst du sie gedanklich von den sensorischen Informationen abkoppeln, die du von Sekunde zu Sekunde erhältst.

Vielleicht erinnerst du dich noch daran, wie Lisa, die wir in der Einleitung zu diesem Buch kennengelernt haben, es geschafft hat, ihre Angst zu identifizieren und zu erleben. Es traten jedoch trotzdem noch unverarbeitete Reaktionen bei ihr auf. Sobald es ihr gelang, diese Reaktionen zu identifizieren und auf physischer Ebene zu erleben (sie also »von unten nach oben« zu verarbeiten), konnte sie sich allmählich davon befreien. Mit etwas Übung lernte sie, die körperlichen Signale und Impulse aus ihrer Kindheit zu erkennen, zu beobachten und Strategien und physische Aktionen einzusetzen, mit deren Hilfe sie das Muster dieser maladaptiven Reaktionen durchbrechen konnte.

Nicht nur die Kommunikation zwischen Körper und Gehirn ist wechselseitig, sondern auch die Rückkoppelung zwischen Überlebens- und Denkgehirn. Wenn wir die körperlichen Empfindungen und Impulse, die bei starker stressbedingter Erregung in uns aufsteigen, bewusster wahrnehmen und verarbeiten lernen, wirkt sich das positiv auf unsere Emotionen und unser Denken aus, und umgekehrt. Versuchen wir die Vorgänge in unserem Körper dagegen mit »Von oben nach unten«-Strategien zu bewältigen, werden wir adaptive körperliche Prozesse womöglich intellektualisieren, ignorieren und unterdrücken oder zumindest nichts tun, um diese Adaption zu fördern. Und dann werden Dysregulationen, die durch Traumata aus der Vergangenheit entstanden sind, sich auch nicht auflösen lassen.

Die nun folgende Übung ist eine der wertvollsten Strategien, die es gibt, um dein Nervensystem zu resetten.

Tool 8: Suche nach Lebensbereichen, in denen eine falsche Neurozeption vorliegt

Sarah hatte vor Kurzem begonnen, Bilder ihrer Töpferarbeiten auf Instagram zu posten in der Hoffnung, damit eines Tages Geld zu verdienen. Ihre Follower bewerteten diese Kreationen fast immer positiv. Doch nun, da ihre Reichweite auf Instagram sich vergrößert hatte, empfand sie allmählich eine immer größere Nervosität dabei, diese Fotos zu posten.

Eines Tages stellte sie eine neue Vase ins Netz, an der sie stundenlang gearbeitet hatte. Daraufhin erschien ein Kommentar, der Sarah in ihren dorsal-vagalen Zustand hineinversetzte: »Ist die teuer! Du nutzt die Leute doch nur aus, um ein privilegiertes Leben führen zu können.« Sarah war am Boden zerstört, denn sie war nicht gerade in privilegierten Verhältnissen aufgewachsen. Ihre Eltern hatten sehr viel arbeiten müssen, daher hatte sie ihre Nachmittage oft im Hort verbracht. Sarah spürte, wie sie in einem Abgrund der Scham versank. Dann kam ein zweiter Kommentar: »Diese Frau ist sooo nervig.«

Sarah spürte, wie sie innerlich zusammenbrach, und geriet in eine richtige Weltuntergangsstimmung hinein. Sie verließ ihr Töpferatelier, ging nach Hause und ließ sich aufs Bett fallen. Dort lag sie stundenlang und fühlte sich von Gott und der Welt verlassen. Sie erinnerte sich an ein Erlebnis bei der Geburtstagsparty einer Freundin, zu der sie als kleines Mädchen eingeladen gewesen war. Als sie von der Toilette zurückkam, hatten alle Mädchen das Zimmer verlassen – stattdessen lag dort jetzt ein Zettel mit der Aufschrift »Sarah ist sooo nervig«. Damals war Sarah am Boden zerstört gewesen, und jetzt hatte sie wieder dieses uralte Gefühl, nicht dazuzugehören. Kurz darauf kam Sarahs Freund nach Hause, sah sie weinend auf dem Bett liegen und nahm sie in die Arme. Sarah verkündete, dass sie das Töpfern aufgeben und ihren Instagram-Account löschen würde. Ihr Freund blieb über eine Stunde lang neben Sarah auf dem Bett liegen, um sie zu trösten.

Es dauerte zwar eine Weile, aber allmählich spürte Sarah, wie die Anzeichen ihres Kollapses nachließen. Ihr Freund ermutigte sie dazu, bei ihrer Töpferei zu bleiben. Außerdem hatte Sarah inzwischen auch mit ein paar Strategien gearbeitet, um sich wieder aus ihrem dorsal-vagalen Zustand hochzuregulieren, und diese Tools hatten ihr geholfen, aus ihrer Abwärtsspirale der Scham herauszukommen. Sie lernte, die Warnsignale ihres Körpers, die darauf hindeuteten, dass sie auf einen kalten Zustand zusteuerte, zu erkennen, und ihr wurde klar, dass das ihr Standardmodus war, wenn sie sich aus ihrer Komfortzone herausgedrängt fühlte. In den Wochen danach stiegen weitere Erinnerungen – diesmal an ihre alkoholkranke Mutter – in Sarah auf, über die sie trauerte und die sie anschließend verarbeitete. Schließlich erkannte sie den Zusammenhang zwischen diesen uralten Erinnerungen und ihrer heutigen Standardreaktion auf Kritik. Mit der tatkräftigen Unterstützung ihres Freundes blockierte sie die Follower, die diese bösen Kommentare ins Netz gestellt hatten, ließ sich dadurch nicht vom Töpfern abbringen und postete ihre Kreationen auch weiterhin auf Instagram.

Wie bereits erwähnt, können wir unsere interozeptiven Fähigkeiten in solchen Situationen dazu nutzen, um

- in einen regulierten Zustand zurückzukehren,
- uns auf die Empfindungen und Impulse einzustimmen, die durch unseren Körper hindurchfließen, und
- die Gedanken, die in uns aufsteigen, kritisch unter die Lupe zu nehmen.

Setze dich bitte so bequem wie möglich hin, konzentriere dich auf deinen Körper und lasse deine Aufmerksamkeit allmählich dorthin wandern, wo du Gefühle der Scham, Hoffnungslosigkeit oder Hilflosigkeit spürst. Du kannst die Empfindungen, die in dir aufsteigen, im Stillen benennen und sie dann einfach so sein lassen, wie sie sind. Wenn du dich dissoziiert oder von deiner Umgebung abgekoppelt fühlst, mache diese Übung im Stehen. Wenn du sie im Sitzen machst, drücke deine Füße sanft in den Boden hinein. Vielleicht lässt dein Gefühl der Dissoziation dadurch nach. Du kannst dir dabei folgende Fragen stellen:

- Wie macht sich diese Scham, Hoffnungslosigkeit oder Hilflosigkeit in deinem Körper bemerkbar?
- Wie fühlt es sich an, mit dem, was da ist, »in Kontakt« zu sein?
- Wenn du diesen Empfindungen, Gefühlen und Emotionen ein Mikrofon in die Hand drücken könntest, was würden sie dir dann wohl sagen?
- Was brauchen sie vielleicht gerade?
- Wie alt fühlst du dich, wenn du mit diesen Empfindungen, Gefühlen und Emotionen in Kontakt bist? Fühlst du dich wie dein erwachsenes Ich oder eher wie ein jüngerer Teil von dir?
- Kann der erwachsene Teil von dir sich auf dein jüngeres Ich einstimmen?
- Erinnert dich diese sensorische Erfahrung an irgendetwas aus deiner Vergangenheit?

Dank diesem Tool können sich deine körperlichen Empfindungen und Impulse so weit auflösen, dass du an einen Punkt der Ruhe und Stabilisation kommst und wieder in die Regulation zurückfindest. So kannst du auch die ständig in deinem Kopf ablaufenden, nicht integrierten impliziten Erinnerungen in dein autobiografisches, explizites Gedächtnis einordnen. Sie gehören jetzt zu einem alten Kapitel deiner Geschichte und hindern dich nicht länger daran, voll und ganz im gegenwärtigen Moment zu leben.

Tool 9: Unterziehe deine limitierenden Glaubenssätze und Narrative einer kritischen Prüfung

Inzwischen hast du sicherlich einige Bereiche deines Lebens entdeckt, in denen du immer noch an kontraproduktiven Narrativen oder Glaubenssätzen festhältst, die dich innerlich einschränken und dich – ähnlich wie Sarah – davon abhalten, das zu tun, was dir wirklich Freude macht. Vielleicht möchtest du jetzt einen Schritt weitergehen und diese einschränkenden Überzeugungen und Geschichten behutsam hinterfragen. Schlage dazu bitte Seite 328 auf und arbeite mit Tool 11 aus dem vorigen Kapitel. Es lässt sich auch hier anwenden.

Du hast jetzt viele Strategien kennengelernt, mit denen du aus einem zu heißen oder zu kalten Zustand in dein Stresstoleranzfenster zurückkehren und dein Nervensystem resetten kannst. Im nächsten Kapitel möchte ich dir ein paar Lebensstiltools vorstellen, mit deren Hilfe du die erreichten Fortschritte festigen und es auch in Zukunft schaffen kannst, im Gleichgewicht zu bleiben.

11

Lebensstiltools, die dir beim Neustart deines Nervensystems helfen

Nun ist es an der Zeit, das Wissen, das du inzwischen über dein Nervensystem erworben hast, zu festigen. Außerdem sollst du ein bisschen mehr Vertrauen in die Fähigkeit deines Körpers entwickeln, dich so zu unterstützen, wie es eigentlich seine Aufgabe ist. Um das zu erreichen, wollen wir uns nun ein paar praktische Lebensstiltools anschauen. Wenn du in einigen dieser wichtigen Lebensstilaspekte (oder vielleicht sogar in allen) etwas veränderst, kannst du dadurch optimale Bedingungen für einen Neustart deines Nervensystems schaffen und einen wichtigen Beitrag zu deiner physischen Gesundheit und der Gesundheit deines Gehirn-Körper-Systems leisten.

Vielleicht entspricht dein Lebensstil ohnehin schon in vielerlei Hinsicht den Empfehlungen, die ich dir in diesem Kapitel geben möchte. Wenn das so ist, befindest du dich in einer guten Ausgangsposition. Wenn nicht, dann gibt es sehr viele kleine Korrekturen, die du gleich heute an deinem Lebensstil vornehmen kannst. Du brauchst deinen Tagesablauf oder deine Ernährung nicht von heute auf morgen radikal umzustellen. Genau wie die kleinste Mikrobe in unserem Darm unser Wohlbefinden beeinflusst, können auch winzig kleine, schrittweise Veränderungen sich schon sehr positiv auf unsere Gesundheit und unser Nervensystem auswirken.

Über das erste Thema, mit dem wir uns in diesem Kapitel beschäftigen wollen, wirst du dich wahrscheinlich nicht wundern, denn du weißt ja bereits, wie wichtig die Darm-Hirn-Achse und vor allem das Darmmikrobiom für ein reguliertes Nervensystem sind. Was dich aber vielleicht doch ein bisschen überraschen wird, ist der enorme Einfluss, den äußere Faktoren auf die Gesundheit dieses Mikrobioms haben. Und vielleicht wirst du auch darüber staunen, wie einfach es sein kann, durch Veränderungen dieser äußeren Faktoren etwas für die Gesundheit des Mikrobioms zu tun.

Schon im Babyalter üben die Umstände unserer Geburt (vaginale Geburt oder Kaiserschnitt) und unsere Ernährung (Muttermilch oder Säuglingsnahrung) großen Einfluss auf die Gesundheit und Vielfalt unseres Mikrobioms aus.[162] Von da an sind wir täglich neuen Einflüssen ausgesetzt. Unser Umfeld, die Menschen (und Tiere), mit denen wir zusammenleben, die Dinge, die wir anfassen – all das trägt zu dem einmaligen, unverwechselbaren Fingerabdruck unseres Mikrobioms bei.[163] Diese Mikroorganismen besiedeln viele Bereiche des menschlichen Körpers, einschließlich unserer Haut; die Mikroorganismen im Darm spielen aber eine besonders wichtige Rolle für unser Nervensystem.[164]

Spätestens im Erwachsenenalter ist das Darmmikrobiom bei den meisten Menschen ziemlich stabil. Nichtsdestotrotz kann sich sein Zustand drastisch verändern, wenn wir lange krank sind, unter Stress stehen oder Antibiotika einnehmen müssen – denn solche Medikamente töten unsere Darmbakterien wahllos ab, egal, ob es sich dabei um gesunde oder ungesunde Mikroorganismen handelt. Auch durch unsere Ernährung kann unser Darmmikrobiom sich von Grund auf verändern.[165] Der Darm sendet unserem Nervensystem Signale, wenn wir dysreguliert sind, und unser Gehirn reagiert auf diese Signale.

Auch wenn diese Verbindung zwischen Darm und Gehirn nichts mit unserem Darmmikrobiom zu tun hat, ist sie doch einer der Gründe, warum uns bei einem niedrigen Blutzuckerspiegel manchmal schwindelig wird, wir uns wie benommen fühlen oder möglicherweise sogar dissoziieren (was wir dann vielleicht einem kälteren dorsal-vagalen Zustand zuschreiben). Durch den Konsum von Lebensmitteln oder Getränken, die unseren Blutzuckerspiegel in die Höhe treiben, wechseln wir vielleicht in einen sympathikotonen Zustand über und werden nervös oder »hibbelig«.

Und wenn wir weniger Lebensmittel zu uns nehmen, die so extreme Auswirkungen auf uns haben, und stattdessen auf eine Ernährung achten, die uns reguliert oder in einen Zustand der Homöostase zurückbringt, wird sich auch unser Gehirn dementsprechend regulieren. Da die Lebensmittel, die wir unserem Körper zuführen, zu den äußeren Faktoren gehören, die wir am ehesten beeinflussen können, wollen wir mit diesem Thema beginnen.

DIE VIELEN VORTEILE DER MITTELMEERDIÄT

Die Mittelmeerdiät verdankt ihren Namen den Ernährungsgewohnheiten in den Ländern rund ums Mittelmeer. Dabei handelt es sich eigentlich nicht so sehr um eine »Diät«, sondern vielmehr um einen Lebensstil, bei dem man viel frisches Gemüse und Obst, Nüsse, Hülsenfrüchte, Meeresfrüchte und sehr viel weniger rotes Fleisch und Zucker zu sich nimmt als bei einer typisch »westlichen« Ernährung. Genau wie die Menschen, die sich schon seit Jahrtausenden von dieser Kost ernähren, kannst du dich an diejenigen Elemente der Mittelmeerdiät halten, die du magst, und alles weglassen, was dir nicht schmeckt.

Die Mittelmeerdiät

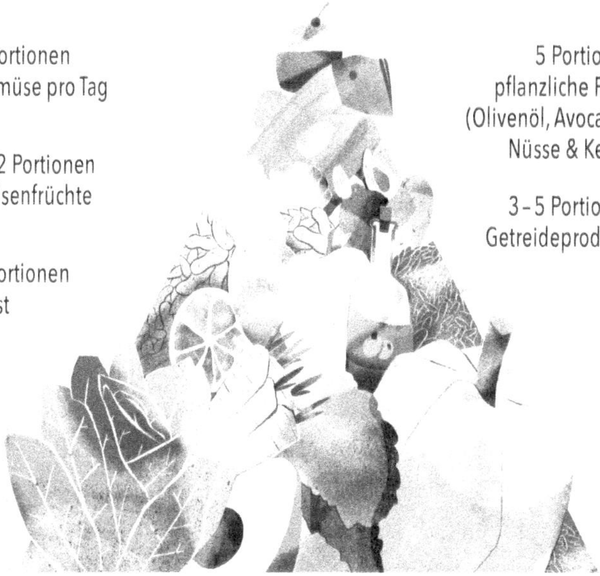

Ballaststoffreiche Ernährungsformen wie die Mittelmeerdiät wirken sich positiv auf unsere Gehirnfunktionen und Herzgesundheit aus und regulieren den Blutzuckerspiegel – und all das trägt dazu bei, wie reguliert (oder dysreguliert) wir sind. Außerdem wirkt die Mittelmeerdiät dank der darin enthaltenen Polyphenole – einer Gruppe pflanzlicher Mikronährstoffe mit antioxidativen und präbiotischen (das Mikrobiom ernährenden) Eigenschaften – entzündungshemmend.

Olivenöl, eine Hauptzutat der meisten Mittelmeergerichte, hat einen hohen Gehalt an diesen Polyphenolen und enthält außerdem viele andere schützende Antioxidanzien. Polyphenole sind aber nicht nur in Olivenöl, sondern auch in buntem Obst und Gemüse, Kräutern, Gewürzen, dunkler Schokolade, Tee und Kaffee enthalten. Diese Zutaten kann man als »Gute-Laune-Lebensmittel« bezeichnen, da sie in einigen Studien auch mit einem geringeren Risiko für Depressionen in Zusammenhang gebracht worden sind.[166] Jedes Mal, wenn du mehr Farbe auf deinen Teller bringst, indem du viele verschiedene pflanzliche Lebensmittel zu dir nimmst, führst du deinem Körper Polyphenole zu und tust damit etwas für die Vielfalt deines Darmmikrobioms.

Man weiß zwar nicht genau, wie das optimale Mikrobiom aussehen sollte, aber wissenschaftliche Untersuchungen zeigen, dass ein gesunder Darm eine große Vielfalt an Darmbakterien aufweist.[167] Ein vielfältiges Mikrobiom macht uns widerstandsfähiger, weil es sich positiv auf unser Immunsystem auswirkt und uns bei der Abwehr von Infektionen helfen kann. Wenn es darum geht, ein vielfältiges und widerstandsfähiges Mikrobiom zu schaffen, sollte man sich an die Grundsätze der Mittelmeerdiät halten und möglichst viele verschiedene Arten von Gemüse, Obst, Hülsenfrüchten und Vollkornprodukten essen.

Bei einer westlichen Ernährung mit geringem Anteil an pflanzlichen Produkten, aber vielen extrem stark verarbeiteten, frittierten und zuckerhaltigen Lebensmitteln ist unser Mikrobiom längst nicht so vielfältig. Und da zwischen unserem Darm und unserem allgemeinen körperlichen und geistigen Wohlbefinden ein so enger Zusammenhang besteht, ist es eigentlich kein Wunder, dass ein weniger vielfältiges Darmmikrobiom manchen wissenschaftlichen Untersuchungen zufolge mit verschiedenen gesundheitlichen Problemen wie beispielsweise Fettleibigkeit, Asthma und Allergien und auch mit bestimmten psychischen Erkrankungen einhergeht.[168] In einigen Untersuchungen wurden Zusammenhänge zwischen Ernährungsformen mit hohem Anteil an verarbeiteten Lebensmitteln und einem vermehrten Auftreten von Depressionen und Angstzuständen festgestellt. Verarbeitete Lebensmittel verschlimmern Entzündungsprozesse, die immer mehr Wissenschaftlerinnen und Wissenschaftler für eine mögliche Ursache von Depressionen und dem Fatigue-Syndrom halten.[169]

In der richtungsweisenden SMILES-Studie fanden Forschende vom Food and Mood Centre der Deakin University beispielsweise heraus, dass depressive Symptome sich durch eine zwölfwöchige mediterrane Ernährung signifikant bessern ließen.[170] Zu diesem Ergebnis sind seitdem auch verschiedene andere Studien gekommen.[171]

PROBIOTIKA UND PRÄBIOTIKA

Fermentierte Milchprodukte enthalten Probiotika, frisches Obst und Gemüse liefern dem Körper Präbiotika. Beides ist sehr wichtig für die Gesundheit unseres Darms. Bitte beachte, dass die nun folgenden Informationen kein Ersatz für eine professionelle Beratung durch deine Ärztin oder deinen Therapeuten sind.

Probiotika

Probiotika sind lebende Bakterien, die man seinem Körper zuführen kann, um etwas für seine körperliche und geistige Gesundheit zu tun. Sie kommen von Natur aus in fermentierten Lebensmitteln wie Joghurt, Kefir, Miso oder Sauerkraut vor, man kann sie aber auch in Form von Nahrungsergänzungsmitteln einnehmen. Fermentierte Lebensmittel oder probiotische Nahrungsergänzungsmittel sind eine einfache Möglichkeit, mehr »gute« Bakterien in deinem Darm anzusiedeln, die Vielfalt deiner Darmflora zu erhöhen und den »schlechten« Bakterien Platz wegzunehmen, damit sie sich nicht so stark ausbreiten können. Auf diese Weise kann dein Darmmikrobiom chemische Substanzen bilden, die sich positiv auf den Gesundheitszustand deines ganzen Körpers auswirken.

Viele wissenschaftliche Untersuchungen bringen den Konsum von Probiotika mit einer ganzen Reihe gesundheitlicher Vorteile in

Zusammenhang: Postnatale Ängste und Depressionen bei Frauen nehmen signifikant ab, ebenso wie Angstsymptome bei Patienten mit chronischer Müdigkeit.[172] Und schließlich verbessern Probiotika die Cortisolregulation, die Funktion des Immunsystems und die Schlafqualität bei Menschen mit Reizdarmsyndrom.

Für diese Vorzüge brauchst du gar nicht viel zu tun: Du musst einfach nur jeden Tag einen gehäuften Esslöffel Salzgurken oder Sauerkraut auf deinen Teller geben oder Naturjoghurt essen.

Wenn dir das zu umständlich ist, findest du in den Gesundheitsregalen fast aller Supermärkte und Drogerien und natürlich auch in der Apotheke probiotische Nahrungsergänzungsmittel.

Joghurt

Joghurt ist einer der besten Probiotikalieferanten, die es gibt. Er besteht aus Milch, die von Probiotika (vor allem von Milchsäure- und Bifidobakterien) fermentiert wurde. Achte beim Kauf auf Joghurt mit aktiven oder lebenden Kulturen und vermeide Produkte mit hohem Zuckerzusatz (auch wenn auf dem Etikett »fettarm« oder »fettfrei« steht). Einige Joghurts werden im Handel ausdrücklich als »probiotisch« angepriesen, doch jeder geschmacksneutrale Naturjoghurt enthält Probiotika.

Sauerkraut

Traditionelles Sauerkraut ist fein zerkleinerter Weißkohl, der in Salzlake durch Milchsäurebakterien fermentiert wurde. Du kannst es als Beilage zu Fleisch verwenden. Einmal hergestellt, kann man es in einem luftdichten Behälter monatelang aufbewahren. Es ist ein traditionelles Lebensmittel, das sich in vielen Ländern – vor allem in Osteuropa – großer Beliebtheit erfreut. Sauerkraut besitzt nicht nur probiotische Eigenschaften, sondern ist auch reich an Ballaststoffen, was es gleichzeitig zu einem Präbiotikum macht.

Tempeh

Dieses fermentierte Sojaprodukt ist ein beliebter Fleischersatz. Es hat ein nussiges oder pilzartiges Aroma und eignet sich gut als Zutat zu Pfannengerichten. Besonders gesund ist es, wenn du es mit viel ballaststoffreichem präbiotischem Gemüse kombinierst.

Präbiotika

Präbiotika sind Lebensmittel, die unverdauliche Ballaststoffe enthalten. Unser Verdauungstrakt kann diese Ballaststoffe nicht aufspalten, aber unsere »guten« Darmbakterien ernähren sich davon, und dadurch verbessert sich die Zusammensetzung unseres Mikrobioms.

Eine sehr einfache Möglichkeit, etwas für die Gesundheit deines Nervensystems zu tun, besteht darin, mehr Präbiotika zu dir zu nehmen. Die Liste der präbiotischen Lebensmittel (siehe unten) ist lang und umfasst viele Gemüsesorten, Hülsenfrüchte, Obst, Getreide und Nüsse. Wenn du dich ausgewogen ernährst und viel von diesen Lebensmitteln zu dir nimmst, bietest du deinen »guten« Darmbakterien genau die richtige Nahrung. Dadurch stärkst du dein Immunsystem und unterstützt deinen Körper bei der Aufnahme wichtiger Mineralstoffe.[173] Außerdem können deine »guten« Darmbakterien dann entzündungshemmende Substanzen produzieren.

Wenn du darauf achtest, mehr frisches Obst und Gemüse zu essen, lieferst du deinem Körper automatisch mehr Präbiotika. Die in der folgenden Tabelle beispielhaft aufgelisteten Lebensmittel haben einen besonders hohen Gehalt an Präbiotika.

Gemüse	Obst	Hülsenfrüchte	Getreide	Nüsse
Artischocken Spargel Topinambur Zwiebeln Knoblauch Lauch Pilze	Äpfel Beeren Birnen Kakis Wassermelone	Kichererbsen Kidneybohnen Linsen	Roggen Weizen Gerste	Cashewkerne Mandeln Haselnüsse

BEWEGUNG UND SPORT

Wie wichtig Bewegung für die Neuroplastizität und die Regulierung unseres Nervensystems ist, habe ich ja bereits erklärt. Regelmäßige körperliche Aktivität kann aber auch unabhängig vom Zustand unseres Nervensystems einen dauerhaft positiven Einfluss auf unser Gehirn-Körper-System haben. Sie wirkt sich positiv auf den ganzen Körper (Herz, Lungen, Darm und Faszien) und auf die psychische Gesundheit aus.

Zum Beispiel hat eine neuere Studie gezeigt, dass körperliche Aktivität in der Behandlung von Depressionen anderthalbmal so wirksam ist wie psychologische Beratung oder die gängigen Arzneimittel.[174] Das heißt nicht, dass man Beratung und Medikamente durch Bewegung ersetzen sollte, aber es deutet zumindest darauf hin, dass körperliche Aktivität bei vielen Betroffenen als erstes Mittel der Wahl eingesetzt werden könnte.[175]

Wenn hier von »mehr Bewegung« die Rede ist, bedeutet das nicht, dass wir unbedingt ins Fitnessstudio gehen und dort intensive Ausdauer- oder Krafttrainingseinheiten absolvieren müssen (auch wenn das sehr gesund sein kann). Einfaches, mäßig intensives Training – also ganz normale Bewegung – tut uns in vielerlei Hinsicht sehr gut. Regelmäßige Bewegung:

- verbessert die Funktion unseres Immunsystems,[176]
- wirkt sich positiv auf das endokrine System aus, indem sie beispielsweise die Produktion des humanen Wachstumshormons (HGH) anregt, das zur Aufrechterhaltung unseres Stoffwechsels und der normalen Struktur unseres Körpers beiträgt,[177]
- fördert einen guten Schlaf (während des Schlafs schüttet unser Körper übrigens am meisten HGH aus),
- hilft, unseren Blutzuckerspiegel, Stoffwechsel und Blutdruck unter Kontrolle zu halten,[178]
- verbessert die Herzfunktion, indem sie die Blutgefäße verengt und Herzfrequenz und Blutdruck erhöht, was wiederum dazu beiträgt, dass Blut zu den aktiven Geweben transportiert wird, um ihnen die Energie und den Sauerstoff zuzuführen, die sie brauchen,[179]
- senkt den Adrenalinspiegel im Ruhezustand, was zu einer Abnahme des durch Adrenalin verursachten Stressgefühls führt,[180]
- erhöht den Dopaminspiegel im Gehirn, wodurch Stress, Depressionen und das durch Stress verursachte unangenehme Gefühl eingedämmt werden,
- erhöht den Serotoninspiegel, was sich positiv auf Stimmung, Appetit, Verdauung, Gedächtnis und Schlaf auswirken kann,[181]
- lindert Entzündungsprozesse,
- verbessert die Körperzusammensetzung,
- wirkt sich positiv auf unser Darmmikrobiom aus[182].

Idealerweise sollten Erwachsene sich jede Woche 150 Minuten lang in mäßiger Intensität körperlich betätigen, zum Beispiel in Form folgender Aktivitäten:

- innerhalb von 30 Minuten 8 Kilometer Rad fahren,
- 20 Minuten lang Bahnen schwimmen,
- 30 Minuten lang Wassergymnastik machen,

- innerhalb von 30 Minuten 3 Kilometer laufen,
- eine Partie Tennis im Doppel spielen,
- 30 Minuten lang einen Rasenmäher schieben,
- 30 Minuten lang tanzen.

Der Schlüssel zur Verbesserung deiner Gesundheit liegt darin, eine nachhaltige Form der Bewegung oder körperlichen Aktivität zu finden, die du jeden Tag praktizieren kannst. Das heißt, es muss eine Aktivität sein, die dir *Spaß macht*, für die du Zeit hast, die du dir leisten kannst und die für dich problemlos machbar ist (beispielsweise hat es keinen Sinn, dich für Reformer Pilates zu entscheiden, wenn es kein Studio in deiner Nähe gibt, das solche Geräte anbietet).

Bewegung und Schmerzen

Leider leiden viele Menschen unter Dauerschmerzen. Zentrale Sensibilisierung ist ein Zustand des zentralen Nervensystems (Gehirn und Rückenmark), der mit der Entstehung und Aufrechterhaltung chronischer Schmerzen einhergeht. Dabei durchläuft das Nervensystem einen Prozess namens *Wind-up* und gerät in einen Dauerzustand hoher Reaktivität hinein. Dieser Zustand senkt die Schmerzschwelle, sodass Schmerzen auch dann noch anhalten, wenn die ursprüngliche Schädigung oder Verletzung bereits abgeheilt ist.

Als Physiotherapeutin habe ich aus nächster Nähe miterlebt, wie lähmend Dauerschmerzen sein können und wie negativ sie sich auf den Lebensstil der Betroffenen auswirken. Falls du also bestimmte Aktivitäten aufgegeben hast, um Schmerzen zu vermeiden, kann ich da gut mitfühlen. Freunde und Angehörige raten uns oft, »auf unseren Körper zu hören« oder »uns von unserem Schmerz leiten zu lassen«; aber das ist nicht immer sinnvoll, denn es kann dazu führen, dass man zwischen den Höhen und Tiefen eines »Über- und Untertreibungs«-Teufelskreises hin und her schwankt.[183] Das heißt, man treibt Sport, wenn man keine Schmerzen hat, und hört auf, sich zu bewegen, wenn sie wieder auftreten. Dieser Teufelskreis hat große Ähnlichkeit mit dem Hin und Her, das in einem dysregulierten Zustand auftreten kann – zwischen den Höhen der Angstzustände und den Tiefen des Shutdowns.

Wenn wir uns weniger bewegen, um Schmerzen zu vermeiden, geht es uns vielleicht kurzfristig besser, doch auf lange Sicht nimmt durch Bewegungsmangel nicht nur das Fitnessniveau ab, sondern letztendlich führt es oft auch zu einem weniger regen Sozialleben, weil es uns aufgrund der eingeschränkten Mobilität und Fitness sehr viel schwerer fällt, etwas zu unternehmen.

Es gibt auch Menschen, die völlig anders mit Schmerz umgehen: Sie ignorieren ihn einfach, strengen sich beim Sport sogar noch mehr an und sind fest entschlossen, sich nicht von ihrem Schmerz besiegen zu lassen. Das Frustrierende daran ist, dass beide Extreme zu einer Verschlimmerung der Schmerzen führen. Denn wenn man beim Sport noch mehr Gas gibt, »rächt« sich der Körper oft mit einem Schmerzschub.[184] Der völlige Verzicht auf körperliche Aktivität führt aber ebenfalls zu noch mehr Schmerzen und Beeinträchtigungen.

Pacing

Wenn Erkrankungen wie Fibromyalgie, Dauerschmerzen, das chronische Fatigue-Syndrom oder häufige dorsal-vagale Shutdowns dich davon abhalten, 150 Minuten pro Woche Sport zu treiben, kann das sogenannte Pacing eine sehr wirksame Methode sein, dich auf den richtigen Weg zu bringen.[185] Pacing ist genau das, wonach es sich anhört: Man passt dabei eine Aktivität genau an die eigenen Bedürfnisse und Fähigkeiten an, um ein langfristiges Ziel zu erreichen. Pacing spielt auch beim Schmerzmanagement eine wichtige Rolle, denn dadurch kannst du

- aktiv bleiben,
- deine körperliche Fitness und Kraft aufrechterhalten,
- die Dinge tun, die dir wichtig sind oder die erledigt werden müssen, und
- dabei gleichzeitig Schmerzschüben (oder einem Absturz in den dorsal-vagalen Zustand) vorbeugen.[186]

Dieses Aktivitätsmanagement kann dir dabei helfen, den goldenen Mittelweg zwischen Über- und Unterforderung zu finden. Du kannst dir das so ähnlich vorstellen wie das Diagramm auf Seite 46 – im Idealfall solltest du innerhalb deines »Toleranzfensters« agieren, dabei aber langsam und allmählich das Ausmaß deiner Aktivität erhöhen (also deinen Belastungsgrad steigern). Auf diese Weise befindest du dich im oberen Bereich deines Toleranzfensters, in der »Stretch-Zone«, in der deine Fitness und deine Fähigkeiten sich verbessern können.

Wenn du deine Schmerzen mithilfe dieses Pacing-Systems bewältigen möchtest, solltest du dich dabei am besten auf Aktivitäten konzentrieren, die sich irgendwie messen lassen – entweder anhand der Dauer, der zurückgelegten Entfernung oder der Anzahl der Wiederholungen. Denn dann hast du ein klares Ziel und eine klare Grenze. Auf dieser Basis kannst du eine Aktivitätstoleranz aufbauen, und das ist wichtig, damit du in der Lage bist, alltägliche Aufgaben zu erledigen. Deine »gepacte« Aktivität könnte zum Beispiel darin bestehen, zehn Minuten lang in deiner näheren Umgebung spazieren zu gehen oder fünfzehn Minuten lang Staub zu saugen.

Wahrscheinlich hast du schon einmal den Satz »Use it or lose it« gehört. Nachdem ich jahrelang Menschen mit chronischen

Schmerzen geholfen habe, lautet einer meiner Lieblingssprüche: »Motion is Lotion«. Ich empfehle dir, ein Pacing-Tagebuch (siehe unten) zu führen – egal, ob du unter chronischen Schmerzen oder einem chronischen Fatigue-Syndrom leidest, gerade erst mit Sport anfängst oder nach langer Pause wieder körperlich aktiv werden möchtest.

Übung: Pacing bei Schmerzen, chronischem Erschöpfungssyndrom und Long Covid

Bevor du mit dem Pacing beginnst, ist es wichtig, den Unterschied zwischen einem Schmerzschub und einem ganz normalen Muskelkater zu kennen. Es ist normal, dass Schmerzen nach einer körperlichen Aktivität zunehmen - vor allem, wenn daran Muskeln beteiligt waren, die du schon lange nicht mehr beansprucht hast. Wenn du zum Beispiel unter chronischen Schulterschmerzen leidest, kannst du vielleicht 30 Minuten lang problemlos Fenster putzen. Möglicherweise tut dir die Schulter danach ein bisschen weh, aber am nächsten Tag fühlt sie sich wieder normal an. Wenn du jedoch 40 Minuten lang Fenster putzt und danach Schmerzen hast, die immer schlimmer werden und dich auch am nächsten Tag noch quälen, dann ist das ein Schmerzschub, mit dem dein Körper dich darauf hinweisen möchte, dass du zu viel des Guten getan hast.

1. Erstelle eine Liste mit Aktivitäten, die du erledigen *musst,* und eine mit Dingen, die du erledigen *möchtest*. Es ist gut, regelmäßig zwischen beiden Arten von Tätigkeiten hin und her zu wechseln und dich nicht nur auf die Dinge zu beschränken, die erledigt werden müssen.
2. Wähle eine Aktivität aus, die du in irgendeiner Weise messen kannst, und übe sie dann aus. Wenn es sich bei dieser Aktivität um einen Spaziergang handelt, dann versuche unge-

fähr einzuschätzen, wie lange du gehen kannst, ohne einen Schmerzschub zu bekommen oder erschöpft zu sein. Miss während dieses Spaziergangs deine Zeit oder die Entfernung, die du dabei zurücklegst, und notiere dir diese Zahl.

3. Wenn du am nächsten Tag nicht erschöpft bist und deine Beschwerden nicht wieder aufflammen, kannst du diese Zahl als Basiswert nehmen. Ein Beispiel: Du hattest leichte Schmerzen, konntest deinen Spaziergang aber dennoch 30 Minuten lang ziemlich problemlos fortsetzen. Am nächsten Tag hat es noch leicht wehgetan, du konntest aber trotzdem normal weitermachen. Das ist dann dein Basiswert.
4. Praktiziere das drei Tage lang und ermittle dabei drei Messwerte. Dann errechnest du einen Durchschnittswert (indem du die drei Messwerte zusammenzählst und anschließend durch drei teilst). Wenn du möchtest, kannst du diese Zahl um zehn Prozent reduzieren, um dir einen kleinen Puffer für andere Aktivitäten zu verschaffen, die bei dir tagsüber vielleicht zusätzlich noch anfallen. Die Zahl, auf die du dabei kommst, ist dein Ausgangswert für Woche 1. Vermerke sie in deinem Notizbuch oder in einem Pacing-Tagebuch, das du extra für diesen Zweck anlegst.
5. Führe diese körperliche Aktivität eine Woche lang täglich durch mit dem Ziel, deinen Basiswert für Woche 1 zu erreichen. Beurteile nach jedem Tag in deinem Notizbuch oder Pacing-Tagebuch, wie es dir geht. Solltest du dich dazu in der Lage fühlen, dann erhöhe die Zeit, die zurückgelegte Distanz oder die Anzahl der Wiederholungen um zehn Prozent. Die Zahl, die du am Ende der Woche bequem erreichen kannst, wird zu deinem Basiswert für Woche 2, und so weiter.

Übertreibe es nicht!

Es ist wichtig, regelmäßig Erholungs- und Entspannungspausen einzulegen - auch an Tagen, an denen du dich wohlfühlst, denn an solchen Tagen ist das Risiko, zu viel des Guten zu tun, besonders hoch. Auch vor und nach besonders stressigen oder anspruchsvollen Aufgaben kurze Pausen einzulegen, ist wichtig. Entspannungsübungen, Dehnübungen und tägliche Spaziergänge - selbst an Tagen, an denen es dir nicht so gut geht - tragen ebenfalls zur Schmerzkontrolle bei. Auf diese Weise konditionierst du deinen Körper langsam, aber sicher auf Aktivität und trainierst ihn darauf, diese Aktivität jeden Tag ein bisschen länger und müheloser auszuüben - ein weiteres Beispiel für Bioplastizität in Aktion.

TIERE

Viele wissenschaftliche Untersuchungen belegen, dass Tiere eine regulierende Wirkung auf uns haben. Wenn es in deinem Umfeld nicht genügend Menschen gibt, mit denen du Co-Regulation praktizieren kannst – wie wäre es dann, ehrenamtlich in einem Tierheim zu arbeiten, um Co-Regulation durch Tiere zu erleben? Du wärest dabei gleichzeitig auch noch unter gleichgesinnten Menschen. Oder du nimmst dir Zeit, einen zutraulichen Hund oder eine anschmiegsame Katze zu streicheln, wenn du unterwegs bist, um Besorgungen zu machen, oder spielst mit dem Haustier eines Freundes oder Familienangehörigen. Haustiere tun uns gleich in mehrerlei Hinsicht gut, was die Regulation unseres Nervensystems betrifft. Dank dem Phänomen der Co-Regulation kann die Zeit, die wir mit einem geliebten Haustier verbringen, unseren Blutdruck senken und beim Stressabbau helfen.[187]

Auf mikrobieller Ebene tragen die Bakterien, die wir durch das Zusammenleben mit einem Tier in unseren Körper aufnehmen, zu der so wichtigen Vielfalt unserer Darmflora bei.

Vor allem Hunde als Haustiere leisten offenbar einen wichtigen Beitrag zu einem gesünderen Darm und einem ausgewogeneren Mikrobiom, was wiederum unser Immunsystem stärkt.[188] Kinder, die mit Hunden aufwachsen, haben normalerweise ein ausgewogeneres Mikrobiom (je nachdem, wie frühzeitig sie mit dem Hund in Kontakt gekommen sind).

Assistenzhunde

Diese Hunde werden dazu ausgebildet, traumatisierte Menschen zu unterstützen. Der Kontakt mit solchen Hunden bringt viele Vorteile:

- **Co-Regulation:** Man hat festgestellt, dass die Interaktion mit einem Therapiehund Angst- und Depressionssymptome reduziert, physiologische Erregung abbaut (also beispielsweise die Herzfrequenz und den Blutdruck senkt) und die sozialen Kompetenzen der Patientinnen und Patienten verbessert.[189] Die Ergebnisse tiergestützter Interventionsprogramme in Krankenhäusern deuten darauf hin, dass Traumabetroffene in vielerlei Hinsicht vom Kontakt mit solchen Tieren profitieren.[190] Zum Beispiel lassen Stress, Schmerzen und Ängste dadurch nach.
- **Kontakt:** Physischer Kontakt mit Hunden liefert dem Körper einen taktilen Input, der für die Co-Regulation wichtig ist und hilft, aus der Dissoziation und einem Shutdown herauszukommen. Außerdem wirken solche Kontakte erdend und fokussierend. Wenn wir einen Hund streicheln oder er sich an uns an-

kuschelt oder auf unserem Schoß sitzt, schüttet unser Körper Oxytocin aus – ein Hormon, das zum Abbau von Stress und Ängsten beiträgt. Dadurch kommen wir unserem Toleranzfenster wieder näher.

- **Unterbrechung von Albträumen:** Assistenzhunde sind darauf trainiert, Anzeichen von Angst im Schlaf oder direkt nach dem Aufwachen zu erkennen und in solchen Fällen beruhigend auf Betroffene einzuwirken.
- **Hilfestellung bei der Positionierung:** Ein Assistenzhund kann seinem Besitzer oder seiner Besitzerin in der Öffentlichkeit und in überfüllten Räumen Platz verschaffen, was diesen ein größeres Sicherheitsgefühl vermittelt und es ihnen erleichtert, soziale Kontakte zu knöpfen.

Pferdetherapie (Hippotherapie)

Der Begriff Hippotherapie leitet sich von den altgriechischen Wörtern *hippos* (»Pferd«) und *therapeia* (»Behandlung«) her und bedeutet nichts anderes als »Therapie mithilfe von Pferden«. Reiten mit therapeutischer Unterstützung kann die motorische Kontrolle verbessern, die Haltungskontrolle, das Koordinationsvermögen, den Gleichgewichtssinn und die Aufmerksamkeit. Außerdem wirkt es sich positiv auf die sensorischen Prozesse und die Leistungsfähigkeit bei Alltagsaktivitäten aus. Hippotherapie kann auch die Kommunikation innerhalb des Gehirn-Körper-Systems verbessern, weil dabei mehrere Fähigkeiten gleichzeitig trainiert werden:

- **das vestibuläre System:** durch Balancieren auf dem Rücken des Pferdes, während es sich bewegt und die Richtung ändert,
- **Propriozeption:** indem die Haltung auf dem Pferd immer wieder korrigiert und verändert wird und wir den eigenen Körper bewusst wahrnehmen,

- **interozeptive Treffsicherheit:** durch Bewegungen, die zu einer genaueren Selbstwahrnehmung verhelfen,[191]
- **Exterozeption:** das taktile, visuelle und auditive System werden gleichzeitig angesprochen und gefördert.[192]

Wenn du die Möglichkeit hast, eine Hippotherapie zu machen oder reiten zu gehen, kann dir das sehr viel bringen. Oft müssen wir unseren eigenen Zustand bewusst wahrnehmen, wenn wir mit Pferden arbeiten – das ist eine ausgezeichnete Möglichkeit, um dein autonomes Bewusstsein zu kultivieren.

SCHLAF

Schlaf ist für eine gesunde Funktion *aller* unserer Körpersysteme enorm wichtig. Wenn wir monate- oder gar jahrelang zu wenig schlafen, hat das verschiedene negative Folgen für unsere Gesundheit:

- Wir entwickeln ungesunde Ernährungsgewohnheiten,
- unser natürlicher Essensrhythmus (das Timing unserer Mahlzeiten) gerät durcheinander, und
- sogar der Haushalt der Hormone, die Appetit- und Hungergefühle hervorrufen, wird dadurch destabilisiert.

Am bemerkenswertesten sind vielleicht die Zusammenhänge zwischen Schlaf und Stress und die Gründe, warum wir uns durch zu wenig Schlaf noch gestresster fühlen.

Chronischer Schlafmangel kann dazu führen, dass die Herzfrequenzvariabilität abnimmt, was wiederum bedeutet, dass unsere Vagusbremse nicht richtig funktioniert. Wenn das passiert, wissen wir, dass unsere Allostase beeinträchtigt ist, und dadurch kann unter anderem unser Blutdruck ansteigen. Deshalb ist es eigentlich kein Wunder, dass chronischer Schlafmangel mit Bluthochdruck in Zusammenhang gebracht wird und dauerhafte dysregulierende Auswirkungen auf unser Gehirn-Körper-System hat. Zum Beispiel wirkt sich Schlafmangel negativ auf den ventral-vagalen Zustand unseres Nervensystems aus und somit auch auf unsere sozialen Interaktionen, unser emotionales Wohlbefinden, unsere Erholungsfunktionen und unsere Vagusbremse.[193]

Schlafmangel hat aber auch einen negativen Einfluss auf unser hormonelles oder endokrines System, und zwar dadurch, dass er den Cortisolspiegel ansteigen lässt. Cortisol spielt für unseren zirkadianen Rhythmus eine wichtige Rolle: Frühmorgens erreicht unser Cortisolspiegel seinen Höchststand und mobilisiert unsere Energie für das Aufwachen. Bei Schlafmangel kann es passieren, dass unser Körper mehr Cortisol ausschüttet, was sich negativ auf unsere Stressaktivierung, unseren Stoffwechsel und unser Immunsystem auswirkt. Dieser Stress hat wiederum negative Auswirkungen auf andere Systeme und auch auf unser Mikrobiom.

Es gibt übrigens auch immer mehr Hinweise darauf, dass das Darmmikrobiom die Schlafqualität beeinflussen kann. Kürzere Lebensphasen mit zu wenig Schlaf oder fragmentiertem Schlaf haben keine großen Auswirkungen auf die Gesundheit unseres Darms, doch auf lange Sicht kann zu wenig Schlaf drastische negative Folgen haben, da zwischen Schlaf und Darmmikrobiom ein wechselseitiger Zusammenhang besteht. Durch schlechten Schlaf verschlechtern sich nämlich die Lebensbedingungen für unser Mikrobiom im Darm, und ein gestörtes Verdauungssystem verursacht wiederum Schlafprobleme.

Hier ein paar einfache Tipps, wie du dein Nervensystem auf den Schlaf einstimmen kannst:

- Schränke die Nutzung elektronischer Geräte in der letzten Stunde vor dem Schlafengehen ein. Auch die Nutzung anderer Geräte, die blaues Licht abstrahlen (wie beispielsweise der Fernseher), solltest du einschränken und vielleicht auch die Lichtquellen in deiner Wohnung dimmen.
- Versuche jeden Tag ungefähr zur selben Zeit zu Bett zu gehen und aufzustehen. Am besten ist es, vor 23 Uhr im Bett zu liegen.
- Versuche dich jeden Tag natürlichem Tageslicht auszusetzen – idealerweise am frühen Morgen, um deine morgendliche Cortisolausschüttung zu fördern.
- Baue Sport in deinen Tagesablauf ein. Man weiß, dass körperliche Aktivität die Schlafqualität verbessert.
- Vermeide den Konsum von Koffein nach 14 Uhr (vor allem, wenn du empfindlich auf Koffein reagierst).

Übung: Einschlafen

Um einschlafen zu können, müssen wir in den gemischten Zustand der Stille überwechseln. (Dabei handelt es sich um eine Kombination aus dem dorsal-vagalen kühlen Zustand und dem ventral-vagalen »Genau richtig«-Zustand; siehe Seite 77). Das bedeutet, dass wir unser sympathisches Nervensystem zurückfahren müssen - und das ist nicht immer einfach, wenn man einen stressigen Tag hinter sich hat. Statt dich schlaflos im Bett hin und her zu wälzen, solltest du aufstehen und dich langsam bewegen, um deine Stressaktivierung abzubauen.

1. Führe die Arme in einer Kreisbewegung langsam über den Kopf und dann wieder nach unten. Atme beim Heben der Arme ein und beim Senken der Arme aus. Achte auf Anzeichen für die Entladung deiner Stressaktivierung wie beispielsweise Gähnen, Seufzen oder ein körperliches Gefühl

der Erleichterung. Vielleicht fällt dir auch auf, dass deine Gedankenschleifen jetzt endlich anhalten.

2. Lege dich mit angewinkelten Knien auf den Rücken. Bewege die Knie beim Einatmen sanft zu einer Seite und lasse sie beim Ausatmen in die Mitte zurückkehren. Dann wiederhole diese Bewegung zur anderen Seite hin und mache damit so lange weiter, wie es dir guttut.
3. Strecke, während du immer noch auf dem Rücken liegst, die Beine gerade aus und versuche, zur 1:2-Atmung (siehe Seite 311) überzugehen, um dein Nervensystem aus der Sympathikusaktivierung herauszuholen. Dein Ziel sollte darin bestehen, deinem Stresstoleranzfenster näher zu kommen, bevor du dich wieder ins Bett legst.

Achte darauf, wenn du diese Lebensstiländerungen umsetzt, behutsam und schrittweise vorzugehen, damit du sie auch langfristig durchhalten kannst. Auf diese Weise wird es dir nicht nur gelingen, dein Nervensystem zu resetten, sondern auch, deinen Sollwert genau in dem Bereich zu halten, wo er sein soll.

SCHLUSSWORT

Das ist nicht das Ende

Ich hoffe, dass die in diesem Buch vorgestellten Konzepte und Strategien dir geholfen haben, dich auf dein Nervensystem einzustimmen und zu hören, was es dir sagen will. Wenn wir unsere innere Welt kartieren und verstehen, was in unserem großartigen Gehirn-Körper-System vor sich geht, gewinnen wir sehr viel Autonomie und Macht über unser Leben und unsere Gesundheit.

Oft überrumpeln uns die Achterbahnfahrten des Lebens, und die körperlichen Empfindungen und Gefühle, die dabei in uns aufsteigen, können uns eine Menge Angst einjagen. Manchmal haben wir das Gefühl, nur hilflose Fahrgäste auf dieser Achterbahn zu sein. Doch das stimmt nicht. Wenn es uns gelingt, in einem regulierten Zustand zu bleiben, während wir uns durch unsere innere Welt hindurchmanövrieren, können wir Vertrauen zu unserer Fähigkeit aufbauen, alle Situationen zu meistern, mit denen das Leben uns konfrontiert. Und dann werden wir auch auf unsere innere Resilienz vertrauen, die es uns ermöglicht, anschließend wieder in unsere Mitte zurückzukommen. Egal, wie sehr dein Leben heute außer Kontrolle geraten zu sein scheint oder wie überwältigt du dich fühlst – es ist trotzdem absolut möglich, zu einer ruhigeren, ausgeglicheneren Lebensweise zurückzufinden.

Die Wegweiser, an denen du ablesen kannst, in welchem Zustand dein Nervensystem sich gerade befindet, sind wie Orientierungspunkte auf deiner ganz persönlichen inneren Landkarte. Je bewusster du wahrnimmst, wie du in den verschiedenen Zuständen empfindest, denkst und dich verhältst, umso deutlicher werden diese Orientierungspunkte für dich erkennbar und umso leichter wirst du herausfinden, wo du dich gerade befindest, wie du an diesen Punkt gelangt bist und wie du am besten wieder nach Hause kommst.

Das Wissen, wie die Wahrnehmungen deiner inneren und äußeren Sinne in die Vorhersagen deines Gehirns einfließen, kann dir helfen, dir über die *Gründe* für deine Gefühle klar zu werden. Dann wirst du deine Emotionen objektiver betrachten und hinterfragen können, ob deine Reaktionen auch wirklich auf deiner aktuellen Realität oder lediglich auf den Erwartungen deines Gehirns beruhen, wie sich die Situation weiterentwickeln *könnte*.

Keiner der Zustände unseres Nervensystems ist von Natur aus schlecht. Sie alle sind dazu da, uns auf irgendeine Weise zu schützen und uns zu dienen. Dies zu wissen, macht es uns leichter, die Vorteile, die diese Zustände uns in bestimmten Lebenssituationen bieten, dankbar anzunehmen. Zwischen den verschiedenen Zuständen hin und her zu fließen – je nachdem, wie die Veränderungen unseres Lebens es erfordern –, ist ein ganz natürlicher Bestandteil jeder menschlichen Existenz. Und es ist zwar nicht normal, lange Zeit in einem dieser Zustände festzustecken, angesichts des Tempos und der Schwierigkeiten unseres modernen Lebens aber doch verständlich, dass so etwas ab und zu vorkommt. Wenn du dich in einem dysregulierten Zustand befindest, ist das nicht deine Schuld, und du solltest dir deshalb keine Vorwürfe machen.

Indem du dir selbst Mitgefühl und Verständnis entgegenbringst, leistest du einen wichtigen Beitrag dazu, dich wieder in deine Mitte zurückzubringen. Mit dem Wissen und den praktischen Anleitungen, die ich dir in diesem Buch vermittle, kannst du dein System ganz bewusst in die Regulation zurücklenken und diesen Vorgang wiederholen, wann immer es nötig ist. Sind dir diese Prozesse erst einmal zur Gewohnheit geworden, wird dir jede Zustandsveränderung deines Nervensystems sofort auffallen, und du wirst dann sofort die notwendigen Maßnahmen ergreifen, um dich zu regulieren. Diese Prozesse werden irgendwann genauso automatisch ablaufen wie deine Atmung.

Im Grunde geht es bei der Regulation unseres Nervensystems darum, eine sehr wichtige Fähigkeit zu entwickeln: nämlich, uns in schwierigen Situationen selbst zu helfen und zu regulieren und uns dann entweder an diese Schwierigkeiten anzupassen oder uns davon zu erholen – und zwar mit möglichst wenigen negativen Konsequenzen für unser Wohlbefinden. Das ist wahre Resilienz. Ich glaube, die gängige Definition von Resilienz besagt, dass es besonders erstrebenswert oder löblich ist, in schwierigen Zeiten eisern durchzuhalten, egal, was passiert. Doch das hat in meinen Augen nicht viel mit Resilienz zu tun. Zu lernen, das Beste aus dem Nervensystem zu machen, mit dem wir ausgestattet wurden, und die Regulationsstrategien zu nutzen, die wir haben, um den Schaden zu minimieren, den Stress und Trauma uns zufügen können – *das* ist wahre Resilienz.

In diesem Sinne sollten wir akzeptieren, dass es völlig in Ordnung – ja sogar normal – ist, gestresst zu sein. Und es ist auch völlig in Ordnung, dass man schwierige Situationen nicht immer mit Leichtigkeit meistert, sondern damit zu kämpfen hat. Ich selbst messe meine Resilienz an meiner Fähigkeit, mich durch die Schwierigkeiten des Lebens hindurchzubewegen und dann wieder in meine Mitte zurückzukehren, um auf diese Weise innerlich zu wachsen und mich weiterzuentwickeln. Das kann manchmal ein ziemlich unschöner Prozess sein; doch solange wir dabei gnädig mit uns selbst umgehen und uns auch erlauben, Fehler zu machen, können wir uns in Richtung Ganzheit entwickeln. Egal, wie viel ich über mein Nervensystem erfahren und wie viele Strategien ich im Lauf der Zeit entwickelt habe – es gibt immer noch mehr zu lernen. Jede Lebensphase bringt ihre Höhen und Tiefen mit sich. Der Druck, mit dem wir in unseren Zwanzigern konfrontiert sind, wird ein anderer sein als der, mit dem wir als über Vierzigjährige zu kämpfen haben. Je länger wir leben, umso wichtiger wird es, uns vor Augen zu halten, dass sich unsere Zukunft nicht anhand unserer früheren Erfahrungen vorhersagen lässt.

Ein reguliertes Gehirn-Körper-System ist in der Lage, auf die Situationen zu reagieren, in denen wir uns gerade befinden, und nicht auf diejenigen, die wir vorhersagen. Das ist die wichtigste Voraussetzung dafür, dass es uns gelingt, unser Leben auf eine ausgeglichenere und entspanntere Weise zu genießen.

DANKSAGUNG

Wenn ich auf die Anfänge dieses Projekts zurückblicke, fällt mir auf, dass seitdem schon über zweieinhalb Jahre vergangen sind!

Zuerst kam ein kleiner Verlag auf mich zu und fragte mich, ob ich Interesse daran hätte, ein Buch zu schreiben. Auch wenn dieser Verlag nicht ganz der richtige für mich war, hat er doch das Samenkorn zur Entstehung dieses Buches gelegt.

Vielleicht war es Schicksal – wer weiß? Jedenfalls kam ich genau zur richtigen Zeit mit den richtigen Leuten in Kontakt, und so erblickte kurz nach der Geburt meiner Tochter Ivy *Das Vagusnerv-Reset-Programm* das Licht der Welt.

Das Schreiben im letzten Schwangerschaftsdrittel – mit geschwollenen Knöcheln und der gnadenlosen Sommerhitze – erforderte viele Ausflüge ins Schwimmbad. Außerdem musste ich mein Nervensystem immer wieder dazu überreden, sich aufs Neue zu regulieren, um meine Arbeit gut zu Ende führen zu können.

Die unerschütterliche Unterstützung und Co-Regulation durch meinen Mann – der schon lange vor mir die Vision von diesem Buch hatte – ist einer der Hauptgründe, warum es heute existiert. Danke für deine Stabilität, Fürsorge, Aufmunterung und Weisheit, Indra! Ich liebe dich und bin dir ungeheuer dankbar für deine Hilfe.

Ein großer Dank auch an das Team der Nervous System School, das mich während dieser Arbeit kontinuierlich unterstützt, die aufregenden Zeiten gefeiert und Events organisiert hat, um den Leserinnen und Lesern dieses Buch nahezubringen.

Bei meiner Agentin Anna Geller möchte ich mich dafür bedanken, dass sie meine Vision für dieses Buch verstanden hat und weiß, wie sehr die Welt es gerade jetzt so dringend braucht. Es ist mir eine Ehre, deine erste australische Autorin zu sein, und ich danke dir dafür, dass du mir geholfen hast, mich in der Verlagswelt zurechtzufinden.

Ein ganz herzliches Dankeschön geht an Ingrid Ohlsson, Rebecca Lay, Katie Bosher, Nicola Young und das Team von Pan Macmillan Australien für die Hilfe beim Lektorat des Manuskripts und dabei, ihm den letzten Schliff zu geben. Außerdem möchte ich mich bei den Teams von Balance und Bluebird bedanken, die die Chance ergriffen haben, das Buch auch in den USA und Großbritannien zu veröffentlichen, und die mich in den letzten zweieinhalb Jahren mit ihrer positiven Einstellung sehr unterstützt haben.

Herzlichen Dank auch an den begabten Illustrator Jake Minton, der so viel Spaß in den Arbeitsprozess und in das Buch selbst hineingebracht hat. Ich habe sehr gerne mit dir zusammengearbeitet, Jake.

Ferner danke ich Dr. Stephen Porges, der mit seinen faszinierenden Forschungsergebnissen Tausenden von Ärzten, Ärztinnen und Patientinnen und Patienten geholfen hat, die Zusammenhänge rund um den Vagusnerv zu verstehen. Es ist mir eine Ehre, diese wissenschaftlichen Erkenntnisse mit meinen Leserinnen und Lesern zu teilen.

Ihnen, Professor Lorimer Moseley, danke ich für Ihre Modelle zu Schmerzen und der Verbindung zwischen Gehirn und Körper – und dafür, dass Sie meinen Humor verstanden haben, als ich gefragt habe, ob Sie der Dr. Phil der Physio-Welt sind.

Außerdem möchte ich mich bei den unzähligen Lehrerinnen und Lehrern bedanken, die ich im Lauf der Jahre an der Curtin University hatte. Ich danke den Forschenden, denen ich assistieren und von denen ich lernen durfte, und natürlich auch allen, die mich nach dem Abschluss meines Studiums lehrten, die Dinge mit anderen Augen zu sehen, und die mein Leben und meine Arbeit dadurch sehr bereichert haben. Dazu gehören Dr. Toby Hall und Paula Raymond-Yacoub.

Und nicht zuletzt danke ich Jack Kornfield und Tara Brach dafür, dass sie mich inspiriert und in mir ein so leidenschaftliches Engagement für meine Lebensaufgabe geweckt haben.

REGISTER

C

D

E

S

Z

ANMERKUNGEN

1 Lisa Feldman Barrett et al.: »Interoceptive predictions in the brain«, *Nature reviews. Neuroscience*, vol. 16, no. 7, 2015, S. 419–29.

2 Gail A. Alvares et al.: »Autonomic nervous system dysfunction in psychiatric disorders and the impact of psychotropic medications: a systematic review and meta-analysis«, *Journal of Psychiatry and Neuroscience*, vol. 41, no. 2, 2026, S. 89–104.

3 Bruce S. McEwen: »Allostasis and Allostatic Load: Implications for Neuropsychopharmacology«, *Neuropsychopharmacology*, vol. 22, 2000, S. 108–124

4 Ebd. S. 108–124; Jenny Guidi et al.: »Allostatic Load and Its Impact on Health: A Systematic Review«, *Psychotherapy and psychosomatics*, vol. 90, no. 1, 2021, S. 11–27.

5 Lauren Tahu et al.: Physiology, Cortisol, StatPearls Publishing, Florida, 2024.

6 Bart G. Oosterholt et al.: »Burnout and cortisol: Evidence for a lower cortisol awakening response in both clinical and non-clinical burnout«, *Journal of Psychosomatic Research*, vol. 78, no. 5, 2015.

7 National Registry of Evidence-based Programs and Practices, »Behind the term: trauma«, *CalSWEC*, 2016, calswec.berkeley.edu

8 Ono van der Hart et al.: »Trauma-related dissociation: conceptual clarity lost and found«, *The Australian and New Zealand Journal of Psychiatry*, vol. 38, no. 11–12, 2004; Catherine Classen et al.: »Trauma and dissociation«, *Bulletin of the Menninger Clinic*, vol. 57, no. 2, 1993; Martin J. Dorahy et al.: »Relationship between trauma and dissociation: A historical analysis«, in Eric Vermetten et al., *Traumatic dissociation: Neurobiology and treatment*, American Psychiatric Publishing, 2007.

9 Peter Payne et al.: »Somatic experiencing: using interoception and proprioception as core elements of trauma therapy«, *Frontiers in Psychology*, vol. 6, 2015.

10 François M. Abboud et al.: »Autonomic Neural Regulation of the Immune System: Implications for Hypertension and Cardiovascular Disease«, *Hypertension*, vol. 59, no. 4, 2012, S. 755–62.

11 Stephen W. Porges: »Polyvagal Theory: A Science of Safety«, *Frontiers in Integrative Neuroscience*, vol. 16, 2022.

12 Manos Tsakiris et al.: »Interoception beyond homeostasis: affect, cognition and mental health«, *Philosophical Transactions of the Royal Society B*, vol. 371, no. 1780, 2016.

13 Donald D. Price: *Psychological Mechanisms of Pain and Analgesia*, IASP Press, Michigan, 1999; National Advisory Committee on Health and Disability and Accident Compensation Corporation, Guide to Assessing Psychosocial Yellow Flags in Acute Low Back Pain: Risk Factors for Long-term Disability and Work Loss, NACHD and ACC, Wellington, 1997.

14 Søren Grøn et al.: »Back beliefs in patients with low back pain: a primary care cohort study«, *BMC Musculoskeletal Disorders*, vol. 20, no. 1, 2019.

15 Nell Norman-Nott et al.: »Emotion regulation skills-focused interventions for chronic pain: A systematic review and meta-analysis«, *European Journal of Pain*, 2024.

16 Robert Dantzer: »Neuroimmune interactions: from the brain to the immune system and vice versa«, *Physiological Review*, vol. 98, no. 1, 2018, S. 477–504.

17 Micaela L. O'Reilly et al.: »Neuroimmune System as a Driving Force for Plasticity Following CNS Injury«, *Frontiers in Cellular Neuroscience*, vol. 14, no. 187, 2020.

18 Stephen W. Porges: »Polyvagal Theory: A Science of Safety«, *Frontiers in Integrative Neuroscience*, vol. 16, 2022.

19 Gabriela Guerra Leal Souza et al.: »Resilience and vagal tone predict cardiac recovery from acute social stress«, *Stress*, vol. 10, no. 4, 2007, S. 368–74.

20 Roy F. Baumeister et al.: *Losing control: How and why people fail at self-regulation*, Academic Press, 1994.

21 Surjeet Singh et al.: »Self-regulation as a correlate of psychological wellbeing«, *Indian Journal of Health and Wellbeing*, vol. 9, no. 3, 2018, S. 441–44.

22 Nikki Aikens et al.: »Getting Ready for Kindergarten: Children's Progress during Head Start«, *FACES 2009 Report*. Washington, DC: Office of Planning, Research and Evaluation, Administration for Children and Families, U.S. Department of Health and Human Services, 2013.

23 Bruce S. McEwen: »Stressed or stressed out: what is the difference?«, *Journal of Psychiatry and Neuroscience*, vol. 30, no. 5, 2005, S. 315–18.
24 Stern, E.R. Neural Circuitry of Interoception: New Insights into Anxiety and Obsessive- Compulsive Disorders. Curr Treat Options Psych 1, 235–247 (2014). https://doi.org/10.1007/s40501-014-0019-0.
25 Bessel van der Kolk: *The Body Keeps the Score: Brain, Mind, and Body in the Treatment of Trauma*, Viking, New York, 2014.
26 Ruth A. Lanius et al.: »A review of neuroimaging studies in PTSD: heterogeneity of response to symptom provocation«, *Journal of psychiatric research*, vol. 40, no. 8, 2006, S. 709–29.
27 Jonathan E. Sherin et al.: »Post-traumatic stress disorder: the neurobiological impact of psychological trauma«, *Dialogues in Clinical Neuroscience*, vol. 13, no. 3, 2011, S. 263–78.
28 Daniella J. Furman et al.: »Interoceptive awareness, positive affect, and decision making in major depressive disorder«, *Journal of Affective Disorders*, vol. 151, no. 2, 2013, S. 780–85.
29 Peter Salmon et al.: »Abuse, Dissociation, and Somatization in Irritable Bowel Syndrome: Towards an Explanatory Model«, *Journal of Behavioral Medicine*, vol. 26, 2003, S. 1–18; Robert C. Scaer: »The neurophysiology of dissociation and chronic disease«, *Applied Psychophysiology and Biofeedback*, vol. 26, no. 1, 2001, S. 73–91; Abigail Powers et al.: »The differential effects of PTSD, MDD, and dissociation on CRP in trauma-exposed women«, *Comprehensive Psychiatry*, vol. 93, 2019, S. 33–40; Angelo A. Alonzo: »The experience of chronic illness and post-traumatic stress disorder: the consequences of cumulative adversity«, *Social Science & Medicine*, vol. 50, no. 10, 2000, S. 1475–84.
30 Emma Goodall und Charlotte Brown: *Interoception and Regulation: Teaching Skills of Body Awareness and Supporting Connection with Others*, Jessica Kingsley Publishers, London, 2022.
31 Matthew J. Friedman und Bruce S. Mcewen: »Posttraumatic Stress Disorder, Allostatic Load, and Medical Illness«, *BJPsych Advances*, vol. 27, no. 3, 2021, S. 158–65; Stephen W. Porges: »Polyvagal Theory: A Science of Safety«, *Frontiers in Integrative Neuroscience*, vol. 16, 2022.
32 Jeongok G. Logan et al.: »Allostasis and allostatic load: expanding the discourse on stress and cardiovascular disease«, *Journal of Clinical Nursing*, vol. 17, no. 7B, 2008, S. 201–8.
33 Hanna M et al.: »Cognitive function in clinical burnout: A systematic review and meta-analysis«, *Work & Stress*, vol. 36, no. 1, 2022, S. 86–104.
34 Stephen W. Porges et al.: *Our Polyvagal World: How Safety and Trauma Change Us*, W. W. Norton & Company, 2023.

35 Ebd.

36 Ebd.

37 Jenny Guidi et al.: »Allostatic load and its impact on health: a systematic review«, *Psychotherapy and Psychosomatics*, vol. 90, no. 1, 2020, S. 11–27.

38 Jo Nijs et al.: »The importance of stress in the paradigm shift from a tissue- and disease-based pain management approach towards multimodal lifestyle interventions for chronic pain«, *Brazilian Journal of Physical Therapy*, vol. 28, no. 2, 2024; Hong-Yan Qin et al.: »Impact of psychological stress on irritable bowel syndrome«, *World Journal of Gastroenterology*, vol. 20, no. 39, 2014, S. 14126–31; Steven J. Linton: »Does work stress predict insomnia? A prospective study«, *British Journal of Health Psychology*, vol. 9, no. 2, 2010, S. 127–36; Yun-Zi Liu et al.: »Inflammation: The Common Pathway of Stress-Related Diseases«, *Frontiers in Human Neuroscience*, vol. 11, 2017.

39 Babette Rothschild: *The body remembers: The psychophysiology of trauma and trauma treatment*, Norton Professional Books, New York, 2000; Linda J. Levine, »Reconstructing memory for emotions«, *Journal of Experimental Psychology: General*, vol. 126, no. 2, 1997, S. 165–77; Pat Ogden et al., »Sensorimotor psychotherapy: One method for processing traumatic memory«, *Traumatology*, vol. 6, no. 3, 2000, S. 149–73.

40 Pedro Mateos-Aparicio et al.: »The Impact of Studying Brain Plasticity«, *Frontiers in Cellular Neuroscience*, vol. 13, 2019.

41 Lisa Feldman Barrett: »The theory of constructed emotion: an active inference account of interoception and categorization«, *Social Cognitive and Affective Neuroscience*, vol. 12, no. 1, 2017, S. 1–23.

42 Bruno Bonaz: »The Vagus Nerve in the Neuro-Immune Axis: Implications in the Pathology of the Gastrointestinal Tract«, *Frontiers in Immunology*, vol. 8, 2017.

43 Stephen W. Porges: »The polyvagal theory: New insights into adaptive reactions of the autonomic nervous system«, *Cleveland Clinic Journal of Medicine*, vol. 76, no. 2, 2009.

44 Stephen W. Porges: »Polyvagal theory: a science of safety«, *Frontiers in Integrative Neuroscience*, vol. 16, 2022.

45 Tiffany A. Ito et al.: »Negative information weighs more heavily on the brain: the negativity bias in evaluative categorizations«, *Journal of Personality and Social Psychology*, vol. 75, no. 4, 1998, S. 887–900.

46 Stephen W. Porges: »The polyvagal theory: new insights into adaptive reactions of the autonomic nervous system«, *Cleveland Clinic Journal of Medicine*, vol. 76, no. 2, 2009.

47 Robin Bekrater-Bodmann et al.: »Interoceptive Awareness Is Negatively Related to the Exteroceptive Manipulation of Bodily Self-Location«, *Frontiers in Psychology*, vol. 11, 2020.

48 Lisa Feldman Barrett: *How Emotions Are Made: The Secret Life of the Brain*, Houghton Mifflin Harcourt, New York, 2017; Hugo D. Critchley et al., »Interoception and emotion«, *Current Opinion in Psychology*, vol. 17, 2017, S. 7–14.

49 A. D. Craig: *How Do You Feel?: An Interoceptive Moment with Your Neurobiological Self*, Princeton University Press, New Jersey, 2015.

50 Thomas Pinna et al.: »A Systematic Review of Associations Between Interoception, Vagal Tone, and Emotional Regulation: Potential Applications for Mental Health, Wellbeing, Psychological Flexibility, and Chronic Conditions«, *Frontiers in Psychology*, vol. 11, 2020; Archana Rajagopalan et al.: »Understanding the links between vestibular and limbic systems regulating emotions«, *Journal of Natural Science, Biology and Medicine*, vol. 8, no. 1, 2017, S. 11–15.

51 Lisa Feldman Barrett: *How Emotions Are Made: The Secret Life of the Brain*, Houghton Mifflin Harcourt, New York, 2017.

52 Christopher S. von Bartheld: »The Search for True Numbers of Neurons and Glial Cells in the Human Brain: A Review of 150 Years of Cell Counting«, *The Journal of Comparative Neurology*, vol. 524, no. 18, 2016, S. 3865–95.

53 Lisa Feldman Barrett: »The theory of constructed emotion: an active inference account of interoception and categorization«, *Social Cognitive and Affective Neuroscience*, vol. 12, no. 1, 2017, S. 1–23.

54 Sarah Weiss: »On the interaction of self-regulation, interoception and pain perception«, *Psychopathology*, vol. 47, no. 6, 2014, S. 377–82.

55 »The science of early childhood development«, *Bipartisan Policy Center*, 2021, bipartisanpolicy.org.

56 Mariam Arain et al.: »Maturation of the adolescent brain«, *Neuropsychiatric Disease and Treatment*, vol. 9, 2013, S. 449–61.

57 Michael Greenwood: *Implicit vs. Explicit Memories*, 2023, www.news-medical.net.

58 Jaak Panksepp: *Affective Neuroscience: The Foundations of Human and Animal Emotions*, Oxford University Press, New York, 1998; Antonio R. Damasio: »A second chance for emotion«, in R.D. Lane & L. Nadel (hrsg.), *Cognitive Neuroscience of Emotion*, Oxford University Press, New York, 2000, S. 12–23.

59 Anna Pissota et al.: »Neurofunctional correlates of posttraumatic stress disorder: a PET symptom provocation study«, *European Ar-*

chives of Psychiatry and Clinical Neuroscience, vol. 252, no. 2, 2002, S. 68–75.

60 Giorgio Rizzi et al.: »Excitatory rubral cells encode the acquisition of novel complex motor tasks«, *Nature Communications*, vol. 10, 2019.

61 Richard D. Lane et al.: »Neural substrates of conscious emotional experience: a cognitive-neuroscientific perspective«, in Mario Beauregard (hrsg.), *Consciousness, Emotional Self-regulation and the Brain*, John Benjamins, Amsterdam, 2004, S. 87–122; Ruth A. Lanius et al.: »A review of neuroimaging studies in PTSD: heterogeneity of response to symptom provocation«, *Journal of Psychiatric Research*, vol. 40, no. 8, 2006, S. 709–29.

62 Ann Gill Taylor et al.: »Top-Down and Bottom-Up Mechanisms in Mind-Body Medicine: Development of an Integrative Framework for Psychophysiological Research«, *Explore*, vol. 6, no. 1, 2010.

63 Bessel van der Kolk: »Posttraumatic stress disorder and the nature of trauma«, *Dialogues in Clinical Neuroscience*, vol. 2, no. 1, 2000, S. 7–22.

64 J. L. Taylor: »Proprioreception«, in Larry R. Squire, *Encyclopedia of Neuroscience*, Academic Press, San Diego, 2009, S. 1143–49.

65 Nadine Gogolla: »The insular cortex«, *Current Biology*, vol. 27, no. 12, 2017.

66 A. D. (Bud) Craig: »How do you feel – now? The anterior insula and human awareness«, *Nature Reviews Neuroscience*, vol. 10, 2009, S. 59–90.

67 Martin P. Paulus et al.: »Subjecting elite athletes to inspiratory breathing load reveals behavioral and neural signatures of optimal performers in extreme environments«, *PLoS One*, vol. 7, no. 1, 2012.

68 Martin P. Paulus et al.: »Differential brain activation to angry faces by elite warfighters: neural processing evidence for enhanced threat detection«, *PLoS One*, vol. 5, no. 4, 2010.

69 Martin P. Paulus et al.: »Subjecting elite athletes to inspiratory breathing load«, *PLoS One*, vol. 7, no. 1, 2012.

70 Jill Seladi-Schulman: »How many nerves are in the human body?«, *Healthline*, 2019, www.healthline.com.www.healthline.com

71 Deborah Badoud et al.: »From the body's viscera to the body's image: Is there a link between interoception and body image concerns?«, *Neuroscience & Biobehavioral Reviews*, vol. 77, 2017, S. 237–46.

72 Stephen W. Porges: »Orienting in a defensive world: mammalian modifications of our evolutionary heritage: A polyvagal theory«, *Psychophysiology*, vol. 32, no. 4, 1995, S. 301–18.

73 Hisashi Hanazawa: »Polyvagal theory and its clinical potential: an overview«, *Brain and Nerve*, vol. 74, no. 8, 2022, S. 1011–16.

74 Qiancheng Zhao et al.: »A multidimensional coding architecture of the vagal interoceptive system«, *Nature*, vol. 603, no. 7903, 2022, S. 878–84.

75 Ebd.

76 Guy William Fincham et al.: »Effect of breathwork on stress and mental health: A meta-analysis of randomised-controlled trials«, *Scientific Reports*, vol. 13, no. 1, 2023.

77 Gerard J. Tortora et al.: *Principles of Anatomy and Physiology, 15. Auflage*, John Wiley & Sons, New York, 2017.

78 Rollin McCraty et al.: »Heart Rate Variability: New Perspectives on Physiological Mechanisms, Assessment of Self-regulatory Capacity, and Health risk«, *Global advances in health and medicine*, vol. 4, no. 1, 2015, S. 46–61.

79 Stephen W. Porges: »The vagal paradox: A polyvagal solution«, *Comprehensive Psychoneuroendocrinology*, vol. 16, 2023.

80 Jacek Kolacz et al.: »Chronic diffuse pain and functional gastrointestinal disorders after traumatic stress: pathophysiology through a polyvagal perspective«, *Frontiers in Medicine*, vol. 5, 2018.

81 Fred Shaffer et al., »An overview of heart rate variability metrics and norms«, *Frontiers in Public Health*, vol. 5, 2017.

82 Bruce S. McEwen et al., *The End of Stress as We Know It*, Joseph Henry Press, Washington, 2002; Elizabeth Stanley: *Widen the Window: Training Your Brain and Body to Thrive During Stress and Recover from Trauma*, Yellow Kite, London, 2019; Stephen W. Porges: *The Polyvagal Theory: Neurophysiological Foundations of Emotions, Attachment, Communication, Self-regulation*, W.W. Norton & Company, New York, 2011.

83 Thomas Pinna et al.: »A systematic review of associations between interoception, vagal tone, and emotional regulation: potential applications for mental health, wellbeing, psychological flexibility, and chronic conditions«, *Frontiers in Psychology*, vol. 11, 2020; Joseph T. Marmerstein et al.: »Direct measurement of vagal tone in rats does not show correlation to HRV«, *Scientific Reports*, vol. 11, no. 1, 2021.

84 »Heart rate variability (HRV)«, *Cleveland Clinic*, 2021, my.clevelandclinic.org.

85 Rebecca Knowles et al.: »Dr. Stephen Porges' latest publication on the polyvagal theory, and what it means for the Safe and Sound Protocol (SSP)«, *Unyte*, 2023, integratedlistening.com

86 Jacek Kolacz et al., »Chronic diffuse pain and functional gastrointestinal disorders after traumatic stress: pathophysiology through a polyvagal perspective«, *Frontiers in Medicine*, vol. 5, 2018.

87 Marilia Carabotti et al.: »The gut-brain axis: interactions between enteric microbiota, central and enteric nervous systems«, *Annals of Gastroenterology*, vol. 28, no. 2, 2015, S. 203–09.

88 Stephen C. Woods: »Gastrointestinal satiety signals: I. An overview of gastrointestinal signals that influence food intake«, *American Journal of Physiology. Gastrointestinal and Liver Physiology*, vol. 286, no. 1, 2004.

89 Melanie Maya Kaelberer et al.: »Neuropod Cells: The Emerging Biology of Gut-Brain Sensory Transduction«, *Annual Review of Neuroscience*, vol. 43, 2020, S. 337–53; Chuyue D. Yu et al.: »Vagal sensory neurons and gut-brain signalling«, *Current Opinion in Neurobiology*, vol. 62, 2020, S. 133–140.

90 Marilia Carabotti et al.: »The gut-brain axis: interactions between enteric microbiota, central and enteric nervous systems«, *Annals of Gastroenterology*, vol. 28, no. 2, 2015, S. 203–09.

91 Pamela Hornby et al.: »Central control of lower esophageal sphincter relaxation«, *Sensory physiology of the esophagus*, vol. 108, no. 4, 2000, S. 90–98.

92 Kun-Han Lu et al.: »Vagus nerve stimulation promotes gastric emptying by increasing pyloric opening measured with magnetic resonance imaging«, *Neurogastroenterology and Motility*, vol. 30, no. 10, 2018.

93 Mark Lyte: »Microbial endocrinology in the microbiome-gut-brain axis: how bacterial production and utilization of neurochemicals influence behavior«, *PLoS Pathogens*, vol. 9, no. 11, 2013.

94 Marilia Carabotti et al.: »The gut-brain axis: interactions between enteric microbiota, central and enteric nervous systems«, *Annals of Gastroenterology*, vol. 28, no. 2, 2015, S. 203–09.

95 Robert P. Smith et al.: »Gut microbiome diversity is associated with sleep physiology in humans«, *PLoS One*, vol. 14, no. 10, 2019.

96 Ana M. Valdes et al.: »Role of the gut microbiota in nutrition and health«, *BMJ*, vol. 361, 2018.

97 Ana M. Valdes et al.: »Role of the gut microbiota in nutrition and health«, *BMJ*, vol. 361, 2018.

98 Selma P. Wiertsema et al.: »The interplay between the gut microbiome and the immune system in the context of infectious diseases throughout life and the role of nutrition in optimizing treatment strategies«, *Nutrients*, vol. 13, no. 3, 2021.

99 June L. Round et al.: »The gut microbiota shapes intestinal immune responses during health and disease«, *Nature Reviews. Immunology*, vol. 9, no. 5, 2009, S. 313–23.

100 Takeshi Fujii et al.: »Expression and Function of the Cholinergic System in Immune Cells«, *Frontiers in Immunology*, no. 8, 2017.

101 Jean-Baptiste Bouillon-Minois et al.: »Ghrelin as a Biomarker of Stress: A Systematic Review and Meta-Analysis«, *Nutrients*, vol. 13, no. 3, 2021.

102 Kirsteen N. Browning et al.: »Central nervous system control of gastrointestinal motility and secretion and modulation of gastrointestinal functions«, *Comprehensive Physiology*, vol. 4, no. 4, 2014, S. 1339–68.

103 Peter A. Levine: *In an Unspoken Voice: How the Body Releases Trauma and Restores Goodness*, North Atlantic, 2011.

104 Daniele Di Lernia et al., »Pain in the body. Altered interoception in chronic pain conditions: A systematic review«, *Neuroscience & Biobehavioral Reviews*, vol. 71, 2016, S. 328–41; Yannick Tousignant-Laflamme et al.: »Different autonomic responses to experimental pain in IBS patients and healthy controls«, *Journal of Clinical Gastroenterology*, vol. 40, no. 9, 2006, S. 814–20.

105 Stephanie L. Schnorr et al., »Integrative therapies in anxiety treatment with special emphasis on the gut microbiome«, *The Yale Journal of Biology and Medicine*, vol. 89, no. 3, 2016, S. 397–422; Arthur D. Mak et al.: »Dyspepsia is strongly associated with major depression and generalised anxiety disorder – a community study«, *Alimentary Pharmacology and Therapeutics*, vol. 36, no. 8, 2012, S. 800–10; Sing Lee et al.: »Irritable bowel syndrome is strongly associated with generalized anxiety disorder: a community study«, *Alimentary Pharmacology and Therapeutics*, vol. 30, no. 6, 2009, S. 643–51.

106 Simone L. Peters et al., »Randomised clinical trial: the efficacy of gut-directed hypnotherapy is similar to that of the low FODMAP diet for the treatment of irritable bowel syndrome«, *Alimentary Pharmacology and Therapeutics*, vol. 44, no. 5, 2016, S. 447–59.

107 Caterina Fede et al.: »Innervation of human superficial fascia«, *Frontiers in Neuroanatomy*, vol. 16, 2022.

108 »Fascia«, Physiopedia, www.physio-pedia.com

109 Caterina Fede et al.: »Evidence of a new hidden neural network into deep fasciae«, *Scientific Reports*, vol. 11, no. 1, 2021; Robert Schleip et al.: »Interoception. A new correlate for intricate connections between fascial receptors, emotion and self recognition«, *Fascia: The Tensional Network of the Human Body*, 2012, S. 88–94.

110 Jonas Tesarz et al.: »Altered pressure pain thresholds and increased wind-up in adult patients with chronic back pain with a history of childhood maltreatment: a quantitative sensory testing study«, *Pain*, vol. 157, no. 8, 2016, S. 1799–1809.

111 Paolo Tozzi: »Does fascia hold memories?«, *Journal of Bodywork and Movement Therapies*, vol. 18, no. 2, 2014, S. 259–65.

112 Emilio J. Puentedura: »Combining manual therapy with pain neuroscience education in the treatment of chronic low back pain: A narrative review of the literature«, *Physiotherapy theory and practice*, vol. 32, no. 5, 2016, S. 408–14.
113 A. D. (Bud) Craig: *How Do You Feel? An Interoceptive Moment with Your Neurobiological Self*, Princeton University Press, 2014.
114 Antonio Damasio et al.: »The Nature of Feelings: Evolutionary and Neurobiological Origins«, *Nature Reviews Neuroscience*, vol. 14, no. 2, 2023, S. 143–52.
115 Chantal Villemure et al.: »Effects of odors on pain perception: deciphering the roles of emotion and attention«, *Pain*, vol. 106, no. 1–2, 2003, S. 101–08; Katja Wiech et al.: »Neurocognitive aspects of pain perception«, *Trends in Cognitive Sciences*, vol. 12, no. 8, 2008, S. 306–313.
116 Robert Schleip: »Fascial plasticity – a new neurobiological explanation: Part 1«, *Journal of Bodywork and Movement Therapies*, vol. 7, no. 1, 2003, S. 11–19.
117 R. Melzack: »Phantom limbs and the concept of a neuromatrix«, *Trends in Neurosciences*, vol. 13, no. 3, 1990, S. 88–92; Amreet Kaur et al.: »Phantom limb pain: A literature review«, *Chinese Journal of Traumatology*, vol. 21, no. 6, 2018, S. 336–68.
118 R. Melzack et al.: »Phantom limbs in people with congenital limb deficiency or amputation in early childhood«, *Brain: Journal of Neurology*, vol. 120, no. 9, 1997, S. 1603–20.
119 Lorimer Moseley et al.: »Targeting cortical representations in the treatment of chronic pain: a review«, *Neurorehabilitation and Neural Repair*, vol. 26, no. 6, 2012, S. 646–52.
120 John A. Sturgeon et al.: »Social pain and physical pain: shared paths to resilience«, *Pain Management*, vol. 6, no. 1, 2016, S. 63–74.
121 Moheb Costandi, *Neuroplasticity*, The MIT Press, 2016.
122 Stephen W. Porges: »Polyvagal Theory: A Science of Safety«, *Frontiers in Integrative Neuroscience*, vol. 16, 2022.
123 Daniel J. Siegel: *Mindsight: Change Your Brain And Your Life*, Scribe Publications, 2012; Stephen W. Porges: »Social Engagement and Attachment: A Phylogenetic Perspective«, *Annals of the New York Academy of Sciences*, vol. 1008, 2003, S. 31–47.
124 Ebd.
125 Yang Claire Yang et al.: »Social relationships and physiological determinants of longevity across the human life span«, *Proceedings of the National Academy of Sciences of the United States of America*, vol. 113, no. 3, 2016, S. 578–83.

126 J. T. Cacioppo et al.: »Lonely traits and concomitant physiological processes: the MacArthur social neuroscience studies«, *International Journal of Psychophysiology*, vol. 32, no. 2–3, 2000, S. 143–154; Michaela Reimers et al.: »Rehabilitation of research chimpanzees: stress and coping after long-term isolation«, *Hormones and Behavior*, vol. 51, no. 3, 2007, S. 428–35.

127 LaBarron K. Hill et al.: »The Autonomic Nervous System and Hypertension: Ethnic Differences and Psychosocial Factors«, *Current cardiology reports*, vol. 21, no. 3, 2019; R. D. Brook et al.: »Autonomic imbalance, hypertension, and cardiovascular risk«, *American Journal of Hypertension*, vol. 13, no. 6, 2000.

128 V. R. Venna et al. »Social interaction plays a critical role in neurogenesis and recovery after stroke«, *Translational Psychiatry*, vol. 4, no. 1, 2014.

129 Ruth Feldman: »Social behavior as a transdiagnostic marker of resilience«, *Annual Review of Clinical Psychology*, vol. 17, 2021, S. 153–80.

130 Marc H. Bornstein et al.: »Coregulation: a multilevel approach via biology and behavior«, *Children*, vol. 10, S. 8, 2023.

131 L. Alan Sroufe: Early relationships and the development of children, *Infant Mental Health Journal*, vol. 21, S. 67–74, 2000.

132 Richard Chambers et al.: »Mindful emotion regulation: an integrative review«, *Clinical Psychology Review*, vol. 29, no. 6, 2009, S. 560–72.

133 Allan Schore: *Affect Regulation and the Origin of the Self: The Neurobiology of Emotional Development*, Lawrence Erlbaum Associates, New Jersey, 1994.

134 Ebd.

135 Janne Skakon et al.: »Are leaders' well-being, behaviours and style associated with the affective well-being of their employees? A systematic review of three decades of research«, *Work & Stress*, vol. 24, no. 2, 2010, S. 107–39.

136 Emma Goodall and Charlotte Brown, 2022, op. cit.

137 Sara L. Prescott et al.: »Internal senses of the vagus nerve«, *Neuron*, vol. 110, no. 4, 2022, S. 579–99.

138 Alessandro Sale et al.: »Environment and brain plasticity: towards an endogenous pharmacotherapy«, *Physiological Reviews*, vol. 94, no. 1, 2014, S. 189–234.

139 David Spiegel et al.: »What is the placebo worth?«, *BMJ*, vol. 336, no. 7651, 2008, S. 967–68.

140 Eleanor A. Maguire et al.: »Navigation-related structural change in the hippocampi of taxi drivers«, *Proceedings of the National Academy of Sciences*, vol. 97, no. 8, 2000.

141 Mick Thacker et al.: »First-person neuroscience and the understanding of pain«, *The Medical Journal of Australia*, vol. 196, no. 6, 2012, S. 410–11.

142 Catherine Morgan: »Harnessing neuroplasticity to improve motor performance in infants with cerebral palsy: a study protocol for the GAME randomised controlled trial«, *BMJ Open*, vol. 13, no. 3, 2023.

143 Wolf Mehling: »Differentiating attention styles and regulatory aspects of self-reported interoceptive sensibility«, *Philosophical transactions of the Royal Society of London. Series B, Biological sciences*, vol. 371, no. 1708, 2016.

144 Ebd.

145 Paul A. Frewen et al.: »Toward a psychobiology of posttraumatic self-dysregulation: reexperiencing, hyperarousal, dissociation, and emotional numbing«, *Annals of the New York Academy of Sciences*, vol. 1071, 2006, S. 110–24; James W. Hopper et al.: »Neural correlates of reexperiencing, avoidance, and dissociation in PTSD: symptom dimensions and emotion dysregulation in responses to script-driven trauma imagery«, *Journal of Traumatic Stress*, vol. 20, no. 5, 2007, S. 713–25; Ruth A. Lanius et al.: »Functional connectivity of dissociative responses in posttraumatic stress disorder: a functional magnetic resonance imaging investigation«, *Biological Psychiatry*, vol. 57, no. 8, 2005, S. 873–84; Erika J. Wolf et al.: »The dissociative subtype of PTSD: a replication and extension«, *Depression and anxiety*, vol. 29. no. 8, 2012, S. 679–88; Ulrich F. Lanius et al. (Hrsg.): *Neurobiology and Treatment of Traumatic Dissociation: Towards an Embodied Self*, Springer Publishing, New York, 2014.

146 Pierre Philippot et al.: »Respiratory feedback in the generation of emotion«, *Cognition and Emotion*, vol. 16, no. 5, 2002, S. 605–27.

147 V. C. Goessl et al.: »The effect of heart rate variability biofeedback training on stress and anxiety: a meta-analysis«, *Psychological Medicine*, vol. 47, no. 15, 2017, S. 2578–86; Paul Lehrer et al.: »Heart rate variability biofeedback improves emotional and physical health and performance: a systematic review and meta analysis«, *Applied Psychophysiology and Biofeedback*, vol. 45, 2020, S. 109–29; Silvia F. M. Pizzoli et al.: »A meta-analysis on heart rate variability biofeedback and depressive symptoms«, *Scientific Reports*, vol. 11, no. 1, 2021.

148 Richard Chambers et al.: »Mindful emotion regulation: an integrative review«, *Clinical Psychology Review*, vol. 29, no. 6, 2009, S. 560–72.

149 Lisa Feldman Barrett et al.: »Knowing what you're feeling and knowing what to do about it: mapping the relation between emotion differentiation and emotion regulation«, *Cognition and Emotion*, vol.

15, no. 6, 2001, S. 713–24; Elise K. Kalokerinos et al.: »Differentiate to regulate: low negative emotion differentiation is associated with ineffective use but not selection of emotion-regulation strategies«, *Psychological Science*, vol. 30, no. 6, 2019, S. 863–79.

150 Peter Payne et al.: »Somatic experiencing: using interoception and proprioception as core elements of trauma therapy«, *Frontiers in Psychology*, vol. 6, 2015; Bessel A van der Kolk: »Clinical implications of neuroscience research in PTSD«, *Annuals of the New York Academy of Sciences*, vol. 1071, 2006, pp. 277–93; Stephen W. Porges: »The polyvagal theory: New insights into adaptive reactions of the autonomic nervous system«, *Cleveland Clinic Journal of Medicine*, vol. 76, no. 2, 2009.

151 Laura Crucianelli et al.: »Interoception as independent cardiac, thermosensory, nociceptive, and affective touch perceptual submodalities«, *Biological Psychology*, vol. 172, 2022.

152 Schwoebel et al.: »Pain and the body schema: effects of pain severity on mental representations of movement«, *Neurology*, vol. 59, no. 5, 2002.

153 Nadia Rajabalee et al.: »Neuromodulation Using Computer-Altered Music to Treat a Ten-Year-Old Child Unresponsive to Standard Interventions for Functional Neurological Disorder«, *Harvard Review of Psychiatry*, vol. 30, no. 5, 2022.

154 Lucy Warhurst et al.: »Listen to your heart: a preliminary investigation of the impact of sound therapy on heart rate variability«, Posterpräsentation anlässlich der 22. Australasian Psychophysiology Conference, *University of New South Wales*, Sydney, 2012.

155 Otto Appenzeller et. al.: »Chapter 5 – Pain perception and the autonomic nervous system«, *Introduction to Clinical Aspects of the Autonomic Nervous System (6. Auflage)*, Academic Press, 2022, S. 109–135.

156 Hsin-Yung Chen et al.: »Physiological Effects of Deep Touch Pressure on Anxiety Alleviation: The Weighted Blanket Approach«, *Journal of Medical and Biological Engineering*, vol. 33, no. 5, 2013, S. 463–70.

157 Matthew K. Bagg et al.: »Effect of Graded Sensorimotor Retraining on Pain Intensity in Patients With Chronic Low Back Pain: A Randomized Clinical Trial«, *JAMA*, vol. 328, no. 5, 2022, S. 430–39.

158 Hsin-Yung Chen et al.: 2013, op. cit.

159 Bruno Bonaz et al.: »Diseases, Disorders, and Comorbidities of Interoception«, *Trends in Neurosciences*, vol. 44, no. 1, 2021, S. 39–51.

160 Alison Pearce Stevens: »Music has the power to move us physically and emotionally. Here's why«, 1. Februar 2024, www.snexplores.org.

161 »What is anxiety?«, *Psychology Today*, www.psychologytoday.com; »What is depression?«, *Psychology Today*, www.psychologytoday.com

162 Marta Reyman et al.: »Impact of delivery mode-associated gut microbiota dynamics on health in the first year of life«, *Nature Communications*, vol. 10, 2019;
Maria Dominguez-Bello et al.: »Delivery mode shapes the acquisition and structure of the initial microbiota across multiple body habitats in newborns«, *Proceedings of the National Academy of Sciences of the United State of America*, vol. 107, 2010; Albert M. Levin et al.: »Joint effects of pregnancy, sociocultural, and environmental factors on early life gut microbiome structure and diversity«, *Scientific Reports*, vol. 6, 2016; Martin F. Laursen et al.: »First foods and gut microbes«, *Frontiers in Microbiology*, vol. 8, 2017.

163 Meghan B. Azad et al.: »Infant gut microbiota and the hygiene hypothesis of allergic disease: impact of household pets and siblings on microbiota composition and diversity«, *Allergy, asthma, and clinical immunology: official journal of the Canadian Society of Allergy and Clinical Immunology*, vol. 9, no. 1, 2013.

164 The Nutrition Source: »The microbiome«, *Harvard T.H. Chan School of Public Health*, www.hsph.harvard.edu

165 Megan Cully: »Antibiotics alter the gut microbiome and host health«, *Nature Portfolio*, 2019, www.nature.com

166 Mohammed Abu Tayab et al.: »Targeting neuroinflammation by polyphenols: A promising therapeutic approach against inflammation-associated depression«, *Biomedicine & Pharmacotherapy*, vol. 147, 2022.

167 Ana M. Valdes et al.: »Role of the gut microbiota in nutrition and health«, *BMJ*, vol. 361, 2018.

168 Ebd.

169 Chieh-Hsin Lee et al.: »The role of inflammation in depression and fatigue«, *Frontiers in Immunology*, vol. 10, 2019.

170 Felice N. Jacka et al.: »A randomised controlled trial of dietary improvement for adults with major depression (the ›SMILES‹ trial)«, *BMC Medicine*, vol. 15, no. 1, 2017.

171 »The SMILEs Trial«, *Food and Mood*, foodandmoodcentre.com.au

172 Rebecca Frances Slykerman et al.: »Effect of Lactobacillus rhamnosus HN001 in pregnancy on postpartum symptoms of depression and anxiety: a randomised double-blind placebo-controlled trial«, *EBioMedicine*, vol. 24, 2017, S. 159–65; A. Venket Rao et al.: »A randomized, double-blind, placebo-controlled pilot study of a probiotic in emotional symptoms of chronic fatigue syndrome«, *Gut Pathogens*, vol. 1, no. 1, 2009; Asma Kazemi et al.: »Effect of prebiotic and probiotic supplementation on circulating pro-inflammatory cytokines and urinary cortisol levels in patients with major depressive disorder: a double-blind, placebo-controlled randomized clinical trial«, *Journal of Functional Foods*, vol. 52, 2019, S. 596–602; Colin Hill et al.: »Expert consensus document. The International Scientific Association for Probiotics and Prebiotics consensus statement on the scope and appropriate use of the term probiotic«, *Nature reviews. Gastroenterology & hepatology*, vol. 11, 2014, S. 506–14.

173 M. B. Geuking et al.: »The interplay between the gut microbiota and the immune system«, *Gut Microbes*, vol. 5, no.3, 2014, S. 411–418.

174 Ben Singh et al.: »Effectiveness of physical activity interventions for improving depression, anxiety and distress: an overview of systematic reviews«, *British Journal of Sports Medicine*, vol. 57, no. 18, 2023, S. 1203–09.

175 »Exercise more effective than medicines to manage mental health«, *University of South Australia*, 2023, www.unisa.edu.au

176 Richard J. Simpson et al.: »Chapter Fifteen – Exercise and the regulation of immune functions«, *Progress in Molecular Biology and Translational Science*, vol. 135, 2015, S. 355–80.

177 Derek Ball: »Metabolic and endocrine response to exercise: sympathoadrenal integration with skeletal muscle«, *Journal of Endocrinology*, vol. 224, no. 2, 2015.

178 Matthieu Clauss et al.: »Interplay between exercise and gut microbiome in the context of human health and performance«, *Frontiers in Nutrition*, vol. 8, 2021.

179 R. Hambrecht et al.: »Regular Physical Activity Improves Endothelial Function in Patients with Coronary Artery Disease by Increasing Phosphorylation of Endothelial Nitric Oxide Synthase«, *Circulation*, vol. 107, no. 25, 2003.

180 »Exercise Endocrine System Interaction«, *Physiopedia*, 27. Aug. 2022, www.physio-pedia.com

181 Ebd.; »Memory«, *Physiopedia*, www.physio-pedia.com; »Sleep: theory, function and physiology«, *Physiopedia*, www.physio-pedia.com

182 Matthieu Clauss et al.: »Interplay Between Exercise and Gut Microbiome in the Context of Human Health and Performance«, *Frontiers in Nutrition*, vol. 8, 2021.

183 Nicole Emma Andrews et al.: »›It's very hard to change yourself‹: an exploration of overactivity in people with chronic pain using interpretative phenomenological analysis«, *Pain*, vol. 156, no. 7, 2015, S. 1215–31; Nicole E. Andrews et al.: »Activity pacing, avoidance, endurance, and associations with patient functioning in chronic pain: a systematic review and meta-analysis«, *Archives of Physical Medicine and Rehabilitation*, vol. 93, no. 11, 2012, S. 2109–21.

184 Nicole Emma Andrews et al.: »›It's very hard to change yourself‹: an exploration of overactivity in people with chronic pain using interpretative phenomenological analysis«, *Pain*, vol. 156, no. 7, 2015, S. 1215–31; Nicole E. Andrews et al.: »Activity pacing, avoidance, endurance, and associations with patient functioning in chronic pain: a systematic review and meta-analysis«, *Archives of Physical Medicine and Rehabilitation*, vol. 93, no. 11, 2012, S. 2109–21.

185 Rena Gatzounis et al.: »Operant learning theory in pain and chronic pain rehabilitation«, *Current Pain and Headache Reports*, vol. 16, no. 2, 2012, S. 117–26; Mélanie Racine et al.: »Operant Learning Versus Energy Conservation Activity Pacing Treatments in a Sample of Patients with Fibromyalgia Syndrome: A Pilot Randomized Controlled Trial«, *The Journal of Pain*, vol. 20, no. 4, 2019.

186 Nicole E. Andrews et al.: »Activity pacing, avoidance, endurance, and associations with patient functioning in chronic pain: a systematic review and meta-analysis«, *Archives of Physical Medicine and Rehabilitation*, vol. 93, no. 11, 2012, S. 2109–21; Warren R. Nielson et al.: »A content analysis of activity pacing in chronic pain: what are we measuring and why?«, *The Clinical Journal of Pain*, vol. 30, no. 7, 2014, S. 639–45.

187 »Having a dog can help your heart – literally«, Harvard Health Publishing, Harvard Medical School, 1. September 2015, www.health.harvard.edu

188 Digestive Disease Week, »Living with dogs (but not cats) as a toddler might protect against Crohn's disease«, *ScienceDaily*, 2022, www.sciencedaily.com

189 Emily L. R. Thelwell: »Paws for thought: a controlled study investigating the benefits of interacting with a house-trained dog on university students mood and anxiety«, *Animals*, vol. 9, no. 10, 2019.

190 Fabrizio Bert et al.: »Animal assisted intervention: a systematic review of benefits and risks«, European Journal of Integrative Medicine, vol. 8, no. 5, 2016, S. 695–706.

191 Amie Wallman-Jones et al.: »How physical activity can help you listen to your body«, *Frontiers for Young Minds*, 2022, kids.frontiersin.org.

192 Debbie J. Silkwood-Sherer et al.: »Hippotherapy – an intervention to habilitate balance deficits in children with movement disorders: a clinical trial«, *Physical Therapy*, vol. 92, no. 5, 2012, S. 707–17; Danielle Champagne et al.: »Improving gross motor function and postural control with hippotherapy in children with Down syndrome: case reports«, *Physiotherapy Theory and Practice*, vol. 26, no. 8, 2010, S. 564–71; Dorothée Debuse et al.: »An exploration of German and

British physiotherapists' views on the effects of hippotherapy and their measurement«, *Physiotherapy Theory and Practice*, vol. 21, no. 4, 2005, S. 219–42.

193 Stephen M. James et al.: »Shift work: disrupted circadian rhythms and sleep – implications for health and well-being«, *Current Sleep Medicine Reports*, vol. 3, 2017, S. 104–12; Daniela Grimaldi et al.: »Adverse impact of sleep restriction and circadian misalignment on autonomic function in healthy young adults«, *Hypertension*, vol. 68, no. 1, 2016, S. 243–50.

Das Plädoyer für eine spirituelle Ernährungspraxis

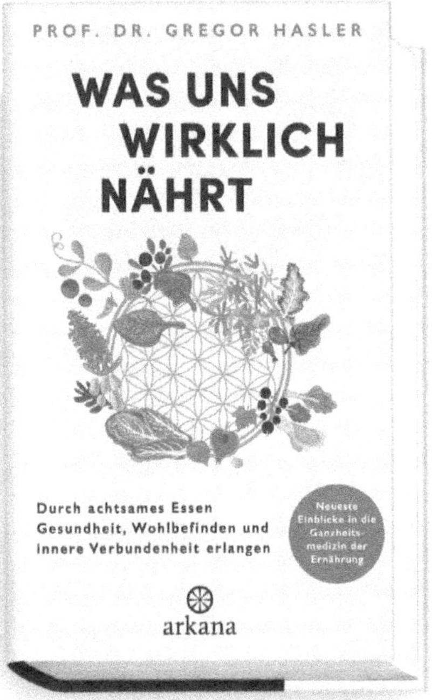

272 Seiten. ISBN 978-3-442-34315-7
Auch als E-Book erhältlich

Nahrung ist weit mehr als nur die Zufuhr von Kalorien: Sie versorgt den Körper mit Energie, bringt Geschmack und Genuss, kann Krankheiten vorbeugen und heilen, ist Gemeinschaftserlebnis und Ritual. Doch seit dem Siegeszug von Fast Food und Convenience-Produkten wird unser Essen immer vitalstoffärmer und eindimensionaler, und leistet ernährungsbedingten Erkrankungen wie Arthritis, Adipositas oder Allergien Vorschub. Wie wir unser Essen ganz praktisch wieder beseelen und seine Heilwirkung zurückerobern können, erklärt der Psychiater und Ernährungsexperte Gregor Hasler anhand von aktuellen Forschungsergebnissen und Erkenntnissen aus spirituellen Traditionen.

arkana

Das Zusammenspiel von Körper, Geist und Seele

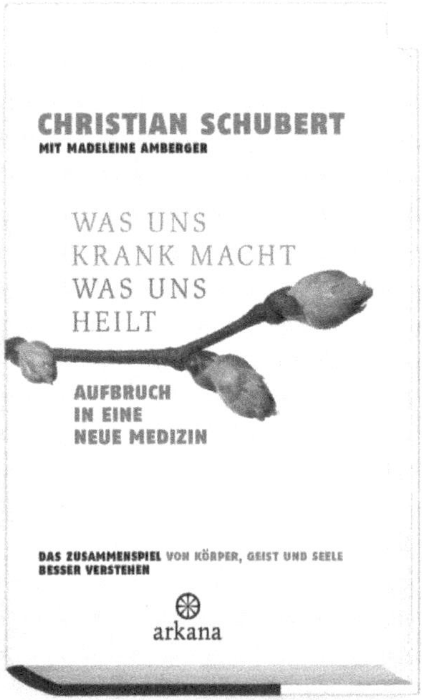

274 Seiten. ISBN 978-3-442-34315-7
Auch als E-Book erhältlich.

Grippezeit, jeder schnieft und hustet. Doch wer bleibt verschont und wer landet mit Fieber im Bett? Wie die noch junge Disziplin der Psychoneuroimmunologie beweist, Psyche, Gehirn und Immunsystem wirken aufs engste zusammen. Unser Immunsystem steht in ständiger Wechselwirkung mit unseren Gedanken, unserem Verhalten, unseren Gefühlen. Neueste Studien zeigen: Chronischer Stress, z.B. in Beziehungen oder im Job, macht uns nicht nur anfälliger für Infektionen, sondern kann unser Leben erheblich verkürzen, ja langfristig zu schweren Leiden wie Krebs und Autoimmunkrankheiten führen. Hingegen positive Gedanken sowie seelische Ausgeglichenheit und inneres Wohlbefinden mobilisieren unsere Selbstheilungskräfte, die Krankheiten verhindern.

arkana